全国高等医学院校配套教材

基础医学复习纲要与强化训练

供临床、预防、基础、口腔、麻醉、影像、药学、检验、护理、中西医结合等专业用

医学微生物学

主　　编　张炳华

编　　者（以姓氏笔画为序）

马秀敏　　马海梅　　王红英　　张　韬

张炳华　　陈　锋　　德里夏提·依米提

科学出版社

北　京

内 容 简 介

本书与全国高等医学院校教材配套,是基础医学复习纲要与强化训练教材。全书包括医学微生物学的各章内容纲要以及训练,有助于学生巩固相应的知识及应试。

本书适用于高等医学院校各专业学生使用。

图书在版编目(CIP)数据

医学微生物学/张炳华主编.—北京:科学出版社,2006
全国高等医学院校配套教材
基础医学复习纲要与强化训练
ISBN 978-7-03-017933-3

Ⅰ.医… Ⅱ.张… Ⅲ.医药学:微生物学–医学院校–教学参考资料
Ⅳ.R37

中国版本图书馆 CIP 数据核字(2006)第 100824 号

责任编辑:胡治国 夏 宇 李国红 / 责任校对:郑金红
责任印制:张 伟 / 封面设计:黄 超

科 学 出 版 社 出版
北京东黄城根北街 16 号
邮政编码:100717
http://www.sciencep.com

北京厚诚则铭印刷科技有限公司 印刷
科学出版社发行 各地新华书店经销

*

2006 年 8 月第 一 版 开本:787×1092 1/16
2017 年 3 月第二次印刷 印张:16 1/2
字数:389 000

定价:55.00 元
(如有印装质量问题,我社负责调换)

前　言

　　根据新版的《医学微生物学》本科教学大纲和全国执业医师资格考试纲要的要求,为便于学生全面而有重点地掌握本课程各章节内容,我们特编写了本书。教材中的细菌的耐药性与控制策略为自学内容,本书未述及。

　　本书基本内容以新版的五年制本科教学大纲要求掌握和熟悉的内容为主,可供临床、预防、基础、口腔、麻醉、影像、药学、检验、护理、中西医结合等专业七年制本硕班及本、专科学生学习《医学微生物学》时配套使用,也可作为教师的授课提纲。

　　本书各节标题及重要名词均附有英文,方便学生学习专业英语。

　　本书每章后附有练习题,题型及内容紧扣教学大纲和全国执业医师资格考试知识点的基本要求,可方便学生复习巩固所学知识,胸有成竹地应考并获得理想的成绩。

　　本书最后附有各章强化训练的参考答案和两套模拟试卷及答案,供学生复习时自测。

　　本书初稿经新疆医科大学教学督导委员会王士平教授审阅,书中许多谬误得以改正并定稿付梓出版,在此向王士平教授致以衷心的感谢。

编　者

2006 年 4 月

目　　录

第一章　微生物学绪论 ……………………………………………………………………（1）

第一节　微生物和病原微生物（microorganism and pathogenic microorganism）……… （1）

第二节　医学微生物学（medical microbiology）……………………………………… （2）

第三节　强化训练 ……………………………………………………………………… （2）

第一篇　微生物学的基本原理

第二章　微生物的生物学性状 ……………………………………………………………（5）

第一节　细菌（bacteria）……………………………………………………………… （5）

第二节　病毒（virus）…………………………………………………………………… （14）

第三节　真菌（fungus）………………………………………………………………… （19）

第四节　强化训练 ……………………………………………………………………… （20）

第三章　感染 ………………………………………………………………………………（25）

第一节　细菌性感染（bacterial infection）…………………………………………… （25）

第二节　病毒性感染（viral infection）………………………………………………… （32）

第三节　真菌性感染（fungal infection）……………………………………………… （35）

第四节　强化训练 ……………………………………………………………………… （36）

第四章　抗感染免疫 ………………………………………………………………………（40）

第一节　抗感染免疫机制（mechanism of anti-infections immunity）………………… （40）

第二节　抗细菌免疫（anti-bacterial immunity）……………………………………… （42）

第三节　抗病毒免疫（anti-viruses immunity）………………………………………… （44）

第四节　抗真菌免疫（anti-fungal immunity）………………………………………… （47）

第五节　强化训练 ……………………………………………………………………… （47）

第五章　遗传与变异 ………………………………………………………………………（51）

第一节　遗传与变异原理（fundamentals of heredity and variation）………………… （51）

第二节　细菌的遗传与变异（bacterial heredity and variation）……………………… （53）

第三节　微生物遗传变异的实际应用（the medical importance of heredity and varia-

tion of microorganisms）……………………………………………………… （59）

第四节　强化训练 ……………………………………………………………………… （60）

第六章　医学微生态学与医院内感染 ……………………………………………………（63）

第一节　概述（introduction）………………………………………………………… （63）

第二节　正常菌群（normal flora）…………………………………………………… （63）

第三节　微生态平衡与失调（microeubiosis and dysbiosis）………………………… （65）

第四节　机会性感染（opportunistic infection）……………………………………… （66）

第五节　医院内感染（nosocomial infection）………………………………………… （67）

第六节　强化训练 ……………………………………………………………………（69）

第七章　消毒与灭菌 ……………………………………………………………………（71）
　第一节　重要的名词概念（important definitions） ………………………………（71）
　第二节　物理消毒灭菌法（physical agents for disinfection and sterilization） ……（71）
　第三节　化学消毒灭菌法（chemical agents for disinfection and sterilization） ……（73）
　第四节　影响消毒灭菌效果的因素 ………………………………………………（73）
　第五节　强化训练 …………………………………………………………………（74）

第八章　病原学诊断与特异性防治 ……………………………………………………（76）
　第一节　细菌学诊断（bacteriological diagnosis） ………………………………（76）
　第二节　病毒学诊断（virological diagnosis） ……………………………………（78）
　第三节　真菌学诊断（mycology diagnosis） ……………………………………（80）
　第四节　特异性预防与治疗 ………………………………………………………（81）
　第五节　强化训练 …………………………………………………………………（82）

第二篇　细　菌　学

第九章　化脓性细菌 ……………………………………………………………………（85）
　第一节　葡萄球菌属（Staphylococcus） …………………………………………（85）
　第二节　链球菌属（Streptococcus） ………………………………………………（88）
　第三节　奈瑟菌属（Neisseria） ……………………………………………………（91）
　第四节　假单胞菌属（Pseudomonas） ……………………………………………（92）
　第五节　强化训练 …………………………………………………………………（93）

第十章　肠道感染细菌 …………………………………………………………………（97）
　第一节　大肠埃希菌（Escherichia coli） …………………………………………（97）
　第二节　志贺菌属（Shigella） ……………………………………………………（99）
　第三节　沙门菌属（Salmonella） …………………………………………………（101）
　第四节　霍乱弧菌（Vibrio cholerae） ……………………………………………（103）
　第五节　副溶血性弧菌（V.parahemolyticus） ……………………………………（105）
　第六节　幽门螺杆菌（Helicobacter pylori，Hp） ………………………………（105）
　第七节　空肠弯曲菌（Campylobacter jejuni） ……………………………………（106）
　第八节　强化训练 …………………………………………………………………（106）

第十一章　厌氧性细菌 …………………………………………………………………（111）
　第一节　厌氧芽孢梭菌（Clostridium） ……………………………………………（111）
　第二节　无芽孢厌氧菌（non-spore forming anaerobic bacteria） ………………（114）
　第三节　强化训练 …………………………………………………………………（115）

第十二章　呼吸道感染细菌 ……………………………………………………………（118）
　第一节　结核分枝杆菌（M. tuberculosis） ………………………………………（118）
　第二节　白喉棒状杆菌（C. diphtheriae） …………………………………………（121）
　第三节　嗜肺军团菌（Legionella pneumophila） …………………………………（123）
　第四节　百日咳鲍特菌（Bordelella pertussis） …………………………………（124）
　第五节　其他呼吸道感染病原菌 …………………………………………………（125）
　第六节　强化训练 …………………………………………………………………（126）

第十三章　动物源性细菌 ………………………………………………………（128）
　　第一节　布鲁菌属（*Brucella*） ……………………………………………（128）
　　第二节　炭疽芽孢杆菌（*B. anthracis*） ……………………………………（129）
　　第三节　鼠疫耶氏菌（*Yersinia pestis*） ……………………………………（131）
　　第四节　强化训练 ……………………………………………………………（132）

第十四章　放线菌与诺卡菌 …………………………………………………（134）
　　第一节　放线菌属（*Actinomyces*） …………………………………………（134）
　　第二节　诺卡菌属（*Nocardia*） ……………………………………………（135）
　　第三节　强化训练 ……………………………………………………………（135）

第十五章　螺旋体 ……………………………………………………………（137）
　　第一节　概述（introduction） ………………………………………………（137）
　　第二节　梅毒螺旋体（*Treponema pallidum*） ………………………………（138）
　　第三节　强化训练 ……………………………………………………………（139）

第十六章　支原体和脲原体 …………………………………………………（141）
　　第一节　支原体概述 …………………………………………………………（141）
　　第二节　支原体与细菌 L 型的区别 …………………………………………（141）
　　第三节　主要病原性支原体的鉴别要点及所致疾病 ………………………（142）
　　第四节　强化训练 ……………………………………………………………（143）

第十七章　立克次体 …………………………………………………………（145）
　　第一节　共同特点 ……………………………………………………………（145）
　　第二节　主要的致病性立克次体 ……………………………………………（145）
　　第三节　强化训练 ……………………………………………………………（146）

第十八章　衣原体 ……………………………………………………………（148）
　　第一节　衣原体 ………………………………………………………………（148）
　　第二节　强化训练 ……………………………………………………………（149）

第三篇　病　毒　学

第十九章　呼吸道感染病毒 …………………………………………………（152）
　　第一节　流感病毒（influenza virus） ………………………………………（152）
　　第二节　冠状病毒（coronavirus）和 SARS 冠状病毒 ………………………（154）
　　第三节　副黏病毒（paramyxovirus） …………………………………………（155）
　　第四节　腺病毒（adenovirus） ………………………………………………（157）
　　第五节　风疹病毒（rubella virus） …………………………………………（158）
　　第六节　强化训练 ……………………………………………………………（158）

第二十章　肠道感染病毒 ……………………………………………………（162）
　　第一节　脊髓灰质炎病毒（poliovirus） ……………………………………（162）
　　第二节　轮状病毒（rotavirus） ………………………………………………（163）
　　第三节　其他肠道病毒 ………………………………………………………（164）
　　第四节　强化训练 ……………………………………………………………（165）

第二十一章　肝炎病毒 ………………………………………………………（168）
　　第一节　甲型肝炎病毒（hepatitis A virus，HAV） …………………………（168）

第二节　乙型肝炎病毒（hepatitis B virus，HBV）　·················（169）

第三节　丙型肝炎病毒（hepatitis C virus，HCV）　·················（173）

第四节　丁型肝炎病毒（hepatitis D virus，HDV）　·················（174）

第五节　戊型肝炎病毒（hepatitis E virus，HEV）　·················（174）

第六节　强化训练　···（175）

第二十二章　虫媒病毒和出血热病毒　····································（179）

第一节　虫媒病毒（arthropod-borne virus）　·······················（179）

第二节　出血热病毒（hemorrhagic fever virus）　····················（180）

第三节　强化训练　···（182）

第二十三章　人类疱疹病毒　··（184）

第一节　单纯疱疹病毒（herpes simplex virus，HSV）　···············（184）

第二节　水痘–带状疱疹病毒（Varicella-Zoster virus，VZV）　········（186）

第三节　人巨细胞病毒（human cytomegalo virus，HCMV）　··········（186）

第四节　EB 病毒（Epstein-Barr virus，EBV）　·····················（187）

第五节　强化训练　···（188）

第二十四章　反转录病毒　··（191）

第一节　人类免疫缺陷病毒（human immunodeficiency virus，HIV）　····（191）

第二节　人类嗜 T 细胞病毒（human T lymphotropic virus，HTLV）　····（194）

第三节　强化训练　···（194）

第二十五章　其他病毒　··（197）

第一节　狂犬病病毒（rabies virus）　·····························（197）

第二节　人乳头瘤病毒（human papillomavirus，HPV）　··············（198）

第三节　强化训练　···（198）

第二十六章　朊粒　··（200）

第一节　朊粒（prion）　···（200）

第二节　强化训练　···（201）

第四篇　真　菌　学

第二十七章　皮肤与皮下组织感染真菌　··································（203）

第一节　皮肤感染真菌（cutaneous mycoses）　·····················（203）

第二节　皮下组织感染真菌（subcutaneous mycoses）　···············（204）

第三节　强化训练　···（204）

第二十八章　深部感染真菌　··（206）

第一节　白假丝酵母菌（Saccharomyces albicans）　·················（206）

第二节　新生隐球菌（Cryptococcus neoformans）　··················（207）

第三节　其他深部感染真菌　···（207）

第四节　强化训练　···（208）

参考文献　··（210）

本书各章强化训练参考答案　··（211）

模拟试卷及答案　··（242）

第一章 微生物学绪论

本章要求：

1. 掌握微生物的定义、种类。
2. 熟悉微生物与人类的关系(正常菌群、条件致病菌和病原微生物)。
3. 了解医学微生物学发展简史及学习目的。

第一节 微生物和病原微生物(microorganism and pathogenic microorganism)

一、微生物的定义(definition)

微生物(microorganism)是一类肉眼不能直接看见,必须借助光学显微镜或电子显微镜放大几百倍或几千倍甚至几万倍才能观察到的微小生物。具有形体微小、结构简单、繁殖迅速、容易变异、种类繁多、分布广泛等特点。

二、微生物的分类(classification)

根据微生物(microorganism)有无细胞结构,分化程度,化学组成等可将其分为三大类:

(一) 非细胞型微生物(noncellular microorganism)

无细胞结构,缺乏产生能量的酶系统,由单一核酸(DNA/RNA)和蛋白质构成,必须在活细胞内增殖,病毒属之。

(二) 原核细胞型微生物(prokaryote)

一般为单细胞,细胞核分化程度低,无核膜、核仁,细胞器不完整。细菌(bacterium),衣原体(chlamydia)、支原体(mycoplasma)、螺旋体(spirochete)、立克次体(rickettsia)、放线菌(actinomycetes)属之。

(三) 真核细胞型微生物(eukaryote)

单细胞或多细胞微生物。具有完整的细胞结构,细胞核分化程度高,有核膜核仁,细胞器完整。真菌(fungus)属之。

三、微生物与人类的关系(relationship of microorganism and human beings)

1. 病原微生物(pathogenic microorganism)　是指存在于自然界,以各种方式侵入人体,引起人类疾病的微生物,包括细菌、病毒和真菌。

2. 正常微生物丛(normal flora)　是指寄居于人体的体表及人体与外界相通的腔道内的、对人体无害的微生物丛,包括细菌、病毒和真菌。习惯上称之为正常菌群。

3. 条件致病性微生物(conditioned pathogenic microorganism)　是指正常情况下寄居于人体各部位,在一定条件下(机体抵抗力下降、正常寄居部位改变、菌群失调等)引起人类疾病的微生物。习惯上称之为条件致病菌(conditioned pathogen)或机会致病菌(opportunistic pathogen)。

第二节　医学微生物学(medical microbiology)

1. 本学科由微生物(microorganism)发展而来,主要研究与人类疾病有关的病原微生物的生物学特性、致病机制、机体的抗感染免疫、检测方法以及相关感染性疾病的防治措施。

2. 发展简史(自学)。

3. 学习目的

(1) 加强传染性疾病和感染性疾病的病原学研究,及时发现新现的病原体及其变异情况,为及时诊治疾病提供病原学依据。

(2) 深入开展病原微生物生物学特性及其致病机制的研究,为开发新的抗细菌、抗病毒和抗真菌新药提供理论基础。

(3) 研制开发免疫原性好、副作用小的新型疫苗以提高机体特异性免疫力、预防传染病的发生、降低传染病发病率。

(4) 研究特异、灵敏、简便、快速的微生物学诊断技术,及时地为临床和流行病学诊断提供依据。

第三节　强化训练

一、名词解释

1. 微生物(microorganism)
2. 正常菌群(normal flora)
3. 条件致病菌(conditioned pathogen)
4. 病原微生物(pathogenic microorganism)

二、选择题

【A 型题】

1. 原核细胞型微生物,错误的一项是(　　　　)

A. 细菌　　　　　　　B. 支原体　　　　　C. 真菌　　　　　　　D. 立克次体

2. 非细胞型微生物是指(　　)

A. 细菌　　　　　　　B. 真菌　　　　　　C. 衣原体　　　　　　D. 病毒

3. 下列各种微生物,不属于原核细胞型微生物的是(　　)

A. 肺炎支原体　　　B. 沙眼衣原体　　　C. 梅毒螺旋体　　　　D. 噬菌体

4. 属于真核细胞型微生物的是(　　)

A. 放线菌　　　　　B. 结核杆菌　　　　C. 噬菌体　　　　　　D. 白假丝酵母菌

三、填空题

1. 与人类疾病有关的微生物,按其形态结构和组成可分为＿＿＿＿,＿＿＿＿和＿＿＿＿三大类。

2. 原核细胞型微生物有＿＿＿＿、＿＿＿＿、＿＿＿＿、＿＿＿＿、＿＿＿＿和＿＿＿＿。

四、问答题

1. 分述20世纪80年代以来新发现的非细胞型微生物和原核细胞型微生物。

2. 分述非细胞型、原核细胞型和真核细胞型微生物的主要生物学特征。

(王红英　张炳华)

第一篇 微生物学的基本原理

第二章 微生物的生物学性状

本章要求:

1. 掌握细菌、病毒和真菌的主要生物学特性及区别。
2. 掌握细菌细胞壁的化学组成、结构及功能;革兰阳性菌和革兰阴性菌细胞壁结构的不同。
3. 掌握细菌特殊结构:形态结构、形成条件、功能及在医学实践中的意义。
4. 掌握病毒的结构、化学组成及功能。
5. 熟悉细菌的基本形态,基本结构;L 型细菌的概念及意义。
6. 熟悉细菌的理化性状;生长繁殖条件;生长曲线及意义。
7. 熟悉细菌的代谢产物及实际意义。
8. 熟悉培养基的概念及常用种类;人工培养细菌的实际用途。
9. 熟悉单细胞和多细胞真菌的形态结构,培养特性。
10. 了解细菌、病毒和真菌的分类及命名。

第一节 细菌(bacteria)

一、细菌的大小与形态(bacterial morphology)

(一) 细菌的大小(shape and size)

细菌个体微小,需用光学显微镜油浸镜放大 900~1000 倍才能看清形态,而观察和研究其微细结构则需用电子显微镜。衡量细菌个体大小的单位是微米(μm)(1μm = 1/1000mm)。

(二) 细菌的基本形态(basic morphology)

细菌按其外形可分为:球菌、杆菌和螺形菌三种基本形态。

1. 球菌(coccus) 多数球菌直径约 0.8~1.2μm,根据细菌排列方式及分裂平面不同又可分为:

(1) 葡萄球菌(staphylococcus)。

(2) 链球菌(streptococcus)。

（3）双球菌(diplococcus)。

（4）四联球菌(tetrads)。

（5）八叠球菌(sarcina)。

2. 杆菌(bacillus)　各种杆菌的大小、长短、粗细很不一致,排列方式也有不同。

（1）大杆菌(larger bacillus):炭疽杆菌。

（2）中杆菌(middle bacillus):大肠杆菌。

（3）小杆菌(smaller bacillus):布氏杆菌。

（4）球杆菌(coccobacillus):流感杆菌。

3. 螺形菌(spiral bacterium)

（1）弧菌(vibrio):菌体短,只有一个弯曲,呈弧形。如霍乱弧菌。

（2）螺菌(spirillum):菌体较长,坚硬,有几个弯曲。如鼠咬热螺菌。

（3）螺杆菌(helicobacterium):菌体细长弯曲,呈弧形或螺旋形。如幽门螺杆菌。

细菌的形态受环境因素影响很大。改变环境条件如温度、培养时间、培养基成分和浓度、pH 等,均可引起细菌形态变化。

二、细菌的基本结构

细菌的基本结构(basic structure of bacterium)各种细菌共有的结构称为基本结构,由外向内依次可分为细胞壁、细胞膜、细胞质及核质四部分。

（一）细胞壁(cell wall)是细菌最外层的一层膜状结构

1. 性质与功能　细胞壁坚韧而有弹性,厚约 18~30nm,占菌体干重的 10%~25%。细菌胞质内有高浓度的无机盐和蛋白质、糖类,渗透压高达 5~25atm(1atm＝1.013kPa),为高渗,而胞外相对为低渗,所以细胞壁对细菌具有重要的功能和意义。

（1）维持细菌的固有外形。

（2）保护细菌、抵抗低渗、起到屏障作用。

（3）调节菌体内外的物质交换。

（4）带有多种抗原决定簇,决定菌体的抗原性。

2. 主要化学成分及结构——肽聚糖　肽聚糖(peptidoglycan)又称黏肽(mucopeptide)为原核生物细胞所特有。肽聚糖的结构由聚糖骨架、四肽侧链和五肽交联桥三部分组成。

（1）聚糖骨架(sugar backbone):由两种氨基糖即 N-乙酰氨基葡萄糖胺(N-acetyl glucosamine)和 N-乙酰胞壁酸(N-acetylmuramic acid)交替间隔排列,经 β-1,4 糖苷键联结成的聚糖链。各种细菌的聚糖链相同。

（2）四肽侧链(tetrapeptide sidechain):化学组成及联结方式随菌种而异。如葡萄球菌等 G$^+$菌其四肽侧链依次为 L-丙氨酸、D-谷氨酸、L-赖氨酸、D-丙氨酸,而大肠杆菌等 G$^-$菌第 3 位为二氨基庚二酸(diaminopimilic,DAP),并由 DAP 与相邻的四肽侧链末端的 D-丙氨酸直接联结。

（3）五肽交联桥(five-glycines crosslink bridge):为 G$^+$菌所具有。化学组成为五个甘氨

酸分子,并与四肽侧链第 3 位的 *L*-赖氨酸和相邻的四肽侧链的末端的 *D*-丙氨酸相联结,从而使 G⁺菌的肽聚糖构成一个机械强度十分坚韧的三维立体网架结构,并聚合成多层框架。而 G⁻菌则因缺乏五肽交联桥使其肽聚糖为一个结构较为疏松、单层平面网络的二维结构。

肽聚糖是细菌胞壁的主要成分。凡能破坏肽聚糖结构或抑制其合成的物质,都能损伤细胞壁而使细菌变性或杀伤细菌。

青霉素和头孢菌素能与细菌竞争合成胞壁过程中所需的转肽酶,抑制四肽侧链上 *D*-丙氨酸与五肽交联桥之间的联结,而使细菌不能合成完整的细胞壁,可导致细菌死亡。

3. G⁺菌细胞壁的特点　较厚,约 20~80nm,黏肽含量丰富,有 15~50 层,占细胞干重的 50%~80%。各层肽聚糖之间通过四肽侧链和五肽交联桥相互交联,交联率高达 75%~100%,组成三维立体框架。结构坚固致密。

G⁺菌细胞壁内还含有大量磷壁酸(teichoic acid),由核糖醇(ribitol)或甘油(glycerol)残基借磷酸二脂键互相连接成多聚物,约 30 个或更多的磷壁酸(teichoic acid)分子组成长链,穿插于黏肽层中,按其结合部位不同可分为:

壁磷壁酸(wall teichoic acid)其长链一端与黏肽分子上的胞壁酸共价联结,另一端则游离于胞壁外。膜磷壁酸(membrane teichoic acid)又称脂磷壁酸(lipoteichoic acid,LTA)。其长链末端与细胞膜上的糖酯键相联结,向外穿透肽聚糖层的网格而伸出胞壁表面。

磷壁酸(teichoic acid) 的作用:

(1) G⁺的重要表面抗原,与血清学分型有关。

(2) 通过离子交换作用维持细胞内的离子平衡:Mg^{2+}。

(3) 通过与细胞壁和细胞膜的联结,增强细菌结构的稳定性。

(4) 能黏附在人和某些动物细胞表面,类似细菌菌毛,可能与致病性有关。

如:A 族链球菌之 LTA。

此外,M 蛋白、SPA 等特殊结构为某些 G⁺菌所特有,并与其致病性和抗原性有关。

4. G⁻菌细胞壁的特点　较薄,黏肽含量少,只有 1~2 层,仅占胞壁干重的 5%~20%。黏肽层之间由四肽侧链直接交联,缺乏五肽桥,为二维结构,结构较为疏松薄弱。

G⁻菌胞壁黏肽层外还含有外膜,为其胞壁的主要结构,约占胞壁干重的 80%,其结构组成如下:

(1) 脂质双层(lipid bilayer):为外膜的基本结构,是液态脂质双层,其中有脂蛋白向内伸入连接在肽聚糖上,脂多糖则向外伸出至细胞壁表面。

(2) 脂蛋白(lipoprotein)。

(3) 脂多糖(lipopolysaccharide,LPS):即 G⁻菌的内毒素,由以下三部分组成:

1) 脂质 A(lipid A):耐热,是 LPS 的毒性部位,与 G⁻菌致病性有关,无种属特异性。各种 G⁻菌的脂质 A 均相同,故不同的 G⁻菌感染时,由内毒素引起的毒性作用大致相似。

2) 核心多糖(core polysaccharide):位于脂质 A 层外,由己糖(葡萄糖)、庚糖(7 碳糖)、2-酮基-3 脱氧辛酸(2-keto-3-cleoxyoctonic acid,KDO)、磷酸乙醇胺等组成,经由 KDO 与脂质 A 共价连接,有属特异性,同一属细菌的相同。

3) 特异多糖(specific polysaccharide):为 LPS 的最外层,露出于表面之外,是由若干个(最多可达 40 个)低聚糖(3~5 个单糖)重复单位所构成的多糖链。

特异多糖即 G⁻菌的 O-Ag 具有种的特异性,各种不同的 G⁻菌的特异多糖中单糖的种类、位置、排列顺序和空间构型各不相同,由此决定了 O-Ag 的特异性,O-Ag 如由缺损细菌即由 S 型变为 R 型。

LPS 是 G⁻菌的重要成分,有多种生物学效应,它能使机体中毒致死、引起发热(热原质)、促进淋巴细胞分裂增殖、刺激骨髓细胞增生、激活补体和凝血因子,有免疫佐剂作用,在致病性和免疫性上均有重要意义。

G⁺菌和 G⁻菌在细胞壁结构方面的显著不同,导致这两类细菌在染色性、抗原性、毒性、对某些药物的敏感性等方面存在很大差异。

5. L 型细菌(L form of bacterium) 在某些情况下,如细菌的细胞壁受溶菌酶或青霉素作用时,黏肽结构可遭破坏,或其合成受到抑制,细菌胞壁受损后在普通环境中大多数细菌不能耐受菌体内部的高渗透压而裂解死亡。但在高渗透环境下,多数细菌仍可存活而成为细胞壁缺损细菌,不能维持其固有形态,呈现高度多形性。

G⁺菌和 G⁻菌都能形成 L 型,前者细胞壁几乎完全缺失,原生质仅被一层细胞膜包住,称为原生质体(protoplast)。原生质体内部的渗透压很高,可达 20~25atm,在相对低渗的环境中如在普通培养基上或人体内很易胀裂死亡,但在高渗环境中(5% NaCl 溶液或 12%~15% 蔗糖溶液)仍可存活。

G⁻菌胞壁中黏肽含量少,且有外膜保护,黏肽的缺失对细胞造成的损失较小。其胞内渗透压(5~6atm)亦比 G⁺菌低,故在低渗透环境中仍有一定抵抗力。称为圆球体(spheroplast)(原生质球),L 型菌形态不规则,大小不一着色不均,不论其为 G⁺菌或 G⁻菌形成 L 型后均染成 G⁻菌,L 型菌在高渗低琼脂含血清的培养基中仍能缓慢生长,2~7 天后形成荷包蛋样小菌落,L 型菌的抑制物去除后,仍可恢复原有的形态。

意义:L 型菌在体内,体外均能产生。某些 L 型菌仍有致病力。在临床上可引起尿路感染,骨髓炎,心内膜炎等疾病。并常在作用于细胞壁的抗生素(青霉素,头孢菌素)治疗过程中发生,常反复出现常规细菌学检查为阴性,临床上遇有症状明显,而标本培养为阴性者应考虑 L 型菌感染的可能性。

(二) 细胞膜(cell membrane)

1. 性质与结构 位于胞壁内层,紧紧包住胞质,柔韧致密,富于弹性,占菌体干重的 10%~30%。含有 70% 蛋白质,30% 胞质,少量多糖。基本结构是平行的液态脂质双层,多为磷脂;其中镶嵌有多种蛋白质,多为酶类和载体酶,可移动变化其位置。

2. 功能

(1) 渗透和运输作用:即物质转运作用,细胞摄取营养和排出废物均通过细胞膜,其上有许多微孔,具有选择性通透作用,能允许分子量小于 1000 的可溶性物质通过;并向胞外分泌水解酶,能将大分子营养物质降解成简单的小分子,便于吸收,在细菌的营养机制中起重要作用。有的胞外酶能分解对细菌有害的物质,从而保护自身,G⁺菌的胞外酶则多积聚于胞质周围间隙中,G⁻菌的胞外酶则存在与周浆间隙中。细胞膜上还镶嵌有特殊的载体蛋白如透性酶(permease),能在胞膜外侧与营养物质结合,在脂质双层中逆浓度梯度移动至胞膜内侧卸下,完成主动转运作用。

（2）细胞呼吸作用：细菌胞膜上（主要在中介体中）含有细胞色素和氧化还原等多种呼吸酶，可以转运电子，完成氧化磷酸化作用，参与细胞呼吸的过程。与能量的产生贮存和利用有关。

（3）生物合成作用：细胞膜上含有多种合成酶，如青霉素结合蛋白（penicillin binding protein，PBP）是参与肽聚糖合成的酶类，又是青霉素作用的靶部位，与耐药性有关。菌体的许多成分如肽聚糖、磷壁酸、磷脂、脂多糖、鞭毛均在膜上合成。

（4）参与细菌分裂：细菌的细胞膜向内凹陷，折叠形成囊状物，称为中介体（mesosome）多见于 G^+ 菌，中介体与细菌分裂有关（类似于真核细胞有丝分裂时纺锤体的作用），亦与细菌呼吸作用有关，可为细菌提供大量能量（拟线粒体作用）。

3. 周浆间隙（periplasmic spaces） G^- 菌的胞膜与外膜脂质双层之间有一间隙，称为周浆间隙。该间隙含有许多种蛋白酶、核酸酶、解毒酶及特殊结合酶，与细菌对抗生素的耐药性、获得营养、解除有害物质毒性等有关。如 β-内酰胺酶（BLA）和超广谱 β-内酰胺酶（ESBL）等。

（三）细胞质（cytoplasm）

呈溶胶状态，其化学组成随菌体、菌种、菌龄和环境条件而异，基本成分为水、蛋白质、核酸和脂类及少量的糖和无机盐。

细胞质内含有多种酶系统，是细菌合成蛋白质和 RNA 的场所，是新陈代谢的主要场所。

1. 核蛋白体（ribosome） 是游离存在于胞质中的微小颗粒，每个菌体内可达数万个，细菌核蛋白体为 70s，由 50s 和 30s 两个亚基组成，真核生物细胞核蛋白体为 80s，分别由 60s 和 40s 两个亚基组成，多存在于内质网上。链霉素和红霉素能分别作用于细菌核蛋白体的 30s 和 50s 亚基，干扰细菌蛋白质合成从而杀菌，但对人类核蛋白体无作用。

核蛋白体是细菌合成蛋白质的场所，其稳定性有赖于 Mg^{2+} 的存在，Mg^{2+} 不足时易解离为两个亚基。

2. 质粒（plasmid） 是细菌染色体外的遗传物质，为闭合环状的双股 DNA，大小不等，带有遗传信息，控制细菌某些特定的遗传性状。

质粒可在胞质中自我复制并传代，但并非细菌生命活动所必需。

质粒赋予细菌某些特定的遗传性状，且可以通过接合或转导作用在细菌细胞之间转移，医学上重要的质粒有：致育性质粒（fertility plasmid，F）、耐药性质粒（resistant plasmid，R）、毒力质粒（virulence plasmid，Vi）等。由质粒控制的性状有性菌毛形成、耐药性、细菌素和毒素产生等。

3. 胞质颗粒（cytoplasmic granules） 又称为内含物（inclusion），存在于胞质中，多为与营养有关的贮存物，包括多糖、脂类、多磷酸盐等。较有意义的颗粒是异染颗粒（metachromatic granule）多见于白喉杆菌、鼠疫杆菌、结核杆菌，主要成分为 RNA 和多偏磷酸盐，嗜碱性强，用美蓝染色着色深，与菌体其他部位不同，故名。

白喉杆菌的异染颗粒多在菌体两端，又称为极体（polar body），有助于该菌的鉴定。

（四）核质（nuclear material）

细菌无成形的核，其遗传物质称为核质，无核膜和核仁；由裸露的纤维状双股 DNA 组成单一环状，反复回旋卷曲盘绕成松散的网状结构，无组蛋白包绕，又称为拟核（nucleoid）控制细菌的遗传特性，是细菌生命活动所必须，亦称为细菌染色体（bacterial chromosome）。

三、细菌的特殊结构(special structure of bacterium)

(一) 荚膜(capsule)

某些细菌在细胞壁外围绕着一层黏液性物质,用特殊染色法在普通光镜油镜下可见边界分明的膜状结构,称为荚膜。

1. 化学组成　随菌种而异。多数为多糖(肺炎球菌等),少数为多肽(炭疽杆菌)。

2. 形成条件　荚膜形成与环境条件密切相关,一般在动物体内或体外含大量糖分,或血清的培养基中易形成。有荚膜细菌在培养基上形成 S 型菌落,失去荚膜后则变为 R 型。荚膜多糖、多肽具有抗原性,用于细菌分型。

3. 荚膜的功能

(1) 抗吞噬作用。

(2) 抗有害物质损伤作用。

(3) 黏附作用。

(二) 鞭毛(flagellum)

许多细菌(所有弧菌,螺菌,约半数的杆菌及少数的球菌)在菌体上附着有细长呈波状弯曲的丝状物,称为鞭毛。

鞭毛的化学成分为鞭毛蛋白,是一种弹力纤维蛋白,其氨基酸的组成与骨骼肌中的肌动蛋白相似,可能与鞭毛的运动性有关。

1. 根据鞭毛的数目和位置可将鞭毛菌分为

(1) 单毛菌:霍乱弧菌。

(2) 双毛菌:空肠弯曲菌。

(3) 丛毛菌:绿脓杆菌(铜绿假单胞菌)。

(4) 周毛菌:伤寒杆菌。

鞭毛的实际意义

(1) 鞭毛是运动器官。有鞭毛菌动力(+),无鞭毛菌动力(-)。例如,伤寒杆菌动力(+),痢疾杆菌(-),有鉴别意义。

(2) 鞭毛蛋白有特殊的抗原性,称为 H 抗原,常用于细菌的鉴定和分型。

(3) 某些细菌如霍乱弧菌,空肠弯曲菌等菌的鞭毛与其致病性(穿透或黏附作用)有关。

(三) 菌毛(pilus,fimbria)

许多 G^- 菌及少数 G^+ 菌,菌体表面有菌毛、比鞭毛细、短而直,与细菌动力无关,须用电镜才能观察。菌毛的化学成分为菌毛蛋白(pilin),有抗原性。

菌毛按功能可分为:

1. 普通菌毛(common pilus)　可黏附于易感细胞表面,进一步侵入机体内引起疾病,与细菌致病性有关。

2. 性菌毛(sex pilus)　又称 F 菌毛,仅见于少数 G^- 菌。带有性菌毛的细菌具有致育性

(fertility),称为 F⁺菌或雄性菌。在细菌接合(conjugation)时,F⁺菌能与不带性菌毛的 F⁻菌(雌性菌)配对,将遗传物质(质粒或核质)通过性菌毛输入 F⁻菌,从而使 F⁻菌获得 F⁺菌的某些特性。细菌的毒力和耐药性都能通过此种方式转移。此外性菌毛也是某些噬菌体吸附于细菌细胞的受体。

(四) 芽孢(spore)

芽孢是指某些 G⁺菌(需氧芽孢杆菌属和厌氧梭状芽孢杆菌属,bacillus and clostridium)在一定环境条件下,胞质脱水浓缩,菌体内形成的一个圆形或卵圆形小体是一个折光性强、壁厚、不易着色的多层膜结构。

一般来说,芽孢形成是对营养物质缺乏的一种反应,是细菌休眠期形式。芽孢带有完整的核质、酶系统和合成菌体成分的机构,能保存细菌的全部生命物质,不直接引起疾病,但在适宜条件下又可发芽形成具有繁殖和致病能力的菌体称为繁殖体(vegetative body)。

芽孢的实际意义:

(1) 细菌芽孢的大小、形状、位置随菌种而异。有重要的鉴别价值。

(2) 细菌芽孢对理化因素抵抗力强,在自然界中能存活多年,成为某些疾病的重要传染源,如破伤风、炭疽、气性坏疽。

(3) 芽孢抵抗力强,在医学上常用来作为判断灭菌效果的指标,杀死芽孢最可靠的方法是高压蒸汽灭菌法。

四、细菌的理化性状和新陈代谢(the features of physical chemistry and metabolism)

(一) 细菌的理化性状

1. 物理性状

(1) 光学性质。

(2) 表面积。

(3) 带电现象。

(4) 半透性。

(5) 渗透压。

2. 化学组成　H_2O、C、H、N、O、P、S、K、Na、Cl、Fe、Mg。

(二) 细菌的新陈代谢与能量转换

细菌的新陈代谢包括分解代谢(catabolism)和合成代谢(anabolism),前者是将摄取的营养物分解转化为能量的过程,后者则是利用产生的能量进行菌体自身组分的合成过程。两者紧密结合在一起称为中间代谢,伴随代谢过程还将产生许多在医学上有重要意义的代谢产物(metabolic products)。

1. 细菌的能量代谢(energy metabolism)　病原菌合成细胞组分和获得能量的基质(生物氧化的底物)主要为糖类,通过糖的氧化或酵解产生能量,以 ATP/ADP 形式储存能量。

（1）发酵（fermentation）：以有机物为受氢体的生物氧化过程。

1）糖酵解（sugar fermentation pathway）：即 EMP（embden-meyerhof-parnas）途径，是大多数细菌共有的基本代谢途径，专性厌氧菌唯一的产能途径。反应最终的受氢体为未彻底氧化的中间代谢产物。

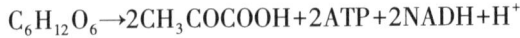

$$C_6H_{12}O_6 \rightarrow 2CH_3COCOOH + 2ATP + 2NADH + H^+$$

2）磷酸戊糖途径（pentose phosphate pathway）：又名磷酸己糖途径（Hexose monophosphate pathway），是 EMP 途径的分支，由己糖生成戊糖的循环途径。其主要功能是为生物合成提供前体和还原能，反应获得的 12 分子 $NADPH + H^+$（供氢体）可供进一步利用。其产能效果仅为 EMP 途径的一半，所以不是产能的主要途径。

（2）需氧呼吸（aerobic respiration）：是需氧菌和兼性厌氧菌产能的主要方式。

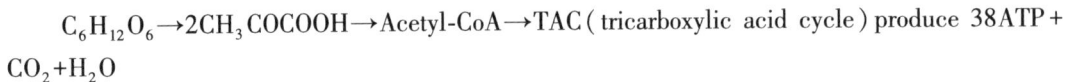

$$C_6H_{12}O_6 \rightarrow 2CH_3COCOOH \rightarrow Acetyl\text{-}CoA \rightarrow TAC（tricarboxylic\ acid\ cycle）produce\ 38ATP + CO_2 + H_2O$$

（3）厌氧呼吸（anaerobic respiration）：$C_6H_{12}O_6 \rightarrow 2CH_3COCOOH + 2ATP$，最终以无机氧化物（$CO_2$、$SO_4^{2-}$、$NO_3^-$）为受氢体，是专性厌氧菌的产能方式。

2. 细菌分解代谢产物及常用的生化反应试验（catabolic products and biochemical reaction）

	G. S	L. S
（1）Sugar fermentation test：	*E. Coli*（+）	*E. Coli*（+）
	S. typhi（+）	*S. typhi*（−）
（2）VP（Voges-Proskauer）test：	*E. aerogenes*（+）	*E. Coli*（−）
（3）Methyl red test：	*E. aerogenes*（−）	*E. Coli*（+）
（4）Citrate utilization test：	*E. aerogenes*（+）	*E. Coli*（−）
（5）Indol test：	*E. aerogenes*（−）	*E. Coli*（+）
（6）H₂S test：	*S. Paratyphi B*（+）	*E. Coli*（−）
（7）Urease test：	*Proteus*（+）	*S. typhi*（−）

细菌生化反应常用于鉴定细菌，尤其对于形态染色和培养特性相同或相似的细菌更有鉴别意义。

3. 细菌合成代谢产物及其医学意义（anabolic products and medical significance）

（1）热原质（pyrogen）。

（2）毒素和侵袭性酶（toxin and invasive enzymes）。

（3）色素（pigment）。

（4）抗生素（antibiotics）。

（5）细菌素（bacteriocin）。

（6）维生素（vitamin）。

五、细菌的生长繁殖与培养（bacterial growth and culture）

（一）生长繁殖的条件

1. 营养物质

（1）水。

（2）蛋白胨(氨基酸)。

（3）糖类。

（4）无机盐。

无机盐功用如下：

1）构成有机化合物,成为菌体成分。

2）作为酶的组成部分,维持酶的活性。

3）参与能量储存与转运。

4）调节菌体内外渗透压。

5）参与菌体生长作用和致病性。

（5）生长因子。

2. 适当的酸碱度 pH7.2~7.6。

3. 适当的温度 37℃。

4. 适当的气体环境

（1）专性需氧菌(obligate aerobe)。

（2）微需氧菌(microaerophlic bacterium)。

（3）兼性厌氧菌(facultative anaerobe)。

（4）专性厌氧菌(obligate anaerobe)。

（二）生长方式与速度(bacterial growth)

1. 细菌个体繁殖方式与速度

（1）无性二分裂(binary fission)。

（2）代时(Generation time)。

2. 细菌群体生长繁殖——省长曲线(growth curve)及实际意义

（1）迟缓期(lag phase)。

（2）对数期(log phase)。

（3）稳定期(stationary phase)。

（4）衰退期(decline phase)。

（三）培养

1. 培养基。

2. 细菌在培养基中的生长状态。

3. 常用细菌培养法。

4. 人工培养细菌的实际用途

（1）感染性疾病的诊断,预防及治疗。

（2）细菌生物学性状的研究。

（3）基因工程技术中的应用。

六、细菌的分类和命名

本部分内容自学。

第二节　病毒(virus)

病毒属于非细胞型微生物(noncellular microorganism),可在敏感的人、动植物、昆虫、真菌和细菌体内寄居并引起宿主细胞的感染。

病毒体积最小,结构最为简单,一个病毒体只含有一种类型的核酸(DNA/RNA)作为其遗传物质外包以蛋白质构成的衣壳,组成病毒的基本结构单位即核衣壳(nucleocapsid)。

病毒必须在特定的宿主细胞内寄生,因其需依靠活细胞提供的能量、营养物质及生物大分子合成机制、完成自身的复制过程。

在活细胞外,病毒可以结晶状态存在,不表现生命特征,只有在适当活细胞内,病毒才能表现出生命状态进行自我复制,所以,病毒又被称为分子水平的微生物。

在临床医学及预防医学上,病毒有极其重要的意义,人类75%的传染病由病毒所致,某些病毒感染传染性强、传播迅速 常引起地区性甚至世界性大流行,如流感(influenza)、AIDs、SARS、乙肝肝炎(hepatitis B)等,除急性感染(acute infection)外,病毒还可引起持续性感染(persistent infection),有些病毒还与肿瘤(cancer)和自身免疫病(autoimmune disease)的发生有关。

一、病毒的大小与形态(viral morphology)

1. 病毒体(virion)　是病毒在细胞外的结构形式,具有典型的形态、结构并有感染性。

2. 病毒个体微小,常用电镜观察其形态,以纳米(nanometer, nm)作为测量其大小的单位($1nm = 1/1000\mu m$)。

3. 病毒形态不一,引起人类和动物疾病的病毒多为球形或近似球形。其他还有蝌蚪形、砖块状、杆状。

二、病毒的结构与化学组成(viral structure and chemical components)

(一) 病毒的结构与功能(structure and function)

1. 核心(core)　由核酸(DNA or RNA)构成病毒的基因组(viral genome),决定病毒的增殖、感染、遗传和变异。

2. 衣壳(capsid)　由结构蛋白(structure protein)所构成,包在核心(core)表面,具有保护核酸免受宿主细胞内核酸酶破坏的作用,并能介导病毒核酸进入宿主细胞(吸附、穿入、脱壳),与病毒致病性有关。衣壳蛋白(capsid protein)具有良好的抗原性,决定病毒的免疫性,也是制备病毒疫苗的基础。

核心(core)和衣壳(capsid)组成核衣壳(nucleocapsid),是病毒的基本结构单位。

3. 包膜(envelope)　有些病毒在核衣壳外包有从宿主细胞膜或核模释放时所获得的膜状结构,是胞膜,其上镶嵌着由病毒基因编码的糖蛋白刺突(glycoprotein spike)。根据有无胞膜可将病毒分为有胞膜和无胞膜病毒。胞膜具有抗原性和吸附性,与病毒的免疫性和致病性有关。

(二) 病毒的化学组成和功能(viral chemical components and function)

1. 核酸(nuclear acid)　位于病毒体核心,一个病毒体只含有一种类型的核酸(DNA 或 RNA),据此可把病毒分为 DNA 病毒和 RNA 病毒两大类。核酸的结构具有多样性,可为线型或环型,可为单链或双链。DNA 病毒多为双链。RNA 病毒多为单链。核酸构成病毒基因组(viral genome),是病毒感染、增殖、遗传和变异的物质基础,其功能如下:

(1) 病毒复制(viral replication):病毒是以其基因组为模板,经转录、翻译过程合成病毒前体,即子代病毒核酸和蛋白,进而装配成子代病毒。

(2) 决定病毒特性:病毒核酸(viral nuclear acid)携带了病毒的全部遗传信息(形态结构,致病性和抗原性)。由亲代病毒基因组复制产生的子代病毒保留了原亲代病毒全部生物学性状。病毒基因组的组成和结构发生改变,病毒特性也随之发生变异。

(3) 具有感染性:有的病毒核酸在除去衣壳蛋白后,可进入易感细胞,复制增殖,具有感染性,为感染性核酸(infectious nuclear acid)。感染性核酸不受衣壳蛋白和宿主细胞表面受体的限制,易感细胞范围较广,但易被体液中核酸酶破坏,其感染性低于完整的病毒体。

病毒基因组相对较小,为充分利用核酸扩大信息量病毒的基因组中基因(gene)排列常互相重叠,有重叠基因存在即 ORF(open reading frame)间有重叠。由于人类和动物病毒严格寄生于真核细胞中,其基因结构具有真核细胞基因的特点,如有内含子(intron)存在,也有转录后的剪接和后加工过程(5′端戴 m7GppN 帽子结构和 3′端加 PolyA 尾)。

2. 病毒蛋白质(viral protein)　由病毒基因组编码,约占病毒体总量的70%,具有病毒的特异性,分为结构蛋白和非结构蛋白(structure protein and non-structure protein) 两大类。

(1) 结构蛋白(structure protein):是构成病毒衣壳(virus capsid)、胞膜、基质(matrix)的主体成分。

1) 衣壳蛋白(capsid protein):一般由多个多肽亚单位组成,具有良好的抗原性和吸附特性,对病毒核酸有保护作用。

2) 胞膜蛋白(envelope protein):由病毒的基因组编码,多突出在病毒体表面,为糖蛋白,亦具有抗原性和吸附特性。

3) 基质蛋白(matrix protein):是连接衣壳和包膜蛋白的部分,多具有跨膜和锚定功能。

(2) 非结构蛋白(non-structure protein):是由病毒基因组编码,但不参与病毒体构成部分的蛋白多肽。它可以存在于病毒体(virion)内,也可以只存在于感染细胞内。它包括病毒基因组编码的酶类,如蛋白水解酶(proteinase)、DNA 聚合酶(DNA polymerase)、胸腺嘧啶核苷激酶(thymidinkinase)、反转录酶(reversetranscriptase) 及其他具有特殊功能的蛋白,如抑制宿主细胞生物合成的蛋白和抑制病毒抗原经 MHC 分子递呈的蛋白。非结构蛋白常作为抗病毒药物的靶而有重要意义。有些非结构蛋白具有转化宿主细胞的作用,有些还具有抗细胞因子(CKs)和抗凋亡(apoptosis)作用。

三、病毒的增殖(viral reproduce)

病毒以其核酸分子为模板在宿主细胞内自我复制(self replication)的过程,又称为复制周期。

(一) 复制周期

1. 吸附(adsorption)。
2. 穿入(penetration)。
3. 脱壳(uncoating)。
4. 生物合成(biosynthesis):双链 DNA 病毒的生物合成分以下 5 个阶段:
(1) 早期 mRNA 的转录(the transcription of early mRNA)。
(2) 早期蛋白的翻译(the translation of early protein)。
(3) 子代 DNA 的复制(the replication of offspring DNA)。
(4) 晚期 mRNA 的转录(the trascription of late mRNA)。
(5) 晚期蛋白的翻译(the translation of late protein)。
5. 组装、成熟和释放(assembly maturation and release)。

(二) 病毒的生长曲线(growth curve)

复制周期(replication cycle)的长短与病毒种类有关,多数病毒的复制周期至少需要24 小时以上。在病毒感染细胞后的不同时期内,分别测定感染性病毒,直到细胞死亡。若以时间为横坐标,病毒数量的对数为纵坐标,即可获得病毒复制周期的生长曲线,一般分为 3 期:

1. 隐蔽期(eclipse phase)。
2. 对数期(log phase)。
3. 细胞死亡期(cell death phase)。

(三) 病毒异常增殖和干扰现象(abnormally reproduction and Interference)

1. 病毒的异常增殖(abnormally reproduction)
(1)顿挫感染(abortive infection):病毒→非容纳细胞(non-permissive cell)→顿挫感染。
(2) 缺陷病毒(defective virus)和缺陷干扰颗粒(defective interfering particle,DIP):病毒基因组不完整或发生严重改变→感染细胞→不能复制出完整子代病毒而为缺陷病毒(defective virus),即缺陷干扰颗粒(DIP)。缺陷干扰颗粒(DIP)虽不能复制,但具有正常病毒形态,内含缺陷的病毒基因组。不但能干扰非缺陷病毒的复制,还能影响宿主细胞的生物合成。当缺陷干扰颗粒(DIP)与辅助病毒共同感染时,可产生成熟病毒,如丁型肝炎病毒(HDV)与乙型肝炎病毒(HBV)。缺陷干扰颗粒(DIP)具有双重作用,它不但能干扰同种病毒的复制,还能从同种成熟病毒基因组中获取所缺的基因以补自己的不足。

2. 干扰现象(interference)

(1)机制

1)病毒诱导细胞产生干扰素(interferon,IFN),后者作用于细胞使之产生抗病毒蛋白(antiviral-protein),发挥阻止病毒黏附、终止病毒感染的作用。

2)宿主细胞受体被第一次感染的病毒破坏。

3)宿主细胞代谢途径改变。

(2)意义

1)干扰现象能使感染终止保护宿主不发病。

2)在使用疫苗时应注意防止疫苗病毒之间或野生型病毒对疫苗病毒的干扰。

四、病毒的遗传和变异(heredity and variation)

病毒变异类型

1. 病毒基因组碱基序列的变异——突变(mutation):自发突变(automutation),诱发突变(induce mutation)。用核酸测序的方法和表型分析鉴定技术可以确定突变株,有意义的突变株有以下几种:

(1)温度敏感性突变株(temperature sensitive mutant,Ts mutant):在28~35℃条件下可在细胞内增殖,但在36~40℃条件下则不能增殖。这与野毒株在20~39.5℃范围增殖的特性完全不同。温度敏感性突变株(Ts)株多为减毒株,具有较高的回复突变率,经多次诱导后能获得稳定的突变株(mutant),这种能稳定生存并在相应宿主细胞内传代的又称为变异(variatant)。口服脊髓灰质炎疫苗(oral polio-virus vaccine,OPV)就属于这种温度敏感性突变株(Ts mutant),为条件致死性突变株,受温度影响而决定能否增殖。其原因是在高温条件下,Ts株编码的蛋白或酶失去功能,病毒不能增殖。

(2)宿主范围突变株(host range mutant):病毒基因组改变影响了对宿主细胞的吸附或相互作用,宿主范围突变株可以感染野生型(wild type)不能感染的细胞,可利用此特性制备减毒活疫苗(狂犬疫苗、麻风疫苗)。

(3)耐药突变株(drug-resistant mutant):因病毒酶基因突变使得抗病毒药物作用的靶酶特性改变,病毒对药物不敏感,继续增殖。

2. 病毒基因组之间的重组与重配(recombination and reassortment)

(1)重组(recombination):两种或两种以上有亲缘关系但生物学性状不同的毒株感染同一细胞,两者相互作用发生核酸水平上的互换和重组。

(2)重配(reassortment):发生于分节段的 RNA 病毒基因组(RNA virus genome)之间,如甲型流感病毒(influenza A virus),轮状病毒(rotavirus)。两个病毒株可通过基因片段的交换使子代基因组发生突变,形成新的突变株。

(3)病毒基因产物的互补与表型混合。

1)互补作用(complementation)。

2)表型混合(phenotype mix)。

3）表型交换（phenotype exchange）。

（4）病毒基因组与细胞基因组整合：激活原癌基因导致癌基因表达。

3. 病毒的分子遗传学（viral molecular genetics）研究 病毒基因组小，结构相对简单，最早被用来作为分子遗传学研究材料和模式生物遗传物质。由此兴起的分子病毒学（molecular virology）也成为从分子遗传学研究中受益最多发展最快的一个领域。当前，对病毒遗传和变异的研究主要在分子水平上进行，并取得了令人瞩目的成就。

（1）病毒基因组研究：随着人类基因组计划（human genome project，HGP）和微生物基因组计划（Microorganism genome project，MGP）的实施，我国学者已完成了 HAV、HBV、HCV、HDV、HEV、HGV 的全基因测序。主要病毒基因组序列的测定，为破译病毒遗传密码，了解其致病机制和控制病毒感染打下了坚实的基础。

（2）病毒基因组结构和功能的研究：与 HGP 完成之后实施的后基因组计划（蛋白质组学，功能基因组学）一样，在获得病毒基因组全序列资料后，必须对其结构进行详尽的研究，包括其开放读码框架（open reading frame，ORF），调控元件及各病毒株之间的序列突变情况等。更重要的是利用基因重组、基因突变等技术可以研究病毒基因的功能，进而全面了解病毒基因组的功能。

（3）比较病毒基因组学研究。

（4）病毒抗原表位的研究。

（5）病毒毒力相关基因的研究。

4. 病毒遗传变异的生物学意义

（1）病毒致病机制的研究：致病性（pathogenicity）←致病基因（pathogenic gene）［毒力基因（virulent gene，转化基因（transformation gene）］。

（2）病毒性疾病的诊断：利用已知的核酸探针和引物进行核酸杂交和 PCR 以定性或定量测定标本中未知的核甘酸序列，对病毒性疾病做出诊断。

（3）病毒性疾病的预防：研制和发展新型疫苗，是控制病毒性疾病的最有效方法。努力寻找获得无毒，无回复突变及免疫原性好的疫苗一直是学者们追求的目标。目前正在开发研制的疫苗有基因工程疫苗，多肽疫苗和核酸疫苗。

（4）病毒性疾病的治疗：了解病毒致病过程的关键酶，开发相应的靶向药物，如针对 HIV 反转录酶和 HBV 多聚酶的药物拉米复啶等。

（5）基因工程的应用→病毒载体+目的基因→基因产物。

五、理化因素对病毒的影响

（一）物理因素

1. 温度 病毒耐冷不耐热，50～60℃ 30 分钟或 100℃ 数秒，可灭活病毒使其衣壳蛋白或包膜糖蛋白破坏而失去感染性。常用-70℃ 干冰温度和-196℃ 液氮温度保存病毒。37℃以上或反复冻融也能使病毒灭活。

2. pH 多数病毒在 pH 5～9 范围内稳定，强酸强碱条件下可被灭活。利用对 pH 的稳定性可鉴别病毒，也可利用酸、碱性消毒剂处理病毒实验室或防疫。

3. 射线。

(二) 化学因素

1. 脂溶剂　常用乙醚灭活实验来鉴别包膜病毒。
2. 化学消毒剂。
3. 抗生素与中草药。

第三节　真菌(fungus)

真菌(fungus)是一大类具有细胞壁和典型细胞核、不含叶绿素、无根茎叶的真核细胞型微生物(eukaryote),在分类学上属于真菌界(kingdom fungi)。与医学有关的真菌属于真菌门(eumycota)中的4个亚门即接合菌亚门(zygomycotina),多数为无隔多核菌丝体,属于机会性真菌,如毛霉菌(mucor),根霉菌(rhizopus);担子菌亚门(basidiomycotina),具有担子和担孢子,如食用菌蘑菇、灵芝以及致病性真菌新型隐球菌(*Cryptococcus neoformans*);子囊菌亚门(ascomycotina),具有子囊和子囊孢子,如芽生菌属(*Blastomyces*),组织胞浆菌属(*Histoplasma*),小孢子菌属(*Microsporum*)毛癣菌属(*Trichophyton*)及酵母菌属(*Saccharomyces*)和半知菌亚门(deutemycotina,or imperfect fungi),医学上重要的真菌大多属于此亚门,如球孢子菌和白假丝酵母菌等。

一、真菌的形态和结构(fungal morphology and structure)

真菌具有完整的细胞结构,有细胞壁(主要成分为几丁质/chitin)细胞膜,细胞浆和典型的细胞核,核内有 DNA and 组蛋白(histone)组成的线状染色体(chromosome)。

根据形态可将真菌分为单细胞(unicellular fungus)和多细胞真菌(multicellular fungus)两大类。

(一) 单细胞真菌(unicellular fungus)

细胞呈圆形或卵圆形,常见的与临床疾病有关的如白假丝酵母菌和新生隐球菌。

(二) 多细胞真菌(multicellular fungus)

多细胞真菌又称为霉菌(mold),由菌丝(hypha)和孢子(spore)两部分组成,较大,普通光镜低倍镜即可看到。

1. 菌丝(hypha)　菌丝体(mycelium):由许多菌丝(hypha)交织在一起组成。

(1) 按结构分为:有隔菌丝(septate hypha)和无隔菌丝(non-septate hypha)。

(2) 按功能分为:营养菌丝(vegetative mycelium),气生菌丝(aerial mycelium)和生殖菌丝(reproductive mycelium)。

(3) 按形态分为:梳状菌丝,鹿角状菌丝,螺旋状菌丝等。

2. 孢子(spore)　是 fungus 的繁殖器官,与细菌芽孢不同。

(1) 有性孢子(sexual spore):是由性细胞或性器官配合后产生的孢子。有以下几种:

1）卵孢子(oospore)。

2）接合孢子(zygospore)。

3）子囊孢子(ascospore)。

4）担孢子(basidiospore)。

(2) 无性孢子(asexual spore):由菌丝上的细胞分化而成,不发生细胞融合。有以下几种:

1）分生孢子(conidium)

①大分生孢子(macroconidium):在鉴别 multicellular fungus 时有较大意义。②小分生孢子(microconidium)。

2）叶状孢子(thallospore):①芽生孢子(blastospore):形成假菌丝(pseudohypha),常见于白假丝酵母菌。②厚膜孢子(chlamydospore)。③关节孢子(arthrospore)。

3）孢子囊孢子(sporangiospore)。

二、培养特性(cultural properties)

(一) 培养条件(cultural conditions)

1. 常用培养基 沙保弱培养基(sabouraud medium),含蛋白质和葡萄糖。

2. pH4~6,温度 22~28℃或37℃。

3. 菌落 酵母型菌落(yeast-type colony)、酵母样菌落(yeast-like colony)、丝状菌落(filamentous colony)。某些二相型真菌(dimorphic fungus)在37℃环境中生长良好,形成酵母型菌落(体内),而在25℃体外培养则形成丝状菌落。

(二) 繁殖方式(reproductive pattern)

1. 有性繁殖(asexual reproduction)。

2. 无性繁殖(sexual reproduction)

(1) 芽生(buding):常见于酵母和酵母样真菌。

(2) 裂殖(binary fission):少数双相型真菌在体内的繁殖方式。

(3) 隔殖(septa):多细胞真菌的繁殖方式。分生孢子梗形成隔膜,菌丝断裂,原生质浓缩形成新的孢子。

(4) 萌管:某些真菌孢子芽管延伸形成菌丝。

第四节 强化训练

一、判断题

1. 细菌的核质缺乏核仁和核膜,故属于原核细胞型微生物。(　　)

2. 鞭毛是细菌的运动器官,其化学成分是多糖,无抗原性。(　　)

3. 芽孢是某些细菌的休眠状态,代谢缓慢,抵抗力低。(　　)

4. 芽孢一般在营养丰富的培养基中形成,而荚膜在体外营养缺乏时形成。(　　)

5. 普通菌毛与细菌黏附作用有关,性菌毛与细菌之间遗传物质转移有关。(　　)

6. 细菌发生 L 型变异后,即失去致病性。(　　)

7. 测量细菌大小的单位是 mm,测量病毒大小的单位是 μm。(　　)

8. 对无包膜病毒而言,衣壳蛋白决定其对宿主细胞的亲嗜性。(　　)

9. 脂溶剂可破坏病毒包膜,使其丧失感染性。(　　)

10. 病毒的干扰现象可发生在灭活病毒和活病毒之间。(　　)

11. 病毒包膜的所有成分均来自宿主细胞。(　　)

12. 病毒在细胞外通常以非生命状态存在,只有在活细胞内才表现出生命活性。(　　)

13. 细菌和病毒均可在营养丰富的人工培养基上生长。(　　)

14. 病毒的感染性核酸具有吸附和穿入细胞作用。(　　)

15. 病毒在生物合成阶段产生的 DNA 或 RNA 多聚酶属于非结构蛋白。(　　)

16. 病毒包膜蛋白是由病毒基因编码产生的结构蛋白。(　　)

17. 裸露病毒的抗原性和吸附细胞作用是由其衣壳蛋白决定的。(　　)

18. 皮肤癣真菌属于单细胞真菌,而白假丝酵母菌属于多细胞真菌。(　　)

19. 人工培养真菌的适宜温度是 22~28℃,37℃不生长。(　　)

20. 细菌的分裂繁殖速度都很快,其代时是 20~30min。(　　)

二、名词解释

1. 原核细胞型微生物(prokaryotic microorganism)
2. 非细胞型微生物(non-cellular microorganism)
3. 真核细胞型微生物(eukaryotic microorganism)
4. 周浆间隙(periplamic space)
5. 磷壁酸(teichoic acid)
6. 肽聚糖(peptidoglycan)
7. 脂多糖(lipopolysaccharide,LPS)
8. 核衣壳(nucleocapsid)
9. 感染性核酸(infectious nuclear acid)
10. L 型细菌(L-form of bacterium)
11. 代时(generation time)
12. 复制周期(replication cycle)
13. 培养基(cultural medium)
14. 结构蛋白(structural protein)
15. 非结构蛋白(non-structural protein)
16. 二相型真菌(dimorphic fungus)
17. 异染颗粒(metachromatic granule)
18. 对数生长期(logarithmic phase)
19. 隐蔽期(eclipse phase)
20. 质粒(plasmid)

三、填空题

1. 细菌基本形态有_____，_____和_____。

2. 细菌的基本结构由外向内依次为_____，_____，_____和_____。

3. 细菌的特殊结构有_____，_____，_____和_____。

4. G⁺菌细胞壁肽聚糖由_____，_____和_____3部分构成。

5. G⁻菌细胞壁粘肽层外还有_____，包括_____，_____和_____3部分。

6. 细菌细胞膜的生理功能包括_____，_____，_____和_____。

7. 细菌细胞壁的功能包括_____，_____，_____。

8. 细菌的合成代谢产物包括_____，_____，_____，_____，_____和_____等。

9. 常用于鉴别细菌的生化反应试验有_____，_____，_____，_____，_____和_____等。

10. 细菌生长繁殖的条件有_____，_____，_____和_____。

11. 细菌群体生长曲线分为_____，_____，_____和_____4个期。

12. 根据对氧的需要不同，可把细菌分为_____，_____，_____，_____4类，多数致病菌属于_____。

13. 按用途不同，可把常用的细菌培养基分为_____，_____，_____，_____和_____5类。

14. 不同的细菌在液体培养基上生长，可出现_____，_____和_____3种现象。

15. 病毒基本结构由_____和_____组成，称为_____；有些病毒还有_____。

16. 根据所含核酸类型不同，一般把病毒分为_____和_____两大类。

17. 病毒在细胞内的增殖方式称为_____，其完整周期包括_____，_____，_____，_____和_____5个阶段。

18. 病毒的异常增殖有_____和_____两种形式。

19. 根据形态结构，可把真菌初步分为_____和_____两大类。

20. 在沙保弱培养基上，真菌的菌落有_____，_____和_____3种类型。

四、选择题

【A型题】

1. G⁺菌细胞壁特有的成分，正确的一项是（　　　　）

    A. 肽聚糖　　　　　B. 脂多糖　　　　　C. 脂蛋白　　　　　D. 磷壁酸

2. G⁻菌细胞壁特有的成分，正确的一项是（　　　　）

    A. 肽聚糖　　　　　B. 外膜　　　　　C. 中介体　　　　　D. 磷壁酸

3. 细菌的基本结构，与维持细菌固有外形有关的是（　　　　）

    A. cell wall　　　　　B. cell membrane　　　　　C. cytoplasm　　　　　D. nuclear material

4. 细菌的基本结构，与保护细菌抵抗胞外低渗破坏作用有关的是（　　　　）

    A. cell wall　　　　　B. cell membrane　　　　　C. cytoplasm　　　　　D. nuclear material

5. 细菌细胞浆内含物,错误的一项是(　　)

    A. ribosome　　　　B. mesosome　　　　C. plasmid　　　　　D. metachromatic granules

6. 细菌细胞浆内含物,与某些细菌形态学鉴别有关的是(　　)

    A. ribosome　　　　B. mesosome　　　　C. plasmid　　　　　D. metachromatic granules

7. 细菌的特殊结构,与其对理化因素抵抗力有关的是(　　)

    A. 荚膜　　　　　　B. 菌毛　　　　　　C. 芽孢　　　　　　D. 鞭毛

8. 细菌的特殊结构,与其抗吞噬作用和黏附作用有关的是(　　)

    A. 芽孢　　　　　　B. 荚膜　　　　　　C. 性菌毛　　　　　D. 鞭毛

9. 须用电子显微镜观察的细菌特殊结构是(　　)

    A. 荚膜　　　　　　B. 菌毛　　　　　　C. 芽孢　　　　　　D. 鞭毛

10. 质粒的化学本质是(　　)

    A. protein　　　　　B. polysaccharide　　C. DNA　　　　　　D. RNA

11. 只含一种类型核酸的微生物是(　　)

    A. 细菌　　　　　　B. 支原体　　　　　C. 立克次体　　　　D. 病毒

12. 缺乏细胞壁的原核细胞型微生物是(　　)

    A. 支原体　　　　　B. 立克次体　　　　C. 衣原体　　　　　D. 螺旋体

13. 包膜病毒和裸病毒的鉴别要点是(　　)

    A. 耐低温　　　　　B. 耐热　　　　　　C. 对氧化剂的敏感性　D. 对脂溶剂的敏感性

14. 病毒的增殖方式是(　　)

    A. 无性二分裂　　　B. 自我复制　　　　C. 有丝分裂　　　　D. 有性孢子繁殖

15. 保护核酸免受体液中核酸酶破坏作用的病毒结构成分是(　　)

    A. 衣壳蛋白　　　　B. 核蛋白　　　　　C. 基质蛋白　　　　D. 刺突糖蛋白

16. 病毒顿挫感染产生的原因是(　　)

    A. 基因组缺陷　　　B. 进入非容纳细胞　C. 病毒酶缺损　　　D. 衣壳蛋白被破坏

17. 缺陷病毒的特性,错误的一项是(　　)

    A. 有衣壳但无包膜　　　　　　　　　B. 基因组缺陷

    C. 不能单独感染细胞　　　　　　　　D. 需辅助病毒才能生存

18. 具有典型细胞核的微生物是(　　)

    A. 病毒　　　　　　B. 细菌　　　　　　C. 真菌　　　　　　D. 螺旋体

19. 真菌细胞壁特有的化学成分是(　　)

    A. 胞壁酸　　　　　B. 肽聚糖　　　　　C. 磷壁酸　　　　　D. 几丁质

20. 真菌在培养基上形成的菌落,错误的一项是(　　)

    A. 酵母型菌落　　　B. 油煎蛋状菌落　　C. 酵母样菌落　　　D. 丝状菌落

【双选题】

1. 原核细胞型微生物,应除外的两项是(　　)

    A. 病毒　　　　B. 细菌　　　　C. 立克次体　　　D. 支原体　　　　E. 真菌

2. 具有黏附作用的细菌特殊结构是(　　)

    A. 芽孢　　　　B. 荚膜　　　　C. 性菌毛　　　　D. 普通菌毛　　　E. 鞭毛

3. 细菌的合成代谢产物,与其致病性有关的是(　　)
    A. 毒素　　　　B. 细菌素　　　C. 色素　　　　　　D. 侵袭性酶　　　E. 维生素

4. 与细菌分解代谢产物有关的生化反应试验是(　　)
    A. 凝固酶试验　B. 糖发酵试验　C. 吲哚试验　　　　D. 抗"O"试验　　E. Widal 试验

5. 多细胞真菌的基本结构成分是(　　)
    A. 芽孢　　　　B. 孢子　　　　C. 菌丝　　　　　　D. 荚膜　　　　　E. 轴丝

6. 医学上重要的,常引起机会性感染的单细胞真菌是(　　)
    A. 放线菌　　　B. 葡萄球菌　　C. 皮肤丝状菌　　　D. 白假丝酵母菌　E. 新生隐球菌

7. 具有吸附细胞作用的病毒结构成分是(　　)
    A. 衣壳蛋白　　B. 基质蛋白　　C. 包膜蛋白　　　　D. 核蛋白　　　　E. 酶蛋白

8. 病毒衣壳蛋白和包膜蛋白的共性是(　　)
    A. 决定病毒的复制　　　　B. 决定病毒的感染性　　　C. 决定病毒的抗原性
    D. 决定病毒的吸附　　　　E. 决定病毒的遗传性

9. 病毒的生物学特性,正确的两项是(　　)
    A. 单细胞微生物　　　　　B. 严格的活细胞寄生性　　C. 对抗生素不敏感
    D. 可独立生长繁殖　　　　E. 无抗原性

10. L 型细菌的特性是(　　)
    A. 缺乏细胞壁　　　　　　B. 有致病力　　　　　　　C. 可在一般条件下生长
    D. 具有固定的形态　　　　E. 革兰染色阳性

五、问答题

1. 比较说明 G^+ 菌和 G^- 菌细胞壁的结构及化学组成有何异同。

2. 细菌的基本结构分哪几层? 各有何功能?

3. 细菌的特殊结构有哪几种? 分述其功能和实际意义。

4. 细菌生长繁殖所需的基本条件有哪些?

5. 细菌的合成代谢产物有哪些? 各有何实际意义?

6. 细菌的群体生长曲线分哪几期? 各期有何特点?

7. 病毒的基本生物学特征有哪些?

8. 试述病毒的结构、化学组成及功能。

9. 以双股 DNA 病毒为例说明病毒的增殖过程。

10. 何谓病毒的异常增殖? 产生的机制是什么?

11. 何谓病毒的干扰? 产生的机制是什么? 有何实际意义?

12. 简述真菌孢子与细菌芽孢的主要区别。

13. 单细胞真菌和多细胞真菌的形态结构各有何特点?

(张炳华　　王红英)

第三章 感染

本章要求：

1. 掌握感染和毒力的概念；细菌内毒素与外毒素的特性；细菌感染的来源及传播途径；细菌感染的临床类型。

2. 掌握病毒感染的传播方式与途径；感染的临床类型。

3. 熟悉真菌的致病性及感染特点。

4. 熟悉细菌的致病性，毒力因子的概念和组成，侵袭力及相关因素的作用。

5. 熟悉病毒的致病机制（病毒对宿主细胞的直接致病作用和免疫病理作用）。

6. 了解毒力因子的致病机制。

第一节 细菌性感染（bacterial infection）

感染（infection）是指细菌等病原微生物在与宿主防御机能（host defence）相互作用并引起不同程度损伤的病理过程。

引起感染的微生物可来自宿主体外（exogenous infection），也可来自宿主体内（endogenous infection）。

来自宿主体外的微生物感染称为传染（contagen），由此引起的疾病在人与人之间或人与动物之间通过一系列方式或途径进行传播（transmission）称为传染病（contagious diseases）。

病原微生物（pathogenic microorganism）的致病性是由其本身的毒力（virulence）决定的，但能否侵入机体引起疾病则取决于其与宿主之间的相互作用，并与多种因素有关。所以对宿主而言，病原微生物是一个相对的概念。

实际上，微生物与人类及动物宿主之间在漫长的进化过程中一直存在着相互斗争，并已形成了相互适应、相互依存又相互斗争的关系。感染是微生物同宿主相互斗争过程中所表现出来的一种生命现象。在同微生物相互斗争过程中，宿主机体逐渐形成了免疫防御机能（host defence），成为决定感染能否发生的另一因素。

随着人类文明的快速发展，微生物与宿主个体间的自然结构关系也发生着变迁。20世纪70年代以来，许多曾肆虐横行给人类造成巨大灾难的传染病如鼠疫（plague）、霍乱（chlorea）、伤寒（typhoid）、痢疾（dysentery）等得到有效的控制。但一些正常菌群（normal flora）在一定条件下则转化为机会致病菌（opportunistic pathogen），后者在过去通常被认为是毒力弱或不致病的。当前，一些新现与再现感染（emerging and re-emerging infection）以及以细菌为主的微生物耐药性问题已被认为与人类行为直接或间接有关。已成为医学微生物领域研究的热点。

一、细菌的致病机制(bacterial pathogenesis)

致病性(pathogenicity)是指病原菌引起宿主感染或疾病的性质,是细菌种的特征,也称为毒力。常用 LD_{50}(lethal dose)或 ID_{50}(infectious dose)来表示不同病原菌(pathogen)之间毒力的大小或强弱。细菌的毒力(bacterial virulence)包括侵袭力和毒素(invasiveness and toxin),统称为毒力因子(virulent factors),是细菌致病性的物质基础。

(一) 侵袭力(invasiveness)

1. 黏附与定植(adhesion and colonization) 黏附是细菌感染机体的第一步,与其致病性密切相关。在此基础上细菌方可定居在机体黏膜细胞表面,进而侵入机体在体内繁殖和扩散。

(1) 黏附现象:细菌的黏附方式包括单个细菌的散在吸附,形成微菌落(microcolony)和生物膜(biomembrane)等,不同的细菌在不同感染条件下黏附方式和部位不同。细菌的微菌落和生物膜是细菌抵抗不利的环境,营造合适的微生境(niche)以利于其在环境中和机体内黏附和定植的群体生存方式。细菌的微菌落和生物膜比单个黏附或混悬的细菌更易于抵抗机体防御机能和抗菌药物的杀灭作用。生物膜中的细菌可通过接合机制快速传递耐药基因,这是医源性微生物耐药性远高于非医源性感染微生物的主要原因。细菌的微菌落和生物膜现象的发现在现代临床医学中具有意义,它使人们对某些慢性的难治性细菌感染有了新的理解和认识,也是现代医源性感染的重要原因。如临床常见的由铜绿假单胞菌引起的下呼吸道及肺组织的囊性纤维病,多种微生物混合感染引起的慢性前列腺炎和生物医学植入物(biomedical implants)引起的慢性感染等。

(2) 黏附性结构物质:原核细胞型微生物的黏附物质主要由其表面结构组成,如细菌的普通菌毛、荚膜、微荚膜、支原体的顶端结构等,统称为黏附因子(adhesive factors)或黏附素(adhesin)。化学成分主要为蛋白质、糖蛋白、多糖或脂多糖等。

1) 菌毛黏附(pilus adhesin):菌毛(pili)主要存在于 G^- 菌,通过与宿主细胞表面相应受体结合而使细菌吸附而定居,又称为定植因子(colonization factor),由菌毛蛋白亚单位(pili protein subunites)组成,编码产生菌毛蛋白(pili protein)的基因存在于细菌染色体(chromosome)或质粒(plasmid)中。菌毛的黏附作用具有组织特异性(tissue specificity),决定于易感细胞表面的相应受体(receptor)。G^- 菌的菌毛受体(pili receptor of G^- bacteria)一般为糖类或糖蛋白,如沙门菌属、志贺菌属、克雷伯菌属等为 D-甘露糖,而 A-群链球菌则为糖蛋白(glycoprotein)。细菌的黏附素作为配体与宿主细胞表面受体相互作用介导黏附作用的发生。

2) 非菌毛黏附(non-pilus adhesin):G^+ 菌细胞壁(cell wall)表面存在的 LTA(lipoteichoic acid or membrane teichoic acid)、糖萼或多糖包被(glycocalyx)以及近年来发现了许多新的与黏附作用有关的存在于葡萄球菌、链球菌乃至白假丝酵母菌等多种病原体表面的与黏附有关的成分,如纤维粘连结合蛋白(fibrionectin-binding protein,FBP)、胶原黏附素(collagen adhesin)、荚膜(capsule)和微荚膜(microcapsule)等。G^- 菌的外膜蛋白(outer membrane protein,OMP)亦具有黏附作用。

细菌通过本身具有的黏附物质利用胞外多糖作为基质彼此吸附而形成微菌落和生物膜,然后再以此群体生存方式黏附并定居在宿主细胞表面或某些医源性材料表面构成感染。

(3)黏附机制:包括细菌与宿主细胞之间的静电吸引及疏水作用,阳离子桥联作用和配体-受体相互结合作用。细菌通过表面黏附因子与宿主细胞结合后,配体与受体构象发生变化,由此产生的信号分子分别传递给细菌和宿主细胞,引起双方的生理生物化学变化。

黏附后的细菌发生的变化有:①载铁蛋白基因活化,载铁蛋白合成增加。②细菌生长繁殖加速,但也有的细菌处于抑制状态。③产生和分泌有利于进一步入侵的蛋白。④诱导机体黏附分子表达。

黏附后宿主细胞方面的变化有:①形态改变,亦可无任何变化。②细胞凋亡。③细胞因子合成与释放。④细胞间黏附分子表达增加,有利于细菌繁殖扩散。

(4)组织趋向性:此为细菌种的特征,是由遗传基因控制的。细菌配体与宿主细胞受体的结合多具有组织趋向性,不同种的细菌以不同的配体与不同种的宿主结合,如淋球菌和梅毒螺旋体只能感染人,而不感染动物。在同一宿主中,微生物大多只能黏附于某一特定组织靶位,如流感病毒只能黏附于呼吸道上皮细胞,而人类免疫缺陷病毒(HIV)只侵犯 $CD4^+$ 细胞。这是研究病原微生物致病机制的基础,也是免疫防治理论与实践的基础。

2. 侵入(invasion) 是指某些毒力强或具有侵袭力的病原菌主动侵入非吞噬细胞即黏膜上皮细胞的感染过程。常见的有淋球菌、A 群链球菌、痢疾志贺菌等,其侵入能力是由存在于其染色体或质粒上的侵袭基因(invasive gene)编码的侵袭素(invasin)决定的。

3. 繁殖与扩散

(1)局部扩散(iocal dissemination):病原菌由局部感染灶向周围组织或深层组织的扩散有赖于其表面结构如荚膜(capsule),M-蛋白的抗吞噬作用或其产生的侵袭性酶类,如 A 群链球菌的透明质酸酶(hyaluronidase)可分解细胞间质的透明质酸;链激酶(streptokinase)溶解纤维蛋白;链道酶(streptodornase)切断脓液中的高黏度的 DNA 链,从而有利于细菌扩散。局部扩散通常有以下两种:

1)局部表层扩散:由初步黏附和定植部位向周围组织扩散,如痢疾志贺菌由最初的局部感染灶向周围结肠黏膜细胞扩散引起细菌性痢疾。

2)局部深层扩散:某些病原菌虽然突破了机体的皮肤和黏膜屏障,但却被机体的免疫机制局限于局部淋巴结,形成局部深层组织的感染,如结核分枝杆菌引起的肺门淋巴结核。

(2)全身扩散(systemic dissemination):病原菌突破机体皮肤或黏膜屏障,进入血流扩散,但并非所有组织器官都可被感染,大多数病原菌通过血流到达靶器官再次黏附定植构成感染,如金黄色葡萄球菌侵入血流引起的脓毒血症,可表现为肺脓肿、肝脓肿或脑脓肿。

(二)毒素(toxin)

毒素是病原菌在生长繁殖过程中合成或菌体裂解后释放的毒性物质。可直接或间接损伤宿主细胞、组织和器官,导致机体功能紊乱和损伤。

1. 外毒素(exotoxin)

(1)产生(production):主要由 G^+ 菌和少数 G^- 菌合成和分泌到细胞外发挥毒性作用的。

(2)性质(properties):蛋白质,不耐热,易被甲醛脱毒成为类毒素。

（3）毒性（toxicity）：强，选择性组织损害作用，一般由 A、B 两个亚单位组成，其中 A 亚单位（A-subunit）为毒性部分，而 B 亚单位（B-subunit）则为与靶细胞结合部位，为保护性抗原（protective Ag）。

（4）抗原性（antigenicity）：强，可刺激机体产生特异性抗毒素（antitoxin）性抗体。

（5）类型（types）

1）神经毒（neurotoxins）：破伤风痉挛毒素（tetanospasmin）、肉毒毒素（botulin）。

2）细胞毒（cytotoxins）：白喉毒素（diphtherotoxin）。

3）肠毒素（enterotoxins）：霍乱毒素（choleratoxin）、不耐热肠毒素（heat labile enterotoxin，LT）、耐热肠毒素（heat stable enterotoxin，ST）。

2. 内毒素（endotoxin）

（1）产生（production）：G^- 菌细胞壁外膜的结构成分，即 LPS。当菌体裂解释放出来对机体组织器官发挥毒性作用。在螺旋体、衣原体和立克次体细胞壁中也存在内毒素。

（2）性质（properties）：LPS，耐热。

（3）毒性（toxicity）：毒性作用广泛，所有 G^- 菌感染释放的内毒素（endotoxin）都有相似的毒性作用。

1）致热作用。

2）白细胞（white blood cell，WBC）反应。

3）Shwartzman 现象和弥散性血管内凝血（disseminated intravascular coagulation，DIC）。

4）内毒素血症与休克（endotoxemia and shock），属于 G^- 菌所致之重症感染，死亡率高。临床以全身小血管舒缩功能紊乱而出现微循环衰竭（microcirculation failure）和低血压（hypotension）为特征，进而发生多器官功能衰竭（multiple system organs failure，MSOF）。

5）免疫调节作用：LPS 为超抗原（super Ag），是 B 细胞多克隆激活剂，小剂量可刺激 B 细胞产生多细胞系的抗体（polyclonal Abs），此外尚有活化 Nk cell、Mφ、诱生 IFNγ，TNFα/β，IL-1、IL-6、IL-8 等多种 CKs，增强非特异性免疫功能作用。大剂量则为促进炎症作用。

（4）抗原性（antigenicity）：较弱，刺激机体产生的特异性抗体尚未证明有保护作用，不能经甲醛脱毒成为类毒素。

（三）毒力因子的致病机制（the pathogenesis of virulent factors）

1. 黏附（adhesion）的作用机制　黏附是病原菌侵入机体引起病变的前提，黏附一经形成，致病作用就开始产生。在感染早期，毒力强的细菌能克服机体的防御机能，在体内生长繁殖通过产生毒素和侵袭性酶类引起组织损害和器官功能障碍。在黏附与宿主细胞表面相应受体相互作用时，黏附细胞信号系统被激活，导致多种炎症性 CKs（GM-CSF、IL-1、IL-6、IL-8）释放，引起炎性细胞（Neutrophils）聚集，导致炎症反应性损伤。此为大多数化脓性细菌感染的损伤机制。某些黏附与受体相互作用激活凋亡控制系统，凋亡是一种由凋亡基因 Fas-FasL 控制的程序性细胞死亡（programmed cell death，PCD）。炎症损伤与 PCD 有利于细菌在体内生长繁殖与进一步扩散。

2. 毒素的致病机制（pathogenesis of toxins）

（1）外毒素（exotoxin）：通常以 A-B 结构模式与靶细胞相互作用，一般经过与细胞结合、跨

膜、与内靶点作用和致细胞病变4个步骤。外毒素(exotoxin)致细胞病变有多种不同机制:

1)与受体结合:通过跨膜控制装置作用于胞浆内信号系统,引起胞内cGMP第二信使作用,改变胞内外离子平衡,如 *E.Coli* 的 ST。

2)与受体结合后进入胞浆,控制细胞蛋白质合成而致细胞死亡或诱发胞内 cAMP、cGMP、Ca^{2+} 等第二信使作用,影响糖类和氨基酸的吸收,改变胞内外离子平衡,如 Diphtherotoxin、Choleratoxin、E. Coli-LT、志贺毒素(Shigatoxin)、炭疽毒素(anthraxtoxin)等外毒素就是通过此机制引起病变的。

3)与受体结合后直接改变膜结构形成通道,使细胞裂解。如金葡菌产生的 α-toxin、E. Coli-O157产生的溶血毒素(hemolytic toxin)可引起 10 岁以下患儿发生以急性肾衰、血小板减少、溶血性贫血为主的溶血尿毒症综合征(hemolytic uremic syndrome,HUS)。

4)与受体结合后直接破坏靶细胞,如 A-链球菌产生的 SLO。

5)毒素本身具有酶活性:如葡萄球菌产生的 β-毒素为磷脂酶-C 可分解膜鞘磷脂,使细胞溶解。破伤风痉挛毒素和肉毒毒素作用于靶细胞,引起两种不同的疾病,前者封闭运动神经抑制性冲动,引起痉挛性麻痹,后者抑制胆碱能神经释放乙酰胆碱,引起松弛性麻痹。

(2)内毒素(endotoxin):作为 G^- 细菌外膜的成分,其致病机制极为复杂。LPS 作为始动毒力因子引起复杂的病理生理变化。Shwartzman 现象和 DIC 与 WBC 反应、激肽(kinin)系统和补体(complement)系统、凝集(coagulation)系统的激活密切相关,特别是Ⅻ因子的激活,最终使血细胞产生凝血酶,在激肽(kinin)作用下导致 DIC 的发生。内毒素血症(endotoxemia)与休克(shock)的发生主要与 TNFα、IL-1、IL-6、IL-8 密切相关。LPS→MPS →CKs(GM-CSF、IFNγ、IL-1、IL-6、IL-8)。TNFα 是 LPS 所致感染性休克(infectious shock)其关键作用的 CKs,感染者体内 TNFα 水平与其死亡数呈正相关,体外实验证实 TNFα 可直接产生致细胞病变作用,TNFα和 IL-1 可协同作用引起血管扩张和 WBC 介导的组织坏死,从而导致器官衰竭。

(四) 超抗原(super Ag)

超抗原是由某些细菌、病毒等产生的高活性蛋白分子,能激发以大量 T 细胞活化和 CKs产生为特征的病理性免疫反应。

超抗原(super Ag)的作用有 3 个特征:

(1)激活具有特异性 TCR Vβ 链的 T 细胞(αβTcell,γδT cell)。

(2)不需要 APC 的加工,而直接作用于 T 细胞和 B 细胞。

(3)1 个 sAg 可通过不同表位同时与 TCR 和 MHCⅡ类分子的外侧结合。

由于多种 T 细胞的 TCR 外侧结构相似,故一种 sAg 可引起多种 T 细胞反应。极微量的sAg(10^{-12}mol)就能激发大量 T 细胞活化增殖,产生大量的 CKs,造成类似内毒素休克(endotoxin Shock)的严重后果。常见的 sAg 有 TSST1、SPE 等。sAg 与许多急、慢性疾病有关如TSS、风湿热、肾小球肾炎、牛皮癣、RA、MS、川崎病(Kawasaki syndrome),后者是在日本和美国发现的一种儿童获得性心脏病,临床以脾大、皮肤黏膜紫癜为主要症状,病理表现为心肌炎和全身中小血管炎症,尤以冠状血管为著,多发生在 6 个月至 8 岁儿童。发热 10 天内注射 IgG 可以减轻冠状血管的损伤。

（五）毒力的基因调控（gene regulation of virulence）

细菌的毒力因子（virulent factors）均受特定基因（gene）调控，毒力基因（virulent gene）可存在于 chromosome，plasmid，transposon 或 prophage 中，并且如同 R-gene 一样，自行相互间、同种细菌不同株之间、不同菌种之间发生转移。

靠近结构基因有调控序列，在调控基因（R）和结构基因（S）两端有插入序列（IS），所以由 R-Gene、S-Gene 和 IS 所组成的一段完整的决定细菌毒力的 DNA 序列称为致病岛（pathogenicity Island），其主要编码侵袭力和外毒素的产生。

细菌毒力基因（virulent gene）的表达受细胞膜表面及胞内多种蛋白的控制，与细菌生长环境信号有关，即微生境（microbial niche）。相关因素有温度、pH、离子浓度、渗透压、铁、碳源及氧水平等。病原菌可根据其中一种或一种以上的微生物参数，通过菌细胞膜中的感应蛋白（sensor protein）的信号传递，最终控制毒力基因（virulent gene）是否表达。

近年来发现 G⁻菌存在双成分调控系统（two-components regulatory system），包括传感蛋白（sensor protein）和调节蛋白（regulatory protein）。传感蛋白（sensor protein）是菌细胞跨膜蛋白，其胞外区感应细胞外信号，胞内区是组氨酸激酶，具有作用于其他信号分子的序列或表型。调节蛋白（regulatory protein）是毒力基因（virulent gene）转录的催化剂（activator）或抑制物（suppressor），两者协同作用，控制毒力基因（virulent gene）的表达。

病原菌还可通过基因突变及基因重排等机制改变毒力因子（virulent factors）抗原性，从而逃避宿主的特异性免疫压力，增强细菌自身侵袭力或毒力。

（六）免疫性疾病（immunopathy）

细菌感染的同时或感染康复后诱发机体产生的免疫病理损伤，可导致机体正常生理结构及功能破坏。如 A-群链球菌感染后机体所发生的急性风湿热（acute rheumatic fever）和急性肾炎（acute nephritis）和某些 sAg（TSST1、SPE-A/C）所引起的川崎综合征（Kawasaki syndrom）。

二、细菌感染的传播（transmission of bacterial infection）

（一）感染的来源（source of infection）

1. 外源性感染（exogenous infection）

（1）病人和带菌者（patient and carrier）：恢复期带菌者（convalescent carrier），健康带菌者（health carrier），潜伏期带菌者（incubatory carrier）。

（2）患病及带菌动物（infected animals→zoonotic diseases）。

2. 内源性感染（endogenous infection）

（1）体内正常菌群（normal flora）→机会性致病菌（opportunistic bacteria）→机会性感染（opportunistic infection）。

（2）潜伏的病原微生物在一定条件下引起的再感染，如结核杆菌。

（二）传播途径（transmissive route）

1. 呼吸道（Respiratory tract）　经空气飞沫（air-borne droplet）传播，可以形成黏膜表面

局部感染如百日咳等,也可由此向深层组织扩散引起全身感染,如结核病等。

2. 消化道(gastrointestineal tract) 粪—口途径(fecal-oral route)感染,病原菌进入消化道,有些在局部黏附定植,引起肠道感染,如痢疾、霍乱等,有些则经肠道黏膜侵入血流引起肠外器官感染,如败血症、伤寒、副伤寒等。

3. 皮肤(wound of skin) 皮肤机械性损伤,烧伤、动物咬伤、媒介昆虫叮咬等,如破伤风、气性坏疽。

4. 血液(via blood or blood products) 如梅毒,HIV、HBV、HDV、HCV、TTV等。

5. 人畜(兽)共患病原菌(zoonosis) 如炭疽、波浪热、回归热、莱姆病等。

6. 性传播(transmission via sex contact) 许多病原微生物可经泌尿生殖道接触传播(transmission via genitourinary tract)引起性器官或全身感染,称为性传播疾病(sexually transmitted disease, STD),引起STD的微生物很多,包括细菌、病毒、衣原体、支原体、螺旋体、真菌等二十多种。是现代人类社会面临的重大公共卫生问题。

7. 垂直传播(vertical transmission) 许多病原微生物可经母体胎盘或母亲哺乳(via placenta or breast)传给胎儿或新生儿,亦可经人工受精传播,引起胚胎发育异常,导致死胎、先天性畸形、流产、早产、新生儿感染等。

三、细菌感染的类型(categories of infection)

感染的发生与否取决于病原菌的毒力、侵入数量及侵入门户三大因素,其中毒力是关键因素,根据病原菌毒力与宿主防御机能相互作用结果,临床上有不同类型的感染:

1. 隐性感染(inapparent infection/subclinical infection)。

2. 显性感染(apparent infection) 传染病(infectious diseases)是指由来自体外的传染性病原微生物引起的显性感染,可通过各种途径在人与人之间传播,一般为外源性感染。由条件致病性微生物引起的内源性感染不属于传染病范畴。显性感染的临床类型如下:

(1)急性感染(acute infection)。

(2)慢性感染(chronic infection)。

(3)局部感染(local infection)。

(4)全身感染(systemic infection)。

1)毒血症(toxemia):局部感染灶病原菌产生毒素→血流→靶器官损害→特殊临床症状,如白喉(diphtheria)、破伤风(tetanus)。血培养阴性。

2)败血症(septicemia):病原菌→血流,生长繁殖并释放内、外毒素等virulent factors→临床症状:高热、皮肤和黏膜淤血、肝脾肿大、肾功衰竭等,血培养阳性。

3)菌血症(bacteremia):病原菌短暂存在于血流中,如流脑、伤寒等病程早期。血培养阳性。

4)脓毒血症(pyemia):化脓性细菌→血流→扩散到机体其他组织器官,产生新的病灶引起相应器官和组织的病变,如金黄色葡萄球菌性脓毒血症,常引起多发性肝脓肿(multiple liver abscess)、肾脓肿(kidney abscess)、肺脓肿(lung abscess)及皮下脓肿(subcutaneous abscess)。

5）内毒素血症(endotoxemia):G⁻细菌感染所致,临床症状因血中内毒素(endotoxin)量不同而异,轻者仅有发热或伴轻微不适,重者则出现严重症状,如 DIC(disseminated intravascular coagulation)、休克(shock),甚至死亡。

第二节 病毒性感染(viral infection)

病毒性感染是指病毒侵入机体,在体内细胞内增殖的过程。也是病毒与机体、病毒与易感细胞相互作用的过程。病毒性疾病(viral disease)则是病毒感染给机体细胞造成损伤及由此产生的临床症状。

病毒引起人体感染和疾病的能力称为病毒的致病性(viral pathogenicity),表现在机体和细胞两个水平上。

一、病毒感染的致病机制(viral pathogenesis)

(一) 病毒感染对宿主细胞的直接致病作用(viral infection→host cell)

病毒侵入机体感染细胞有一定的选择性,即组织亲嗜性(tissuephile),其基础是组织器官细胞表面有相应的衣壳蛋白或包膜蛋白受体,并具有病毒增殖的条件。如流感病毒对呼吸道上皮细胞,肝炎病毒(hepatitis viruses)对肝细胞, HIV 对 CD4⁺T 细胞。病毒的组织器官亲嗜性导致病毒吸附进入细胞,引起组织器官的损伤。

病毒对宿主细胞的致病机制有以下几种类型:

1. 杀细胞效应(cytocidal effect /cytolytic infection) 病毒→宿主细胞(replication cycle)→细胞损害或死亡,此为杀细胞效应。常见于无包膜病毒感染,其主要机制如下:

(1) 阻断宿主细胞核酸和蛋白质等大分子合成。

(2) 细胞溶酶体结构和通透性的改变。

(3) 病毒抗原插入细胞膜引起抗原性改变造成细胞融合或免疫性细胞损伤。

(4) 病毒产生的毒性蛋白对细胞的毒性作用。

(5) 病毒感染对细胞器的损伤,包括核、内质网、线粒体,常使细胞出现混浊、肿胀、团缩等改变。

体外组织细胞培养时,病毒感染细胞可见细胞变圆、聚集、融合、裂解或脱落等现象,称为细胞病变效应(cytopathic effect,CPE),与体内感染产生的溶细胞作用相一致。

2. 稳定状态感染(steady state infection) 多见于有包膜病毒感染,常导致宿主细胞细胞膜成分改变、膜受体破坏、抗原性改变,经病毒长期增殖,多次释放后,细胞最终仍要死亡。

(1) 细胞融合:在病毒酶和宿主细胞释放的溶酶体酶作用下,感染细胞与邻近的正常细胞融合,形成多核巨细胞或合胞体,是麻疹病毒,副流感病毒等包膜病毒在体内扩散的方式之一。

(2) 细胞表面表达病毒基因编码的新抗原:许多病毒感染后,宿主细胞表面可表达由病毒基因编码的新抗原,如流感病毒、HBV、HIV 等。

3. 包涵体形成(inclusion body forming) 某些病毒感染细胞内所形成的用普通光学显

微镜能观察到的与正常细胞结构和形态不同的圆形或椭圆形斑块,称之为包涵体(inclusion body),一般认为其本质可能是病毒颗粒的聚集体,或是病毒增殖遗留的痕迹,也可能是病毒感染引起的细胞反应物,其形态、位置及染色性因病毒种类不同而异。常作为某些病毒感染的诊断依据,如在可疑狂犬病毒感染者脑组织切片或细胞分泌物涂片中发现细胞内嗜酸性包涵体,即内基小体(negri body),可诊断为狂犬病。

4. 细胞凋亡(apoptosis) 是由基因控制的程序性细胞死亡,属正常的生物学现象。病毒感染可诱导宿主细胞发生凋亡,如 HIV 表面配体 gp120 与 Th 细胞 CD4 分子结合后通过信号传导,启动凋亡基因,使细胞发生鼓泡、核浓缩、染色体降解等变化,通过凝胶电泳可看到细胞 DNA 降解所导致的凋亡特征性的阶梯式条带。

5. 病毒基因整合与细胞转化(viral gene integration and transformation) 某些 DNA 病毒和反转录病毒(如 HIV)可将其基因整合于宿主细胞染色体基因组中,导致细胞转化、增殖加快、失去细胞间接触抑制,形成细胞的异常增生或恶性肿瘤。已知与人类恶性肿瘤密切相关的病毒有 HPV、HBV、EBV、HTLV-1 等,相关的肿瘤分别为宫颈癌、肝细胞癌、鼻咽癌、恶性淋巴瘤和白血病等。

(二) 病毒感染的免疫病理作用(viral infection immunopathogenecity)

1. 体液免疫的病理作用(humoral immunopathgenesis)

(1) 病毒抗原(viral Ag)→人类(human beings)→IgM/IgG 型抗病毒抗体(anti-virus,Ab)。

(2) 靶细胞表面病毒抗原和相应抗体形成的复合物在补体、NK 细胞或 MΦ 辅助下,导致宿主靶细胞被破坏,属 II 型超敏反应;游离的病毒抗原与相应抗体形成的免疫复合物(Ag+Ab→IC)随血流沉积在肾小球基底膜、关节滑膜、肝血管壁、肺和支气管壁,在补体作用下会引起相应部位的炎症,属于 III 型超敏反应。

2. 细胞免疫的病理作用(cell mediated immunopathogenesis) 病毒抗原(Viral Ag)→T 细胞,诱导机体产生特异性细胞免疫,其中的 CTL(CD8+Tcell)和 Th1(CD4+Tcell)细胞,分别通过特异性直接杀伤作用和分泌细胞因子(IL-2、IFNγ、TNFβ)的辅助作用清除细胞内病毒,终止病毒复制,对机体病毒感染的恢复发挥了关键作用,但同时也给宿主细胞造成了损伤。属于 IV 型超敏反应。

有学者通过对 700 种 DNA 病毒和 RNA 病毒蛋白的基因进行序列分析以及单克隆抗体的研究,发现病毒蛋白与宿主细胞蛋白之间存在着 4% 的共同抗原决定簇。这可能是病毒诱导免疫病理损伤的原因。

3. 病毒诱导的免疫抑制作用(viral immunosuppression) 某些病毒感染可抑制免疫功能,甚至使整个免疫系统缺陷,如 HIV→ CD4+T cells,引起获得性免疫缺陷综合征(AIDS),患者常因机会性微生物和寄生虫感染或肿瘤而死亡。

二、病毒的传播方式和途径(mode and route of transmission)

(一) 水平传播(horizontal transmission)

1. 呼吸道(respiratory tract) 经空气飞沫传播(via air-borne droplet route)。

2. 消化道(gastrointestinal tract) 经粪—口途径传播(via fecal-oral route)。

3. 皮肤(skin) 创伤、动物咬伤或昆虫叮咬(bited by infected animal or insect)。

4. 性传播 (via intimate contact) 引起 sexually transmitted genital infection。

5. 血液和血制品传播 常因输血和注射血制品所致。如 HIV、HBV、HCV 等。

(二) 垂直传播(vertical transmission)

亲代(parent)→子代(offspring)。

1. 胎盘(placenta)。

2. 产道(birth canal)。

3. 哺乳(breast-feeding)。

4. 人工授精(artificial insemination)。

三、病毒的感染类型(infectious categories)

(一) 根据侵入部位和感染范围

1. 局部感染(local infection) 表面感染(superficial infection),如流感(influenza)。

2. 全身感染(systemic infection)

(1) Virus→blood stream→first viremia→liver, spleen artery→second viremia→targetorgan (poliomyelitis)

(2) Virus→local lymph tissue reproduce→Systemic infection:(poliomyelitis)

(二) 根据临床症状

1. 隐性感染(inapparent infection/subclinical infection)

(1) 重要的传染源。

(2) 某些感染者可因此获得特异性抗病毒免疫。

(3) 某些病毒感染大多为隐性感染,如脊髓灰质炎病毒(poliovirus),乙型脑炎病毒(encephalitis virus B),表现为感染率高,发病率低,仅为 0.1%。

2. 显性感染(apparent infection) Virus→human beings→target cell damage→typical clinical symptoms

根据症状出现快慢和持续时间长短又可分为:

(1) 急性病毒感染(acute viral infection):又称为急性病原消灭性感染,如流感(influenza),严重急性呼吸道综合征(severe acute respiratory infection syndrome,SARS)。

(2) 持续性病毒感染(persistent viral infection):病毒在体内持续存在数月,数年甚至数十年,可有症状也可不出现症状,但病毒在体内存在时间长,成为长期带毒者(viral carrier),既为重要的传染源也可引起慢性进行性疾病。其形成原因是病毒和机体两方面因素相互作用的结果,有以下几方面:

1) 机体免疫功能低下,无力清除病毒。

2) 病毒抗原性弱,机体难以产生免疫应答予以清除。

3）病毒存在于受保护部位或病毒发生突变,逃避宿主免疫作用。

4）病毒基因组整合于宿主基因组中,与宿主细胞长期共存。

依据临床表现,发病机制及病毒在细胞或实验动物感染中的表现,持续性病毒感染(persistent viral infection)大致可分为以下4种类型:

1）慢性感染(chronic infection):显性或隐性感染后,病毒未被完全清除,血中可持续检测到病毒,因而可经输血和注射传播;患者临床表现轻微或无症状,如慢性乙肝、慢性丙型肝炎等。

2）潜伏感染(latent infection):经急性或隐性感染后,病毒基因组潜伏在特定组织或细胞内,但不能产生有感染性的病毒体,用常规方法无法分离到病毒。但在某些条件下,潜伏病毒可被激活而急性发作,并可检出病毒的存在。常见的病毒有 HSV-1、HSV-2、VZV、CMV、EBV、HPV、HHV-6 等。

3）慢发病毒感染(slow virus infection):为慢性发展的进行性加重的病毒感染,较为少见但后果严重,病毒感染后,经很长的潜伏期,机体不表现症状,也分离不到病毒,但症状出现后呈进行性加重,常导致患者死亡。常见的此类疾病如 HIV 感染引起的 AIDS。近年来研究还发现有一些病因不明的疾病如多发性硬化症,动脉硬化症和糖尿病也可能与慢发病毒感染有关。

4）急性病毒感染的迟发并发症(delayed complication after acute viral infection):急性感染后1年或数年,发生的致死性病毒病。如由缺陷的麻疹病毒引起的亚急性全脑炎(SSPE)。

第三节 真菌性感染(fungal infection)

真菌在人类疾病中的地位日益受到重视,其主要原因是现代临床感染性疾病谱中机会性感染占有很大比重,而相当一部分机会性感染是由真菌所致。由病原性真菌和机会性真菌(pathogenic fungi and opportunistic fungi)所引起的疾病统称为真菌病(mycosis)。根据感染部位可分为浅部真菌感染和深部真菌感染,前者多与病原性真菌(pathogenic fungi)有关,后者则多与机会性真菌(opportunistic fungi)有关。真菌的致病性及感染特点有以下几方面:

1. 病原性真菌感染(pathogenic fungal infection)

(1) 皮肤真菌感染(cutaneous fungal infection) 由皮肤癣菌属(dermatophytes)引起的皮肤、毛发、指(趾)甲感染,即各种癣病,为外源性感染,有传染性。常见的皮肤癣菌属有表皮癣菌属,毛癣菌属及小孢子癣菌属。皮肤丝状菌具有嗜角质特性,可产生角蛋白酶水解角蛋白。在皮肤局部大量繁殖,引起浅表组织的炎症和病变。

(2) 皮下组织真菌感染(subcutaneous fungal infection)。

(3) 全身性真菌感染(systemic infection)。

2. 机会性真菌感染(opportunistic fungal infection)

(1) 白假丝酵母菌(*Candida albicans*)。

(2) 新生隐球菌(*Cryptococcus neoformans*)。

（3）卡氏肺孢子菌(*Pneumocystis carinii*)。

（4）曲霉菌(*Aspergillus*)。

（5）毛霉菌(*Mucor*)。

3. 超敏反应性真菌病(allergic fungal diseases)。

4. 真菌毒素中毒症(mycotoxicosis)。

5. 真菌毒素与肿瘤(mycotoxins and cancer)。

Aflatoxin→hepatoma。

第四节　强 化 训 练

一、判断题

1. 外毒素是菌体裂解释放的,不同细菌产生的外毒素毒性作用基本相同。（　　　）

2. 外毒素的化学本质是蛋白质,不耐热,可经甲醛处理脱毒成为类毒素。（　　　）

3. 内毒素是脂多糖,耐热,不能经甲醛脱毒成为类毒素。（　　　）

4. 内毒素是 G^+ 菌分泌到细胞外的毒力因子,对组织细胞有选择性损害作用。（　　　）

5. 内源性感染多在菌群失调和机体抵抗力降低时发生。（　　　）

6. 杀细胞性感染多见于无包膜,杀伤性强病毒。（　　　）

7. 稳定状态感染是指不具有杀细胞效应的病毒所引起的感染。（　　　）

8. 包涵体形成和细胞表面表达新抗原属于杀细胞感染。（　　　）

9. 垂直传播是某些病毒性疾病特有的感染方式。（　　　）

10. 细胞融合形成多核巨细胞是某些包膜病毒在体内扩散的方式之一。（　　　）

11. 隐性感染是细菌和病毒共有的临床感染类型。（　　　）

12. 白假丝酵母菌属机体正常菌群,是最常见的机会性感染真菌之一。（　　　）

13. 皮肤丝状菌具有嗜角质特性,可产生角蛋白酶水解角蛋白。（　　　）

14. 真菌毒素中毒是由于机体吸入了产毒真菌的孢子所致。（　　　）

15. SSPE 属于麻疹病毒引起的急性中枢神经系统感染。（　　　）

16. 病毒感染诱发的特异性细胞免疫既可清除细胞内病毒,也可引起细胞损伤。（　　　）

17. 毒血症是指细菌侵入血流,产生毒素所引起的全身感染。（　　　）

18. 病毒基因组与宿主细胞基因整合是某些病毒持续感染发生原因之一。（　　　）

19. 特异性抗病毒抗体是机体抗病毒免疫的标志,也可作为病毒性感染的诊断指标。（　　　）

20. DIC 是由大量细菌外毒素在血液中存在所致的严重全身感染。（　　　）

二、填空题

1. 病原菌毒力的物质基础是＿＿＿＿和＿＿＿＿,统称为＿＿＿＿。

2. 动物实验中,常用＿＿＿＿和＿＿＿＿来测定不同病原微生物的＿＿＿＿强弱程度。

3. 病原菌的侵袭力是由其＿＿＿＿,＿＿＿＿和＿＿＿＿决定的。

4. 根据种类和毒性作用机制不同,可把外毒素分为＿＿＿＿,＿＿＿＿和＿＿＿＿ 3 大类。

5. 内毒素的生物学活性有＿＿＿＿,＿＿＿＿,＿＿＿＿,＿＿＿＿和＿＿＿＿。

6. 外毒素的毒性作用_____,抗原性也_____;可被_____处理,脱毒成为_____。

7. 不同细菌裂解释放的内毒素具有_____;抗原性_____;不能被_____处理成为_____。

8. 外源性细菌感染通常来自_____和_____及_____。

9. 内源性细菌感染通常来自_____和_____。

10. 外源性感染的传播途径有_____,_____,_____,_____,_____和_____。

11. 根据有无临床症状,可把病原微生物感染分为_____和_____。

12. 根据感染程度和病程的不同,可把细菌性显性感染分为_____和_____。

13. 根据感染发生部位和扩散程度,可把显性感染分为_____和_____。

14. 常见的细菌性全身感染有_____,_____,_____,_____和_____。

15. 病毒对宿主细胞的直接致病作用有_____,_____,_____,_____和_____。

16. 病毒的传播方式有_____和_____。

17. 病毒的垂直传播途径有_____,_____和_____。

18. 根据在体内感染的过程、滞留时间,可把病毒感染分为_____和_____。

19. 根据临床特点,病毒持续性感染可分为_____,_____,_____和_____。

20. 真菌的感染特点有_____,_____,_____和_____。

三、名词解释

1. 菌群失调（dysbacteriosis）

2. 微菌落（microcolony）

3. 生物膜（biomembrane）

4. 毒力因子（virulence factor）

5. 带菌者（carrier）

6. 侵袭力（invasiveness）

7. 黏附素（adhesin）

8. 外毒素（exotoxin）

9. 内毒素（endotoxin）

10. 垂直传播（vertical infection）

11. LD_{50}

12. ID_{50}

13. DIC

14. CPE

15. SSPE

16. 潜伏感染（latent infection）

17. 持续性感染（persistent infection）

18. 杀细胞效应(cytocidal effect)

19. 细胞凋亡(apoptosis)

20. 真菌中毒症(mycotoxicosis)

四、选择题

【A 型题】

1. 病原菌侵入机体,在体内黏附定植、繁殖扩散的能力称为(　　)

    A. 传染性　　　　　　　B. 易感性　　　　　　　C. 侵袭力　　　　　　　D. 致病力

2. 外毒素的生物学特性,错误的一项是(　　)

    A. 化学组成为脂多糖　B. 化学组成为蛋白质　C. 毒性强　　　　　　　D. 抗原性强

3. 内毒素的毒性成分是(　　)

    A. 脂蛋白　　　　　　　B. 类脂 A　　　　　　　C. O-特异多糖　　　　　D. 脂质双层

4. 细菌致病性的强弱取决于其(　　)

    A. 形态结构　　　　　　B. 分解代谢产物　　　　C. 侵袭力和毒素　　　　D. 表面抗原

5. 细菌在局部病灶产生的毒素进入血流,引起的全身感染称为(　　)

    A. 菌血症　　　　　　　B. 败血症　　　　　　　C. 脓毒血症　　　　　　D. 毒血症

6. 化脓性细菌侵入血流生长繁殖,经血流扩散到其他器官引起新的化脓性病变,称为(　　)

    A. 脓毒血症　　　　　　B. 败血症　　　　　　　C. 毒血症　　　　　　　D. 菌血症

7. 病原菌侵入血流并在其中大量繁殖,产生的毒素引起严重的全身中毒症状,称为(　　)

    A. 菌血症　　　　　　　B. 脓毒血症　　　　　　C. 败血症　　　　　　　D. 毒血症

8. 内毒素的生物学特性,错误的一项是(　　)

    A. 化学组成为脂多糖　　　　　　B. 选择性组织损伤作用

    C. 抗原性弱　　　　　　　　　　D. 不能被脱毒成为类毒素

9. 细胞融合和细胞表面表达病毒基因编码的新抗原属于(　　)

    A. 细胞凋亡　　　　　　　　　　B. 稳定状态感染

    C. 杀细胞感染　　　　　　　　　D. 病毒基因整合与细胞转化

10. 病毒感染导致组织细胞损伤的机制是(　　)

    A. 病毒直接损伤靶细胞　B. 病毒诱发免疫病理损伤　C. 两者均有　　D. 两者均无

11. 与人类恶性肿瘤有关的病毒主要是(　　)

    A. 反转录病毒　　　　　B. DNA 病毒　　　　　　C. 两者都是　　　　　　D. 两者都不是

12. 引起杀细胞感染的病毒主要是(　　)

    A. 无包膜病毒　　　　　B. 包膜病毒　　　　　　C. 两者均是　　　　　　D. 两者均不是

13. 引起稳定状态感染的病毒主要是(　　)

    A. 无包膜病毒　　　　　B. 包膜病毒　　　　　　C. 两者均是　　　　　　D. 两者均不是

14. 常见的引起机会性感染的单细胞真菌是(　　)

    A. 新生隐球菌　　　　　B. 白假丝酵母菌　　　　C. 两者均是　　　　　　D. 两者均不是

15. 常见的引起浅表组织感染的多细胞真菌,错误的一项是(　　)

    A. 白假丝酵母菌　　　　B. 表皮癣菌属　　　　　C. 小孢子菌属　　　　　D. 毛癣菌属

16. 下列微生物,其细胞壁中不含内毒素成分的是( )
　　A. 螺旋体　　　　　B. 支原体　　　　　　C. 衣原体　　　　　　D. 立克次体
17. 下列细菌外毒素,毒性最强的是( )
　　A. 破伤风痉挛毒素　B. 白喉毒素　　　　　C. 肉毒毒素　　　　　D. 霍乱肠毒素
18. 下列细菌外毒素,属于神经毒的是( )
　　A. 破伤风痉挛毒素　B. 肉毒毒素　　　　　C. 两者均是　　　　　D. 两者均不是
19. 下列细菌外毒素,属于细胞毒的是( )
　　A. 致热外毒素　　　B. 白喉毒素　　　　　C. 两者均是　　　　　D. 两者均不是
20. 作用于胆碱能神经,抑制乙酰胆碱释放导致神经肌肉麻痹的外毒素是( )
　　A. 致热外毒素　　　B. 白喉毒素　　　　　C. 表皮剥脱毒素　　　D. 肉毒毒素

【双选题】

1. 与细菌黏附和定植有关的结构成分是( )
　　A. 荚膜　　　　B. 鞭毛　　　　C. 菌毛　　　　D. 外膜　　　　E. 芽孢
2. 与吸附靶细胞有关的病毒结构成分是( )
　　A. 核酸　　　　B. 衣壳蛋白　　C. 基质蛋白　　D. 包膜糖蛋白　　E. 组蛋白
3. 常见的通过垂直传播引起感染的病原微生物有( )
　　A. 梅毒螺旋体　B. 葡萄球菌　　C. 淋球菌　　　D. 大肠杆菌　　　E. 绿脓杆菌
4. 常见的引起潜伏感染的病毒有( )
　　A. HSV　　　　B. HBV　　　　C. HAV　　　　D. HEV　　　　E. HHV-6
5. 常见的细菌性人畜(兽)共患病,应除外的两项是( )
　　A. 鼠疫　　　　B. 波浪热　　　C. 猩红热　　　D. 炭疽　　　　E. 破伤风

五、问答题

1. 细菌产生的毒力因子有哪些?
2. 外毒素与内毒素有哪些重要的区别?
3. 常见的细菌感染的传播途径有哪些?
4. 常见细菌全身感染类型有哪几种? 各有何特点?
5. 何谓持续感染? 有哪些类型? 各有何特点?
6. 常见的与人类恶性肿瘤有关的病毒有哪些? 相关疾病有哪些?
7. 常见的潜伏感染病毒有哪几种? 相关疾病是什么?
8. 何谓 STD? 常见的 STD 病原体有哪些?
9. 病毒引起的免疫病理损伤有哪些类型? 各有何特点?
10. 真菌引起的疾病有哪几大类? 各有何特点?

(张炳华　王红英)

第四章　抗感染免疫

本章要求：

1. 掌握机体抗感染免疫的基本特点；非特异性免疫和特异性免疫。

2. 掌握机体抗细菌免疫：吞噬细胞的非特异性免疫作用；胞外菌感染和胞内菌感染的免疫特点；抗毒素中和免疫。

3. 掌握机体抗病毒免疫：干扰素和 NK 细胞的免疫作用；中和抗体和补体的免疫作用；CTL 和 Th1 细胞及其分泌的 CKs 的免疫作用。

4. 熟悉机体抗真菌免疫的特点：非特异性免疫（不饱和脂肪酸、吞噬细胞，促癣吞噬肽）；特异性免疫：Th1 细胞及其分泌的 CKs 的免疫作用；抗体的调理作用等。

5. 了解抗病毒免疫的持续时间与病毒感染的关系。

6. 了解免疫缺陷或免疫抑制与播散性真菌感染的关系。

第一节　抗感染免疫机制（mechanism of anti-infections immunity）

病原微生物（pathogenic microorganisms）：细菌（bacteria）、病毒（virus）、真菌（fungi）

↓

Immune System of Human beings

↓　　　　　　　　↓

Non-specific（Innate）immunity　Specific（Adaptive）immunity

一、非特异性免疫（nonspecific immunity）

非特异性免疫（nonspecific immunity）又称天然免疫（innate immunity）。

（一）特点

1. 非特异性。

2. 人人都有，可以遗传。

3. 生来就有，应答迅速。

4. 再次接触相同致病菌，其功能不会增减。

（二）组成与功能

1. 屏障结构（barrier structure）

（1）皮肤与黏膜

1）机械性阻挡作用与排除作用。

2）分泌杀菌物质。

3）正常菌群的拮抗作用。

（2）血脑屏障（blood-brain barrier）：由软脑膜、脉络从、脑毛细血管和星状胶质细胞组成。对病原微生物有一定的阻挡作用，但在新生儿和婴儿时期，此屏障发育尚不健全，故新生儿和婴儿易患神经系统感染。

（3）血胎屏障（blood-placenta barrier）：由母体子宫内膜的基蜕膜和胎儿绒毛膜组成。对胚胎期感染有一定的预防作用，但在母亲怀孕早期（20周内）此屏障发育尚不健全，所以在胚胎发育早期若母体遭受感染，易使胎儿发生先天性胚胎内感染。

2. 吞噬作用（phagocytosis）

（1）吞噬细胞种类

1）中性粒细胞（neutrophilic granulocyte）。

2）单核吞噬细胞系统（mononuclear phagocyte system，MPS）。

（2）吞噬杀菌过程

1）趋化（chemotaxis）。

2）接触（attachment）。

3）吞入（phagocytic ingestion）。

4）杀灭（killing）。

（3）杀伤机制

1）依氧杀伤作用：①活性氧中介物（ROI，reactive oxygen intermediate），H_2O_2、O_2^-、OH^-、$^1O_2$。②活性氮中介物（RNI，reactive nitrogen intermediate），NO、NO_2^-、NO_3^-。③髓过氧化物酶（MPO，myeloperoxidase），介导的杀伤作用。

2）非依氧杀伤作用：①酸性物质的作用，如乳酸。②溶酶体酶和酸性蛋白的作用。

（4）吞噬作用的后果

1）完全吞噬。

2）不完全吞噬。

3）组织损伤。

3. 自然杀伤细胞（natural killing cell，NK）　无需抗原预先致敏，不受MHC限制，可直接杀伤病毒感染靶细胞和肿瘤细胞。IFN-γ等可激活、促进、增强其杀伤作用。

4. 体液因素

（1）补体（complement）。

（2）溶菌酶（lysozyme）。

（3）防御素（defensin）。

二、特异性免疫

特异性免疫(specific immunity)又称获得性免疫(acquired immunity)。

(一) 特点

1. 针对性强,特异性(specificity)。
2. 后天接触性免疫,不能遗传。
3. 再次接触相同抗原,免疫强度可增强。

(二) 效应机制

1. 体液免疫(humor immunity)　抗体介导的免疫(antibody mediated immunity)
(1) 抑制病原体黏附。
(2) 调理吞噬。
(3) 中和细菌外毒素。
(4) 依赖补体的溶菌作用:CDC。
(5) 抗体依赖细胞介导的细胞毒作用:ADCC。
2. 细胞免疫(cell mediated immunity)。
3. 黏膜免疫(mucosal immunity)　由分布在呼吸道,消化道,泌尿生殖道以及外分泌腺黏膜组内的淋巴组织,免疫细胞和免疫分子组成。
(1) 集合黏膜淋巴组织:大部分分散在呼吸道和肠道,在结肠和直肠数量最多,其中有 B cell, Dentritic cell,Mφ, CD4$^+$ T cell,CD8$^+$T cell。

肠道中的 Payer patch 由间插于上皮层的 M cell(microfold cell)组成,即 Ag 捕获细胞,是许多病原微生物进入体内环境的通道,又是捕获 Ag,介导 MIS 发动免疫应答(immune response),控制疾病进程和预防再感染的重要关卡。

(2) 弥散黏膜淋巴组织:包括分散在黏膜固有层内和腺体间质中的淋巴细胞,浆细胞以及上皮内淋巴细胞,在抗菌免疫中,MIS 可通过 M cell 和 Dentritic cell 对 Ag 的递呈,引起以 sIgA 为主的 Specific Humoral Immune Response. MIS 亦可通过 Phagocytes(Mo,Mφ) 的 Phagocytosis 和 Tcell 发挥 CMI 功能。黏膜上皮细胞在接触病原菌后,可分泌 IL-1,IL-6,IL-8, GM-CSF(granulocyte-macrophage colony-stimulating factor), TNF 等 CKs,介导免疫细胞于局部,引起炎症反应,与 MIS 共同抵抗感染。

第二节　抗细菌免疫(anti-bacterial immunity)

一、抗胞外菌免疫(anti-extracellular bacteria immunity)

胞外菌(extracellular bacteria)是指寄居在宿主细胞外血液、淋巴液和组织液中的细菌,如葡萄球菌、链球菌、淋球菌、脑膜炎球菌、霍乱弧菌和白喉杆菌等。胞外菌常引起化脓性感染和毒素性疾病。抗胞外菌感染的作用主要是杀灭细菌、中和毒素。

（一）吞噬作用（phagocytosis）

吞噬作用是指 Phagocytes 与 bacteria 接触，摄入，杀灭和消化 bacteria 的连续过程。

（二）抗体和补体的作用（antibody and complement）

1. 阻止细菌黏附（blocking attachment）　黏膜表面的特异性 sIgA→封闭 pili 等黏附因子与上皮细胞受体的相互作用。

2. 调理吞噬（opsonocytophagic action）

1）Ag+IgG Fc-R+phagocytes。

2）Ag+IgG/IgM→Immune complex+Complement→IC+C3b→phagocytes。

3. Bacterial Lysis

Ag+Ab（IgG/IgM）+Complement system→MAC（C_{5b6789}）。

4. 抗毒素中和免疫（antitoxin neutralization immunity）

Ab+Free Exotoxin B subunit→A subunit inactivation。

（三）细胞免疫（cell mediated immunity）的作用

CD4$^+$Th$_2$细胞除辅助 B 细胞产生抗体外，还可分泌细胞因子，引起局部炎症，促进 MΦ的吞噬和杀伤，吸引和活化中性粒细胞，介导某些胞外菌感染的细胞免疫反应。

二、抗胞内菌感染免疫（anti-intracellular bacterial immunity）

胞内菌（intracellular bacteria）包括兼性胞内菌（facultative intracellular bacteria）和专性胞内菌（obligate intracellular bacteria），前者如结核分枝杆菌、麻风分枝杆菌、布氏杆菌等；后者如立克次体和衣原体等。胞内菌感染多呈慢性过程，常有肉芽肿形成并伴有迟发型超敏反应（delayed hypersensitivity），体液抗体不能进入胞内发挥抗感染作用，所以机体抗胞内菌感染主要依靠特异性细胞免疫（specific cell mediated immunity），即活化的 T 细胞及其所产生的 CKs（IFNr，IL-2，TNF）和 MPS 相互作用，最终使胞内菌被杀死和清除，起作用的主要是 MΦ、NK、CTL。此外，sIgA 也可通过阻止胞内菌黏附而发挥局部黏膜免疫作用。

1. 单核-吞噬细胞系统和 NK 细胞的杀伤作用的作用。

2. 特异性细胞免疫的作用。

3. sIgA 的黏膜免疫作用。

Intracellular bacteria→MPS（APCs）→CD4$^+$Th1cell→CKs（IL-2，IFNr，TNF）

↑　　　　　　　　　　　　　　↓　↓　↓

↑—Perforin and granulozyme　　　←CD8$^+$ T cell NK MΦ

第三节 抗病毒免疫(anti-viruses immunity)

一、非特异性免疫(non-specific immunity/innate immunity)

在机体抗病毒感染的 innate immunity 中,barrier structure,phagocytes,complement system 等非特异性免疫机制均有作用,但 interferon(IFN)和 NK 起着主要作用。在病毒感染早期,特异性免疫尚未建立时尤为重要。

(一) 干扰素(interferon,IFN)

1. 定义 IFN 是机体受病毒感染或其他 IFN 诱生剂刺激 Mφ,Lymphocytes 以及体细胞产生的具有多种生物活性的小分子糖蛋白。

2. 种类与性质 根据细胞来源及抗原性可将 IFN 分为 α、β、γ 三种。其中 IFNα 主要由人白细胞产生,IFNβ 由成纤维细胞产生,IFNα 和 IFNβ 属于 I 型干扰素,抗病毒作用较强,而 IFNγ 由 T 细胞产生,属于 II 型干扰素,以抗肿瘤和免疫调节作用为主。4℃时可保存较长时间,-20℃时可长期保存,56℃时被灭活,可被蛋白酶破坏。

3. 抗病毒活性 IFN→宿主细胞表面 IFN-R→抗病毒蛋白(antiviral protein)即 2-5 腺嘌呤核苷合成酶(2-5A synthetic enzyme)和蛋白激酶(protein kinase R,PKR),2-5 A Synthetic enzyme 降解病毒 mRNA,PKR 抑制病毒多肽链的合成,通过对转录和翻译的阻断抑制病毒蛋白质的合成,使病毒感染终止。

4. 生物学作用及特点

(1) 广谱抗病毒:但具有相对种属特异性,在同种属细胞中活性最高。只有抑制而无杀灭病毒作用,对已整合的病毒无作用。

(2) 抗肿瘤作用:直接抑制肿瘤细胞生长。

(3) 免疫调节作用:IFNγ 上调细胞免疫,下调体液免疫。激活 Mφ,活化 NK,促进病毒感染细胞表达 MHC,增强 CD8+ T 细胞杀伤靶细胞作用。

(二) 自然杀伤细胞(natural killer cell,NK)

1. 作用特点

(1) 杀伤病毒感染靶细胞不受 MHC 限制,也不依赖 Ab。非特异性杀伤作用。

(2) 靶细胞表面的 CD2、CD3 分子及多种 CKs,主要是 IFNγ 可激活 NK 细胞。

2. 作用机制

(1) 直接与靶细胞接触,释放穿孔素(perforin)裂解靶细胞。

(2) 释放 IFNα 和 IFNβ,改变靶细胞溶酶体的稳定性,导致水解酶释出破坏靶细胞以及引起 Apoptosis。

二、特异性免疫(specific immunity/acquired immunity)

病毒感染后机体所建立的 Specific immunity,是由病毒衣壳蛋白和包膜蛋白刺激产生的,包括 Specific humoral immunity and cell mediated immunity(CMI)。

消除体内的病毒,使感染机体康复主要依靠 Specific CMI,而预防机体的再感染,阻止病毒在体内扩散主要依靠 Specific humoral immunity(Ab)。

病毒 Ag 刺激机体产生的免疫反应几乎全是 T 细胞依赖性的。

(一) 病毒抗原的加工和提成(processing and presenting of viral Ag)

1. 内源性抗原(endogenous Ag) 靶细胞内部的 Ag+MHC-I complex 表达在病毒感染的靶细胞(APC)表面,由 CD8$^+$T 细胞表面的 TCR-CD3 complex 所识别,进而使 CD8$^+$T cell 被激活,活化为 CTL。

2. 外源性抗原(exogenous Ag) 细胞外游离的 Viral Ag 或(Ag+ Ab)complex 被 APC 吞饮,病毒蛋白 Ag 被 APC 内吞噬溶酶体酶水解为许多小段后,以 Ag+ MHC-II complex 表达在 APC 表面,又与 CD4$^+$ T 细胞相互作用,使之获得 Ag 特异性,具有特异性的 CD4$^+$ T 细胞通过传递 Ag 信息和产生 CKs IL-2,IFNα, IFNγ)辅助 B cell 接受 Ag 刺激,转化为 Plasma 细胞产生 Specific Ab(IgM,IgG,sIgA)。

B 细胞也可吞饮有包膜病毒,经胞内酶加工处理后以 Viral Ag(包膜蛋白和衣壳蛋白)+ MHC-II complex 形式呈递于胞膜表面,一个 B 细胞可同时呈递一个病毒衣壳或包膜含有的不同的抗原表位(Ag epitope),接受对该病毒不同 Ag epitope 特异性 Th 细胞的辅助,产生相应的 Ab。

Viral Ag 递呈的两种方式可因病毒种类不同而以同时存在或不同时存在的方式形成交叉互补,感染细胞被 CTL 杀伤后,病毒 Ag 被释放转为 Exogenous Ag 递呈方式。CD4$^+$T 细胞释放的 CKs(IL-2,IFNα, IFNγ)不仅辅助 B cell,亦可辅助 CD8$^+$T 细胞活化为 CTL。

(二) 特异性体液免疫(specific humoral immunity,SHI)

1. 抗病毒 humoral immunity 主要依赖特异性 IgM, IgG, sIgA 的中和作用(neutralization),称为 Neutralizing Ab,通过与胞外游离的 Viral Ag 特异性结合而发挥阻止病毒入侵,扩散和抑制病毒复制,终止病毒感染的作用。

(1)IgM 型 Ab 在感染早期发挥 Neutralization,且可作为早期病毒感染和胚胎期病毒感染的指标。

(2)IgG 型 Ab 是病毒血症(viremia)期间主要的 neutralizing Ab,且可通过胎盘,对新生儿早期起到特异性保护作用。

(3)sIgA 型 Ab 由 MIS 产生,在黏膜表面及黏膜腔内起特异性抗感染作用,新生儿可通过母乳尤其是初乳获得母亲的特异性 sIgA 型 Ab,发挥早期抗感染作用。

2. 中和作用(Neutralization)Ab 的作用机制

(1)封闭与易感细胞受体结合的 Ag epitope,并改变病毒表面构型,使其不能吸附易感细胞。

（2）Neutralizing Ab 通过其 Fab 段与病毒交叉结合使病毒聚集,限制病毒扩散,由此形成的 IC 可被 MPS 吞噬消除。

（3）有包膜病毒与 Ab 结合后,除可被 MPS 清除外,还可通过激活补体经典途径（classical pathway）而被 MAC 溶解。

（4）无包膜病毒被 Neutralizing Ab 结合并覆盖后可阻断病毒在进入细胞时脱壳,从而阻止病毒复制。

（5）体外实验证明:Neutralizing Ab 可通过 ADCC（Ab-Dependent Cell mediated Cytotoxicity）作用裂解破坏病毒感染的靶细胞（target cells）。

（三）特异性细胞免疫（specific cell mediated immunity,CMI）

机体对感染细胞内病毒的清除,主要依赖特异性 CD4+CTL（Cytotoxic T Lymphocytes）及 CD4+Th1 释放的 CKs 发挥抗病毒作用。

1. CD8+T 细胞　通过不同受体同时识别病毒抗原与 MHC-1 类分子复合物以及 CD3,CD2 分子表位,被激活为特异性 CTL,释放 Perforin and Granulozyme,两者均为酶蛋白,作用类似于补体活化后产生的 MAC,可使靶细胞溶解。CTL 释放的 cytotoxin 可激活靶细胞自身的凋亡基因,并使其表达,引起 Apoptosis,一个 CTL 可连续杀伤靶细胞而本身不受损。病毒在复制中产生的 Ag 可出现于装配成熟之前,因此,CTL 通过破坏细胞而阻断病毒复制。

2. CD4+Th1　活化的 Th1 释放 IL-2,IFNγ,TNFβ 等多种 CK,通过激活 MΦ 和 NK,诱发炎症反应;促进的增殖和分化,在抗病毒免疫中发挥重要作用。

靶细胞被杀伤破坏后释出的病毒体或病毒蛋白,可在 Ab 作用下由吞噬细胞清除,因此在特异性抗病毒免疫中,CMI 和 HI 可相辅相成协同发挥作用,其中 Th 细胞的调节作用尤为重要,Th1 分泌的 IL-2,IFNγ,TNFβ 促进 CMI 而 Th2 分泌的 IL-4、IL-5、IL-10 则促进 HI。Th1 功能可受 IL-4 影响而下调,进而影响 CTL 功能,Th2 功能则受 IFNγ 影响而下调,进而影响 B 细胞产生 Ab,使 Ab 的中和作用减弱。

（四）抗病毒免疫的持续时间与病毒感染的关系

1. 全身性病毒感染　通过病毒血症（viremia）,病毒抗原与免疫系统广泛接触,往往形成牢固的、持续时间较长的病后免疫。如水痘、天花、腮腺炎、麻疹和脊髓灰质炎等。

2. 局部或黏膜表面病毒感染,通常无病毒血症,病后常形成短暂的免疫,宿主可多次反复感染,如副流感病毒和鼻病毒引起的普通感冒等。

3. 血清型单一的病毒所致感染,病后常形成牢固的、持续时间较长的免疫,如流行性乙型脑炎;血清型多的病毒或抗原性易发生变异的病毒所致感染,形成的免疫不能发挥交叉免疫作用,故机体可被不同血清型病毒感染,表现为病后免疫不牢固,持续时间短。但其本质往往是牢固而持久的同型免疫。如流感病毒,常因其表面抗原的变异而使得既往感染形成的免疫对变异株引起的再感染不能发挥防御作用而导致流感的流行。

第四节 抗真菌免疫(anti-fungal immunity)

一、非特异性免疫(non-specific immunity/innate immunity)

(一)皮肤与黏膜

1. 机械性阻挡作用与排除作用　完整健康的皮肤黏膜对皮肤癣菌有一定的屏障作用。
2. 分泌杀菌物质　皮脂腺分泌的不饱和脂肪酸有杀真菌作用。儿童皮脂腺发育不完善,易患头癣;成人掌跖部缺乏皮脂腺,且手足汗较多,有利于真菌生长,因而手足癣多。

(二)吞噬细胞吞噬作用

中性粒细胞(neutrophilic granulocyte)和单核-吞噬细胞系统(mononuclear phagocyte system,MPS)在抗真菌感染中有重要作用,中性粒细胞可通过髓过氧化物酶(MPO)和卤化物系统有效杀伤白假丝酵母菌和曲霉菌,防止扩散性感染的发生。近年发现的促癣吞噬肽(Tuftsin)可通过与中性粒细胞外膜结合以增强其杀真菌活性。Th1 分泌的 IL-2,IFNγ,TNFβ 也能促进中性粒细胞和 MΦ 杀真菌作用。

二、特异性免疫(specific immunity/acquired immunity)

(一)细胞免疫(cell mediated immunity,CMI)

特异性 CD4$^+$Th1 占优势的 CMI 在抗深部真菌感染中起重要作用;Th1 释放的 CKs,如 IL-2、IFNγ、TNFβ 等可激活 MΦ,上调呼吸爆发作用,增强其对真菌的杀伤作用。播散性真菌感染常伴有 T 细胞功能抑制或缺陷,如 AIDS,淋巴瘤和使用免疫抑制剂等。

(二)体液免疫(humoral immunity,HI)

深部真菌感染可诱导机体产生抗体,如抗新生隐球菌荚膜的抗体有调理吞噬作用;抗白假丝酵母菌黏附素抗体能阻止其黏附于宿主细胞。

第五节 强 化 训 练

一、判断题

1. 机体的天然免疫机能是非特异性的,对所有侵入机体的病原微生物都有防御作用。(　　)
2. 中性粒细胞对胞内菌和胞外菌感染均能发挥有效的杀伤作用。(　　)
3. 抗毒素只对游离的外毒素有特异性中和作用。(　　)
4. 抗病毒中和抗体对已进入靶细胞的病毒无清除作用。(　　)
5. 干扰素是机体非特异性抗病毒因子,可直接杀死病毒。(　　)

6. 特异性免疫在病原微生物感染早期即可发挥强大的免疫保护作用。（   ）

7. 干扰素具有种属特异性,故小鼠细胞产生的干扰素对人细胞无保护作用。（   ）

8. 机体产生的针对胞内菌感染和病毒感染的免疫以体液免疫为主。（   ）

9. Th2 细胞可上调机体抗胞内菌,抗病毒和抗真菌的特异性细胞免疫机能。（   ）

10. 完整健康的皮肤黏膜可有效的防御浅部真菌感染。（   ）

二、填空题

1. 机体的抗感染免疫机能分为_____和_____;其中在感染早期起作用的是_____,在感染过程中建立和获得的是_____。

2. 非特异性免疫机能包括_____、_____、_____和_____等免疫成分。

3. 吞噬细胞的吞噬、杀菌作用包括_____、_____、_____和_____等基本步骤。

4. 屏障结构是机体抗感染的_____防线,包括_____、_____、_____。

5. 正常体液中的非特异性免疫因素包括_____、_____、_____。

6. 体液免疫的抗感染效应包括_____、_____、_____、_____。

7. 细胞免疫的效应细胞有_____和_____;在抗_____、_____和_____感染中发挥重要作用。

8. 根据抗原性不同,可把干扰素分为_____、_____、_____三种;其中_____和_____属于Ⅰ型干扰素,具有较强的_____作用。

9. IFNγ 属于_____,又称为_____;具有较强的_____和_____。

10. IFN 不能直接_____,是通过诱导细胞合成_____而发挥抗病毒效应的。

三、名词解释

1. 单核-吞噬细胞系统(mononuclear phagocyte system,MPS)

2. 不完全吞噬(Incompletely phagocytosis)

3. 黏膜免疫系统(mucosal immune system,MIS)

4. 抗病毒蛋白(Antiviral protein)

5. 中和抗体(Neutralizing,Ab)

6. 干扰素(Interferon,IFN)

7. 自然杀伤细胞(Natural killer cell,NK)

8. 调理吞噬(Opsonocytophagic action)

9. ADCC(Ab-Dependent Cell mediated Cytotoxicity)

10. 防御素(defensin)

四、选择题

【A 型题】

1. 关于特异性抗感染免疫的描述,错误的一项是(   )
   A. 机体在病原微生物感染中获得的   B. 可以遗传给下一代
   C. 机体通过接种疫苗获得的   D. 不能遗传给下一代

2. 常见的引起不完全吞噬的病原微生物,应除外( )

    A. 葡萄球菌 　　　　B. 结核分枝杆菌 　　C. 布氏杆菌 　　　　D. 伤寒杆菌

3. 抗毒素中和外毒素的作用特点,错误的一项是( )

    A. 与毒素 B 亚单位结合,阻止其与靶细胞结合

    B. 与毒素的 A 亚单位结合,阻止其进入靶细胞

    C. 只能中和游离的外毒素,对已与靶细胞结合的毒素无效

    D. 宜早期足量使用

4. 通过与补体 C3b 结合而把细菌与吞噬细胞联结起来发挥调理作用的抗体是( )

    A. IgA 　　　　　　B. IgD 　　　　　　C. IgG 　　　　　　D. IgE

5. 抗体和补体的免疫作用,应除外( )

    A. 阻止细菌黏附 　B. 中和细菌外毒素 　C. 调理吞噬作用 　D. 抑制细菌分泌外毒素

6. 特异性细胞免疫的作用主要针对的是( )

    A. 胞外菌感染 　　　B. 外毒素性疾病 　　C. 内毒素血症 　　D. 胞内菌感染

7. NK 细胞的抗感染作用特点,应除外( )

    A. 需抗原预先致敏 　　　　　　　　B. 早期抗感染作用

    C. 作用不受 MHC 限制 　　　　　　D. 非特异性杀伤靶细胞

8. 具有上调体液免疫,下调细胞免疫作用的淋巴细胞是( )

    A. Tc cell 　　　　B. Th1 cell 　　　　C. B cell 　　　　D. Th2 cell

9. 具有下调体液免疫,上调细胞免疫作用的淋巴细胞是( )

    A. Tc cell 　　　　B. Th1 cell 　　　　C. B cell 　　　　D. Th2 cell

10. 具有下调体液免疫,上调细胞免疫作用的细胞因子是( )

    A. IFNγ 　　　　　B. TNFβ 　　　　　C. IL-1 　　　　　D. IL-4

11. Which of the following immunocytes is attributed to the ADCC? ( )

    A. Tc cell 　　　　B. NK cell 　　　　C. Th1 cell 　　　　D. Th2 cell

12. Which of the following cytokines is attributed to the non-specific antiviral immunity? ( )

    A. IFNγ 　　　　　B. IL-6 　　　　　C. IL-1 　　　　　D. IL-4

13. 正常体液中的非特异性抗感染物质,不包括( )

    A. 溶菌酶 　　　　B. 补体 　　　　　C. 防御素 　　　　D. 抗体

14. 在黏膜局部发挥抗菌,抗病毒作用的抗体是( )

    A. IgM 　　　　　B. IgD 　　　　　C. IgG 　　　　　D. sIgA

15. 完整健康的皮肤具有抗皮肤癣菌感染作用的原因是( )

    A. 皮脂腺分泌的溶菌酶具有杀真菌作用

    B. 皮脂腺分泌的不饱和脂肪酸具有杀真菌作用

    C. 皮脂腺分泌的促癣吞噬肽具有杀真菌作用

    D. 皮脂腺分泌的防御素具有杀真菌作用

16. IFN 的生物学特性,应除外( )

    A. 具有抗原性 　B. 具有种属特异性 　C. 具有广谱抗病毒作用 　D. 直接灭活病毒

17. 在抗病毒体液免疫中,具有中和抗体活性的 Ig,错误的一项是( )

    A. IgM   B. IgD   C. IgG   D. sIgA

18. 在抗感染免疫中,机体产生的抗体具有早期诊断意义的是(　　　)

    A. IgG   B. IgA   C. IgM   D. IgD

19. 抗病毒中和抗体的作用机制,应除外(　　　)

    A. 封闭与细胞受体结合的病毒抗原表位   B. 改变病毒表面构型

    C. 直接灭活病毒   D. 阻止病毒吸附侵入易感细胞

20. 在用基因工程干扰素治疗病毒感染时,机体产生的影响干扰素生物活性的因素是(　　　)

    A. 2-5 腺嘌呤核苷合成酶   B. 干扰素抗体   C. 蛋白激酶   D. 防御素

【双选题】

1. 机体非特异性抗病毒免疫的组成成分,正确的两项是(　　　)

    A. Tc cell   B. Th1 cell   C. B cell   D. NK cell   E. IFN

2. 机体产生的抗病毒中和抗体,应除外的两项是(　　　)

    A. IgG   B. IgD   C. IgE   D. IgA   E. IgM

3. 新生儿早期从母体获得的抗体是(　　　)

    A. IgG   B. IgD   C. IgE   D. sIgA   E. IgM

4. 病毒感染后,机体免疫力短暂、不牢固的原因可能是(　　　)

    A. 全身性病毒感染   B. 局限性病毒感染   C. 病毒血清型多,抗原易变异

    D. 病毒血清型单一、抗原性稳定   E. 感染过程中有两次病毒血症

5. 抗真菌免疫中,具有非特异性吞噬作用的免疫细胞是(　　　)

    A. Tc cell   B. MΦ   C. B cell   D. Neutrophil cell   E. Th cell

五、问答题

1. 机体的抗感染免疫机制包括哪两大类？各由何因素组成？

2. 机体天然免疫有何特点？包括哪几部分？如何发挥免疫保护作用？

3. 获得性免疫是如何建立的？根据参与因素和作用机制分哪两部分？

4. 特异性体液免疫和细胞免疫是如何发挥抗细菌、抗病毒和抗真菌作用的？各有何特点？

5. 比较说明非特异性抗细菌、抗病毒和抗真菌免疫的特点。

(张炳华　王红英)

★ 第五章 遗传与变异

本章要求：

1. 掌握与细菌遗传变异有关的物质及其特性。
2. 熟悉细菌细胞之间基因转移与重组的方式与概念。
3. 熟悉微生物遗传与变异在医学上的实际应用与意义。
4. 熟悉细菌变异的类型及意义。
5. 了解遗传变异的原理、细菌和病毒基因突变的特点。

微生物的形态结构、新陈代谢、致病性、免疫性及对药物的敏感性都是由其遗传基因决定的。

遗传(heredity)：是指微生物的性状在亲代(parent)与子代(offspring)之间的相似性，遗传使微生物的性状得以保持稳定。

变异(variation)：是指子代与亲代之间以及子代与子代之间在性状方面表现出的差异性。变异使微生物产生变种和新种。变异是生物进化的动力。

微生物的遗传分为基因型变异(genotypic variation)和表现型变异(phenotypic variation)；前者是指微生物遗传基因发生改变所引起的变异，新获得的遗传性状可稳定的遗传给后代。后者是指由于外界环境因素作用而引起的表型变异，不能遗传。

第一节 遗传与变异原理(fundamentals of heredity and variation)

微生物的遗传与变异是生命科学研究的热点，分子生物学的重大发现如 DNA 的遗传特性和基因转移与重组等就是利用细菌、噬菌体等作为研究工具得以揭示和证明的。细菌的遗传物质包括染色体和染色体外的 DNA；病毒基因组更为简单，基因数在 3~150 个之间；且每种病毒只含一种类型核酸(DNA/RNA)。研究微生物的遗传与变异，将会大大推动微生物致病性、免疫性、耐药性、微生物感染的快速诊断以及防治新思路的研究。

一、DNA 的结构与功能(structure and function)

DNA 分子是由两条相互平行而方向相反的脱氧多核苷酸链组成，其功能是储存、复制和传递遗传信息。DNA 的半保留复制(semi-conservative replication)是其信息由亲代向子代传递的方式；微生物核酸在复制过程中有一定的频率会发生错误，产生基因突变。微生物核酸通过编码表达蛋白质来执行其功能;遗传信息从 DNA→mRNA→protein 的流动方式称为分子生物学的中心法则(central dogma)。有些微生物如 RNA 病毒和反转录病毒不遵循此法则。RNA 病毒可以亲代 RNA 作为 mRNA 直接翻译成蛋白质;反转录病毒在其所含反转录酶作用下,将其 RNA 反转录为 dsDNA,作为前病毒(provirus)整合于宿主细胞染色体上,当某种有害因素刺激前病毒活化时,在宿主细胞 RNA 聚合酶(RNA polymerase)作用下,前病毒转录形成子代病毒 RNA。

二、基因和基因转录(gene and transcription of gene)

基因是指核酸分子上编码产生特定蛋白质的碱基序列,既是携带生物遗传信息的结构单位,又是控制某种生物特定性状的功能单位。基因通过转录将其所携带的信息传给 mRNA,由 mRNA 翻译成具有特定功能的蛋白质。

(一) 微生物的基因结构(gene structure of microorganism)

1. 结构基因(structural gene)　编码结构蛋白的基因,原核细胞结构基因没有内含子(intron),基因序列是连续的,转录后无需剪切加工;细菌的基因组之间无重叠现象,1 个 DNA 序列只编码 1 种蛋白质。病毒的基因序列更为简单,仅含 3~400 个 kb;病毒基因组序列必须被易感细胞所解码,才能被识别、转录和翻译。此外,病毒基因组之间常互相重叠存在,即基因中的编码序列外显子(exon)之间有重叠,以充分利用其有限的核苷酸,而且有内含子,其作用是将相互重叠的编码序列分隔开。病毒基因组的组成与真核细胞的基因组相似,转录后需剪切和加工。

2. 非结构基因(non-structural gene)　编码功能蛋白的基因。

3. 操纵子(operon)　是指编码蛋白的基因、操纵基因(operator gene)和启动子(promotor)共同构成的一个转录单位。如大肠杆菌乳糖操纵子就是由其染色体上串联排列的 LacZ、LacY、LacA 等 3 种与乳糖代谢有关的结构基因(分别编码 β-半乳糖苷酶、β-半乳糖苷渗透酶、β-半乳糖苷乙酰化酶)和存在于其上游部位的操纵基因及启动子组成的;在其上游还有调节基因,编码调节蛋白,负责调节乳糖操纵子的活性。

(二) 基因转录(gene transcription)

转录是指信息从 DNA 流向 RNA 的过程;原核细胞形成的 mRNA 一般不需加工,可直接作为模板参与蛋白质合成。而 tRNA 和 rRNA 则需要在合成初级转录产物基础上进行转录后加工,如 rRNA 基因的初级转录产物在核酸酶作用下,剪切成 3 种 rRNA,即 5S rRNA、16S rRNA、23S rRNA,三者比例为 1 :1 :1。原核生物的 rRNA 基因位点具有高度保守性,在不同属之间又存在相对稳定的变异性;因此,被广泛用于细菌的分类与鉴定。

三、遗传信息的翻译(translation of genetic code)

翻译(translation)是指以 mRNA 为模板合成蛋白质的过程,通过翻译 mRNA 分子中的核苷酸序列(每3个相邻碱基为1个密码子,决定1个特定的氨基酸),转变成蛋白质的氨基酸序列,最后表达相应微生物的性状。整个 mRNA 分子就是由一个串联的密码子组成;mRNA 分子的碱基序列称为遗传密码(genetic code)。在蛋白质合成中,遗传密码决定了氨基酸序列,如果 DNA 分子复制过程中出现核苷酸的插入或丢失,必然会打乱遗传密码的序列,出现移码突变。此外,基因表达在 mRNA 转录、加工、tRNA 转运、mRNA 翻译降解和蛋白质活性等水平的调节机制紊乱也会出现微生物性状的变异。

第二节　细菌的遗传与变异(bacterial heredity and variation)

一、细菌的变异类型(bacterial variation patterns)

(一) 形态结构的变异(morphological and structural variation)

1. L 型细菌(L-form of bacterium)。
2. 鞭毛变异(H-O variation)。
3. 芽孢变异(spore variation)S-R variation。

(二) 抗原性变异(antigenic variation)

(三) 毒力变异(virulent variation)

1. BCG(bacillus of calmette-Güerin)。
2. Non-virulent C. diphtheriae obtain Vi-gene from β-corynephage become virulent strain。

(四) 耐药性变异(resistant variation)

Sensitive strain→Resistant strain(R-factor)。

(五) 菌落变异(colony variation)

S-R variation, H-O variation。

二、细菌变异的物质基础(bacterial genetic materials)

(一) 细菌染色体(bacterial chromosome)

细菌染色体是一个环状双螺旋 DNA 长链,按一定构型反复回旋而成的松散网状结构,附着在横隔中介体或细胞膜上。

细菌染色体与真核细胞的不同:

DNA 序列短小,非编码基因很少,除 rRNA 基因是多拷贝(copy),以便装备大量核糖体(ribosome)满足细菌的迅速生长繁殖外,绝大多数基因为单拷贝,很少有重复序列。大肠杆菌染色体(*E.Coli* chromosome)DNA 长约 1 000~1 300μm,分子量为 $3×10^9$ dal,染色体序列分析证实为 4 639kb,约含 5 000 个基因,编码 2 000 多种酶和其他结构蛋白。

（1）细菌染色体上功能相关的基因高度集中组成操纵子(operator);细菌具有连续的基因结构,无内含子,转录后形成的 RNA 分子不必加工剪切,边转录边翻译成多肽,合成效率极高。

（2）全基因组序列测定的细菌资料表明,细菌的种内和种间存在着广泛的基因交换,如耐药基因(R-gene)和致病岛(pathogenicity Island)的获得。致病岛(bacterial pathogenical island)是指病原菌染色体上编码许多毒力基因(virulence genes)的大分子量的外源性 DNA 片段,其两侧往往含有重复序列(repeat sequence)或插入序列(insertion sequence,IS)。致病岛 DNA 片段的 G+C 摩尔百分比和密码使用与宿主染色体(host chromosome)有明显不同。

（3）细菌可以通过细胞之间质粒转移(plasmid transfer)或抗生素转导(bacteriophage transduction):获得耐药基因(R-gene),由敏感株变为耐药株。

（二）质粒(plasmid)

1. 定义(definition)　是存在于细菌染色体外的小分子的,闭合的,双股 DNA 片段,带有控制细菌某些性状的基因组,可在细菌体内自行复制,传代,也可在细菌之间转移,是细菌生命活动非必需的遗传物质。

2. 分类(classfication)

（1）根据传递方式

1）接合性质粒(conjugative plasmid):分子量较大,约为 40~100kb,如 F-plasmid, R-plasmid。

2）非接合性质粒(non-conjugative plasmid):分子量较小,一般在 15kb 以下,但也有例外,如 shigella Vi-plasmid 为 220kb.

（2）根据在宿主菌内的拷贝数

1）严紧性质粒(stringent plasmid):拷贝数少,仅为数个,其复制与染色体同步,分子量也较大。

2）松弛性质粒(relaxed plasmid):拷贝数多,为 20~60 个或更多,分子量较小,其复制与染色体不相关。

（3）根据在宿主菌内的存在特点

1）相容性质粒(compatibility plasmid):指几个结构功能不同的质粒可以共存于一个宿主菌体内。

2）不相容性质粒(Incompatibility plasmid):指几个结构相似,密切相关的质粒不能共存于同一个宿主菌体内。

（4）根据质粒编码的性状

1）致育质粒(fertility plasmid)。

2）耐药性质粒(resistance plasmid)。

3）毒力质粒(virulence plasmid)。

4）细菌素质粒(bactericin plasmid)。

5）代谢质粒(metabolic plasmid)。

3. 质粒的特征

（1）自我复制：1 个质粒是 1 个复制子(replicon)。

（2）赋予和决定细菌的某些性状：致育性、耐药性、致病性及某些生化特性。

（3）自行丢失与消除：质粒非细菌生命活动所必需。

（4）转移性：质粒可通过接合、转化、转导等方式在细菌之间转移，导致受体菌性状的改变。

（5）相容性与不相容性：是由质粒之间是否存在相同的或相似的复制及分配调控机制决定的。

（三）噬菌体(bacteriophage/phage)

1. 定义(definition)　是侵袭或感染细菌的病毒，必须在活的细菌体内寄生，有严格的宿主特异性，取决于其吸附器官和宿主菌表面受体结构的互补性。

2. 生物学性状(biological characteristics)

（1）形态与结构(morphology and structure)：噬菌体(phage)在电镜下可见蝌蚪形，微球形和细杆状。大多为蝌蚪形。其结构包括头部和尾部两部分。

噬菌体由核酸和蛋白质组成，包括头部和尾部两部分，其中头部内以 DNA/RNA 为核心，外包以蛋白质构成的衣壳，尾部是由蛋白质构成的管状结构，包括尾髓、尾鞘以及末端的尾板、尾刺和尾丝，尾板内有能使宿主菌细胞壁裂解的溶菌酶(lysozyme)。

（2）噬菌体与宿主细菌的关系(the relationship of phage and host bacterium)

1）毒性噬菌体(virulent phage)：溶菌性周期(lytic cycle)：毒性噬菌体在宿主细胞中包括吸附、穿入、生物合成、成熟和释放(virulent phage in host cell including adsorption, penetration, biosynthesis, mature and release)4 个连续阶段。最终导致宿主细菌裂解。

2）温和噬菌体(temperate phage)：溶原性周期(lysogenic cycle)：温和噬菌体(temperate phage)感染宿主菌后不增殖，其核酸整合在宿主菌染色体上，即前噬菌体(prophage)，随宿主菌复制而复制，并分配至子代菌染色体中。因此，带有前噬菌体(prophage)的宿主菌称为溶原性细菌(lysogenic bacterium)，通过前噬菌体(prophage)的整合(integration)而使溶原性细菌(lysogenic bacterium)的表型发生改变，称为溶原性转换(lysogenic conversion)，而这种前噬菌体(prophage)又被称为溶原性噬菌体(lysogenic phgae)。如无毒的白喉杆菌感染带有产毒基因的 β-棒状噬菌体(β-corynephage)后可转化为有毒株。在一定条件下，整合的前噬菌体(prophage)可以自宿主菌染色体上脱离，使宿主菌进入溶菌性周期(lytic cycle)而被裂解，并产生新的噬菌体(phage)，所以，温和噬菌体(temperate phage)具有溶菌性周期(lytic cycle)和溶原性周期(lysogenic cycle)，而毒性噬菌体(virulent phage)只有溶菌性周期(lytic cycle)。

（四）转位因子(transposable element, TE)

1. 定义(definition)　是指一类不依赖于同源重组可以在细菌染色体(chromosome)质粒(plasmid)和噬菌体(phage)基因组中转移位置的独立的 DNA 序列，也被称为跳跃基因或可移动基因(jumping genes or movable genes)。

转位因子(transposable element)通过位置移动可以改变宿主菌遗传基因的核苷酸序列,产生插入突变,基因重排或插入点附近基因表达的改变,在赋予细菌新的生物学性状,改变和促进细菌进化过程中具有重要作用。

2. 种类(types)

(1) 插入序列(insertion sequence,IS):是细菌中最先发现的、最简单的一类转位因子(TE),长约数百到一两千个,相当于1~2个基因的编码量,不携带与转位无关的基因,只编码转位酶,决定 TE 的插入、转位以及从基因组上删除或解离。

(2) 转座子(transposon,Tn):是一种除了携带与转座有关的基因,还携带其他结构基因的 TE,如 R-gene、Vi-gene 等。根据结构不同,Tn 可分为:

复合型转座子(complex Tn):是由两个相同的 IS 连接在抗生素抗性基因的两侧构成。复合型(complex Tn)很容易将所携带的 R-gene 在细菌 chromosome,plasmid,phage 基因组之间转移,导致 R-gene 扩散。

接合型(conjugative Tn):是在 G$^+$球菌的染色体(chromosome)上发现的一类可在细菌间通过接合(conjugation)进行转移的转座子(Tn)。其代表是 Tn916,无末端 IR,也不产生同相重复。

三、细菌变异的机制(variation mechanism)

细菌的表型(phenotype)由其基因组(genome)和环境因素决定的。所谓表型变异(phenotype variation)是细菌在环境因素影响下基因表达的变化,如 *E. Coli* 的乳糖操纵子(lactose-operater)的表达与关闭。而所谓的基因型变异(genotypic variation)则是基因结构发生了变化,包括突变(mutation),基因转移和重组(gene transfer and recombination)。

(一) 基因突变(gene mutation)

突变(mutation)是指细菌遗传物质的结构发生突然而稳定的改变,导致决定细菌性状的基因型变异(genotypic variation);是细菌内源性基因发生了改变。

1. 突变类型(mutation types)

(1) 点突变(point mutation)

1) 碱基置换(base substitution)

a. 转换(transition):嘌呤/嘌呤(purine/purine),嘧啶/嘧啶(pyrimidine/pyrimidine)。

b. 颠换(transversion): 嘌呤/嘧啶,嘧啶/嘌呤。

从突变可能导致遗传信息改变的角度看碱基置换后可能出现以下三种情况。

c. 同义突变(synonymous mutation):指没有改变基因产物氨基酸序列的密码子,与密码子的简并性有关。

d. 错义突变(missense mutation):是碱基序列的改变引起了氨基酸序列的变化,进而影响蛋白质的活性,是表型改变。

e. 无义突变(nonsense mutation):是碱基改变导致代表某个氨基酸的密码子变为蛋白

质合成的终止密码。

2）碱基插入（base insertion）。

3）碱基缺失（base deletion）：碱基的 insertion or deletion 影响三联体密码的阅读框架，引起移码突变（franeshift mutation），可以改变氨基酸的合成，也会出现 nonsense mutation. 如果 insertion or deletion 三个碱基则阅读框架不全，其产物常有活性或有部分活性。

（2）多点突变（multple mutation）：染色体重排、倒位、重复性缺失（chromosome rearrangement Inversion，duplication，deletion）。

进入病人体内的少量细菌经过生长繁殖也会自发产生各种突变体，这些突变体的存在可导致耐药性变异，提高了细菌在病人体内的生存能力，致使突变株迅速生长而被选择出来称为优势型。

2. 诱变剂（mutagen） 能显著提高突变率的各种理化及生物因素。

（1）物理因素（physical agents）：紫外线、高温、辐射。

（2）化学因素（chemical agents）：亚硝酸盐，各种碱基类似物，烷化剂，丫啶类染料，5-溴尿嘧啶。

（3）生物因素（biological agents）：plasmid，aflation B_1，mitomycin C。

3. 基因突变的规律

（1）突变率

1）自发突变（spontaneous mutation）：频率较低约为 $10^{-10} \sim 10^{-6}$。

2）诱发突变（induced mutation）：在诱变剂（mutagen）作用下发生，频率较高约为 $10^{-6} \sim 10^{-4}$。如野生株（wild strain）、野生型（wild type）、突变株（mutant strain）。

（2）突变与选择：突变体的分离：在一定条件下，对细菌突变体进行生物学特性的鉴定，是细菌遗传学研究的主要方法。细菌基因组中任何基因都有可能突变，当突变所影响的基因产物是细菌生命所必需的物质，而这种物质又不能被代偿时则会导致细菌死亡，称为致死性突变（lethal mutation）。反之，若突变所影响的基因产物仅在特定培养条件下才是必需的，则此突变株在一定条件下可以存活，据此可设计出促进突变体生长的实验条件，将其从大量野生株中筛选出来，以便进一步研究。常见的突变体及分离方法如下所示：

1）耐药性突变体（drug resistant mutants）：将待分离菌株加在含抗生素的培养基（抑制敏感株）中进行培养，可见耐药株生长。可用其研究抗菌药物的作用机制和细菌的耐药机制。

2）营养缺陷性突变体（auxotrophic mutants）：细菌编码参与生物合成酶的基因突变后，失去合成某种必需代谢物质的能力，在最低营养培养基（minimum medium，MM）上不生长，必须依赖外界提供自身不能合成的物质才能生长，是为营养缺陷性突变体（auxotrophic mutants），而在最低营养培养基（MM）上能生长的则为原养型（protroph），若从原养型（protroph）群体中分离营养缺陷性突变体（auxotrophic mutants），则需将天然培养基上生长的菌落分别接种在含有或不含有特定代谢物质的培养基中观察其生长能力进行判断。常用影印培养法（replica plating）进行营养缺陷性突变体（auxotrophic mutants）的筛选，也可用于耐药性突变体（drug resistant mutants）的筛选。

3）条件性突变体（conditional mutants）：表现为条件致死，即在许可条件下细菌生长正常或近似正常,常见的有温度敏感突变体,通过提高或降低温度,可以很快地关闭或开启某一基因产物的活性。一般来说,Ts 株的许可温度为 30℃ 左右,而非许可温度为 42℃ 左右。Ts 株常被用来研究必需基因在细菌生存和生长条件中的作用以及疫苗的制备。

(二) 基因转移与重组(gene transfer and recombination)

细菌之间的基因转移与重组(gene transfer and recombination)是细菌基因型变异(genotypic variation)的另一重要方式。外源性遗传物质由供体菌(donor)通过一定方式转入受体菌(recipient)称为基因转移(gene transfer);转移的基因或在胞质内自行复制与表达,或与受体菌 DNA 整合称为基因重组(gene recombination),使受体菌获得新的遗传性状。

1. 转化(transformation) 受体菌(recipient)直接摄取供体菌(donor)释放的游离 DNA 使自身获得新的遗传性状的过程。参见 Avery(1944)所做的小鼠体内肺炎链球菌的转化试验。

细菌在感受态(competence)时才能捕获外源性 DNA。感受态出现的时期,持续时间因菌种而异,肺炎球菌感受态出现在对数生长期的后期,持续约 40min。细菌转化频率以转化子菌落数/μgDNA 来表示,它受多种因素制约,如转化 DNA 的浓度、纯度、构型,转化细胞的生理状态以及转化的环境条件,诸如温度、pH、离子浓度等。

2. 接合(conjugation) 指细菌通过 sex pilus 相互连接沟通,将遗传物质(plasmid,chromosome DNA)从 Donor→Recipient 的过程。与 F 质粒 F-plasmid,又称为 sex factor or fertility factor)有关。

细菌的接合(conjugation)作用是一个相当复杂的过程,常见的有以下三种转移形式:

(1) F-plasmid 的转移:F^+ 菌 $\xrightarrow{\text{DNA}}$ F^- 菌。

(2) F 质粒的整合:F-plasmid 还可以整合到细菌染色体上,有可能引发宿主染色体发生高频率转移,形成高频重组(High frequence recombinant(Hfr)。F 质粒在菌中的整合作用是一个可逆过程,有时也会从染色体上脱落下来,会带上与其相邻的染色体(chromosome 0DNA 片段,称为 F′-plasmid。

(3) R 质粒(R-plasmid):是一个复合型质粒,由耐药传递因子(Resistance transfer factor,RTF)和耐药决定子(resistance determinant,R 决定子)组成,其中,耐药传递因子(RTF)编码性菌毛(sex pilus),r 决定子决定宿主耐药性,一个 r 决定子可携带多个耐药基因。可在同一种属间或不同种属间传递,在 G^- 菌中更为突出。

3. 转导(transduction) 是以温和噬菌体(temperate phage)为媒介,将供体菌(donor)DNA 转移到受体菌(recipient)体内,使其获得新的遗传性状。

转导在 G^+ 和 G^- 菌中均可发生,根据转导 DNA 片段的范围,可分为普遍性转导(generalized transduction)和局限性转导(restricted transduction)。

(1) 普遍性转导:前噬菌体(prophage)从溶原菌的染色体上脱离,进行增殖,装配成新的子代噬菌体(phage)时,大约在 $10^5 \sim 10^7$ 次装配中,发生一次错误,将供体菌(donor)DNA 误装入噬菌体头部,当它感染受体菌(recipient)时,则将供体菌 DNA 带入受体菌内,因供体菌染色体或质粒的任何片段都可被转导,故称之。转导频率高于转化。转导过程包含着基因转移与重组。

1）完全转导（complete transduction）：供体菌（donor）DNA 必须与受体菌染色体（recipient chromosome）重组，并同染色体一起复制成为稳定的转导子，称为完全转导。

2）流产转导（abortive transduction）：供体菌（donor）DNA 未能重组到受体菌染色体（recipient chromosome）上，因其不具独立复制功能，随着细胞分裂，供体菌 DNA 只能沿单个细胞传递下去，此为流产转导。

（2）局限性转导（restricted transduction）：前噬菌体（prophage）从宿主菌染色体脱离时，将其两旁的基因偏差交换切入自身体内，再转移到受体菌，使其遗传性状发生改变。又称为特异性转导（specialized transduction）。如 λ-噬菌体（λ-phage）感染大肠杆菌（E. coli），其整合与切离均通过细菌染色体和 λ-噬菌体（λ-phage）DNA 上特定位点之间重组而实现。这些特定位点位于染色体上半乳糖操纵子（gal）和生物素操纵子（bio）之间，称为 Att。在此处，细菌 DNA 附着位点 BoB 与 λ-phage 附着位点 PoP 相互重组，导致 λ-噬菌体（λ-phage）DNA 整合入细菌 DNA，当 λ-噬菌体（λ-phage）溶原状态破坏后其切离反应发生在 λ-噬菌体（λ-phage）两端的 Bop' 和 PoB'，由此产生的噬菌体（phage）环状 DNA 和细菌 DNA，切离时可能发生偏差，与细菌染色体进行交换形成带有 bio 或 gal 的缺陷噬菌体（phage），再感染受体菌时可将偏差切离时带入的供体菌（donor）DNA 转入受体菌内。

4. 溶原性转换（lysogenic conversion）　携带某种特定基因的温和噬菌体将其所携带的基因即前噬菌体（prophage）整合到溶原性细菌（lysogenic bacterium）的染色体上而使后者获得新的遗传性状。

某些细菌通过前噬菌体（prophage）整合作用而发生毒力变异或抗原性变异，如白喉杆菌、乙性溶血性链球菌、金黄色葡萄球菌。肉毒杆菌等产生毒素均属此类转换作用所致。前噬菌体为某些细菌毒素结构基因或表面抗原基因携带者，通过整合作用使受体菌获得产毒特性或抗原性改变。

5. 原生质体融合（protoplast fusion）　分别将两种经处理失去细胞壁的细菌悬于高渗培养基中保持原生质体状态，然后滴加聚乙二醇（polyethylene glycols，PEG）促使两者融合形成双倍体细胞，在短期生存期间，两者染色体可发生重组，形成多种不同表型的重组融合体。经培养重新形成细胞壁，在按其遗传标志选择重组菌。原生质体融合（protoplast fusion）技术可使原来不具备基因转移条件的细菌实现基因的转移与重组，可用于同种或异种细菌之间，是一种有价值的分子生物学实验方法。

第三节　微生物遗传变异的实际应用（the medical importance of heredity and variation of microorganisms）

一、感染性疾病的诊断、治疗与预防

1. 病原学诊断　建立敏感快速的诊断方法检出微生物变异株，L 型细菌等。

2. 耐药性监测　筛选耐药性菌株，指导抗生素的合理使用。

3. 制备减毒活疫苗，用于传染病的特异性预防。

二、微生物基因组的研究

检测分析细菌致病性毒力岛的基因特性,研究细菌的致病机制。

三、检测样品中的致癌物质——Ames test

利用细菌的突变株检测样品中的致突变剂。

四、流行病学调查

追踪病原菌基因水平转移与播散——指纹图谱法(fingerprinting,PFP)。

五、基因工程方面的应用

1. 从供体基因组中获得目的基因。
2. 将目的基因连接到可自我复制的载体(质粒、噬菌体)上,构建重组体。
3. 通过载体将重组体转移到工程菌体内,使之表达目的基因产物。

第四节 强 化 训 练

一、判断题

1. 微生物的非遗传性变异是指其遗传物质结构和组成发生的改变导致的表型变异。( )
2. 微生物的非结构基因是指编码调控其复制合成、生长代谢等功能蛋白的基因。( )
3. 病毒基因组的序列必须被易感细胞所解码,才可被识别、转录和翻译。( )
4. S-R 变异属于细菌菌落的变异,同时也可能伴随着细菌毒力和抗原性的变异。( )
5. 细菌的毒力变异是指其毒力由强变弱的现象。( )
6. 致病岛是指细菌染色体上编码毒力因子的外源性 DNA 片段。( )
7. 温和噬菌体只有溶原性周期,毒性噬菌体只有溶菌性周期。( )
8. ts 株属条件致死性突变株,可用于制备减毒活疫苗。( )
9. 转导是指受体菌直接摄取供体菌游离的 DNA 片段而获得新的遗传性状。( )
10. 耐药性突变可发生在细菌,也可发生在病毒。( )

二、填空题

1. 微生物的变异分为_____和_____。
2. 与细菌遗传变异有关的遗传物质有_____、_____、_____和_____。
3. 细菌细胞之间基因转移和重组的方有 _____、_____、_____、_____
   和_____。

4. 常见的细菌变异现象有_____、_____、_____和_____。

5. 细菌毒力增强的变异实例是_____、细菌毒力减弱的变异实例是_____。

6. 细菌的 S-R 变异属于_____,同时也伴随着_____、_____和_____的变异。

7. 常见的通过自发突变或诱发突变得到的病毒突变株有_____、_____和_____;其中最有意义的是_____,常用于减毒活疫苗的制备。

8. 根据噬菌体与宿主细菌的关系,可把噬菌体分为_____和_____。

9. 根据质粒编码的生物学性状,可把质粒分为_____、_____、_____、_____和_____。

10. 通常把整合在细菌染色体上的噬菌体基因称为_____,带有这种噬菌体基因的细菌被称为_____。

三、名词解释

1. 基因型变异(genotypic variation)

2. 表现型变异(phenotypic variation)

3. 耐药性变异(resistant variation)

4. 毒力变异(virulent variation)

5. 质粒(plasmid)

6. 噬菌体(bacteriophage)

7. 转位因子(transposable element,TE)

8. 温度敏感突变株(temperature sensitive mutant,ts)

9. 转化(transformation)

10. 转导(transduction)

11. 接合(conjugation)

12. 溶原性转换(lysogenic conversion)

四、选择题

【A 型题】

1. H—O 变异是指( )
   A. 失去荚膜的变异　　B. 失去鞭毛的变异　　C. 失去菌毛的变异　　D. 失去芽孢的变异

2. 决定细菌耐药性的质粒是( )
   A. Col-plasmid　　　　B. Vi-plasmid　　　　C. R-plasmid　　　　D. F-plasmid

3. BCG 的制备原理是( )
   A. 抗原性变异　　　　B. 形态变异　　　　C. 结构变异　　　　D. 毒力变异

4. 受体菌直接摄取供体菌释放的 DNA 片段,而获得新的遗传性状,称为( )
   A. Transformation　　B. Transduction　　C. Lysogenic conversion　D. Conjugation

5. 以温和噬菌体为媒介,将供体菌的遗传物质导入受体菌体内,使其获得新的遗传性状,称为( )
   A. Transformation　　B. Transduction　　C. Lysogenic conversion　D. Conjugation

6. 通过性菌毛相互连接沟通,使供体菌遗传物质进入受体菌体内,称为(　　)

    A. Transformation　　　B. Transduction　　　C. Lysogenic conversion　D. Conjugation

7. 以温和噬菌体为供体,其部分 DNA 与细菌染色体整合,而使细菌获得新的遗传性状,称为(　　)

    A. Protoplast fusion　　B. Transduction　　　　C. Lysogenic conversion　D. Conjugation

8. 常用于检测样品中致癌物质的方法是(　　)

    A. Ames test　　　　B. 转化试验　　　　　C. 转导试验　　　　　D. 影印培养

9. 常用于筛选耐药菌株的方法是(　　)

    A. Ames test　　　　B. 转化试验　　　　　C. 转导试验　　　　　D. 影印培养

10. 关于质粒的特性,错误的一项是(　　)

    A. 赋予细菌某些遗传性状　　　　　　B. 可在细菌体内自行复制

    C. 细菌生命活动所必须　　　　　　　D. 可在细菌之间转移

五、问答题

1. 简述与细菌遗传变异有关的遗传物质?各有何特点?

2. 举例说明微生物变异的实际应用。

(张炳华　王红英)

第六章 医学微生态学与医院内感染

本章要求：

1. 掌握正常菌群和条件致病菌的概念及意义。
2. 掌握医院感染的概念和危险因素。
3. 熟悉医学微生态学、微观生态平衡、生态失调及生态调整的概念。
4. 熟悉正常菌群的生理作用，微生态失调的主要原因和机会致病菌的主要特点。
5. 了解正常菌群的分布和常见的机会性致病菌。
6. 了解医院感染的分类、内源性医院感染和外源性医院感染的概念。

第一节　概述(introduction)

医学微生态学是研究寄居在人体表和与外界相同的腔道的微生物与微生物、微生物与人体以及微生物和人体与外界环境相互依存、相互制约关系的学科；是研究微观生态平衡(eubiosis)、生态失调(dysbiosis)及生态调整(ecological adjustment)，与临床医学、细胞生物学、分子生物学及生物工程学紧密联系的医学基础学科。

医学微生态学的研究对象主要是寄居于人体，正常情况下对人体无害的微生物群或正常菌群，但在特定条件下又可转化为条件致病菌(conditioned pathogen)或机会致病菌(opportunistic pathogen)而引起条件致病性(conditioned infection)或机会性感染(opportunistic infection)，对人体造成严重的危害。机会性感染多属于医院内感染(nosocomial infection or hospital acquired infection)。

第二节　正常菌群(normal flora)

一、正常菌群及其分布(distribution of normal flora)

在正常人体表及与外界相通的眼结膜、口腔、鼻咽部、肠道、泌尿生殖道等腔道黏膜表面存在着数量巨大、种类繁多的、对人无害而有益的微生物即正常微生物群；据估计在人体表和腔道内定植的细菌达 10^{14} 之多，相当于正常成人体细胞数的 10 倍。正常菌群在人体内的分布种类和数量随部位不同而异。须知，机体许多组织器官在正常情况下是无菌的，如血液、脑组织、心脏、肝、脾、肾、胸腔和腹腔等。

二、正常菌群的生理作用(the function of normal flora)

(一)生物拮抗

1. 竞争黏附作用 亦称为占位性保护作用。正常菌群通过其配体与相应上皮细胞表面受体结合而黏附,并能形成细菌生物膜,发挥屏障和占位性保护作用,使外来致病菌不能侵入和定植。

2. 产生对外来致病菌有害的代谢产物如不饱和脂肪酸、H_2O_2 等。

3. 营养竞争作用。

(二)营养作用

正常微生物群参与机体物质代谢、营养物质转化和合成。如肠道内脆弱类杆菌和大肠杆菌可产生维生素 K 和维生素 B 族,乳杆菌和双歧杆菌可合成尼克酸、叶酸、烟酸及维生素 B 族供人体利用。

(三)免疫作用

正常菌群作为抗原既能促进机体免疫系统发育;也能刺激其发生免疫应答;产生的免疫物质(抗体和效应 T 细胞等)既可限制正常菌群本身的危害作用,也可对与正常菌群有共同抗原的致病菌发挥抑制或杀灭作用。如双歧杆菌能诱导黏膜下浆细胞产生 sIgA,发挥黏膜表面抗感染作用,还能激活黏膜固有层 CD4$^+$T 细胞,使其活化产生 IFN-γ 进而激活 MΦ 和 NK,以杀伤胞内寄生菌(伤寒沙门菌)和病毒。

(四)抗衰老作用

正常菌群中双歧杆菌(bifidobacterium)、乳杆菌(lactobacillus)及肠球菌(enterobacterium)等可通过产生过氧化物歧化酶(superoxide dismutase,SOD),清除氧自由基(O^{2-})的毒性,保护组织细胞免受其损伤而发挥抗衰老作用。

(五)抗肿瘤作用

正常菌群中双歧杆菌(bifidobacterium)、乳杆菌(lactobacillus)均具有抑制肿瘤作用,其机制如下:

(1)产生多种酶类使致癌物(carcinogen)或前致癌物(procarcinogen)降解转化为无害物质,如将亚硝酸胺降解为仲胺和亚硝酸盐而排除体外。

(2)通过激活 MΦ 和 NK 而抑制肿瘤。

三、人体各部位的微生态系(the microecological system of human beings)

人体不同部位的正常微生物群及其所在部位环境具有各自的特点,是人类在长期进化中形成的;了解不同部位微生态系的基本组成、特点及影响因素对感染特别是机会性感染的诊断和防治有重要作用。

1. 口腔(mouth cavity)　由定居在口腔中的 300 多种细菌和其他微生物与人体构成。口腔链球菌、放线菌、棒状杆菌等为优势菌群。口腔感染性疾病主要是口腔微生态失调的结果。因此,了解口腔微生物群的组成与变化特征,有助于调整口腔微生态失调,治疗口腔感染性疾病。

2. 食管与胃(esophagus and stomach)　近年发现幽门螺杆菌和螺旋体与上皮细胞有密切联系,被认为是食管与胃中的原籍菌群。幽门螺杆菌与胃炎、胃溃疡及胃癌特别是胃淋巴瘤密切相关。

3. 肠道 (intestinal tract)　肠道与微生物群组成人体内最为庞大的微生态系;肠道微生物约占人体微生物总量的 80% ,以细菌为主,占粪便总量的 30%~40% ,其中厌氧性细菌为需氧菌的 100~1000 倍。

4. 阴道(vagina)　健康妇女阴道中存在约 29 种微生物,其中厌氧菌与需氧菌之比为 5∶1,主要有乳杆菌、肠杆菌、丙酸杆菌、梭杆菌、表皮葡萄球菌和大肠杆菌等。其中乳杆菌具有产生酸性生存环境、生物屏障及免疫激活作用。

5. 呼吸道(respiratory tract)　健康人上呼吸道定植有需氧、微需氧及厌氧菌,多达 21 个菌属 200 多个菌种。主要有链球菌、葡萄球菌、奈瑟菌属、类白喉棒状杆菌等。呼吸道正常菌群可刺激机体产生全身或局部特异性抗体,是防御外来微生物入侵的重要生物屏障。

6. 皮肤(skin)　最重要的常住菌为丙酸杆菌和表皮葡萄球菌;寄生在皮脂腺中的丙酸杆菌能分解其中的三酰甘油为脂肪酸,对金黄色葡萄球菌和链球菌等暂住菌和某些潜在致病菌有抑制和溶解作用。皮肤正常微生物群不仅能防御外来病原菌入侵,而且有营养作用,还能发挥免疫及自净等生理功能。

第三节　微生态平衡与失调(microeubiosis and dysbiosis)

一、微生态平衡

微生态平衡是指正常微生物群与其宿主生态环境在长期进化过程中形成的生理性组合的动态平衡,是由微生物群、宿主与环境三方面因素决定的。

1. 宿主因素　正常微生物群的种类和数量随着人体不同发育阶段及其生理功能变化而有所变化。如肠道正常微生物群在婴儿、青少年、成人及老年就存在着有规律的动态变化。

2. 正常微生物群

(1) 定位:指生态环境。原籍菌、外籍菌。

(2) 定性:正常微生物的种类。

(3) 定量:指某生态环境中正常菌群的总菌数和各菌群的活菌数。优势菌是决定微生态是否平衡的关键因素。

3. 环境因素　大气污染、辐射等环境因素也会影响机体正常微生物群的平衡。

二、微生态失调的主要原因

1. 抗生素的使用　长期大量的使用广谱抗生素治疗细菌性感染,导致敏感菌被抑制或杀灭,耐药菌或真菌大量繁殖成为优势菌而发生重叠感染(superinfection),也叫菌群失调症(dysbacteriosis)。

2. 正常寄居部位改变　在一定条件下,正常菌群进入体内无菌部位(血流、胸、腹腔等)可引起内源性感染,是医源性感染的主要原因。

3. 机体免疫功能低下　临床使用免疫抑制剂、激素、细胞毒药物及放射治疗等使机体免疫功能降低或抑制可导致微生态失调,引起机会性感染。是医院内感染的常见原因。

三、微生态失调的防治

1. 保护宏观生态环境　治理环境污染,防止外源性感染。

2. 保护机体微生态环境

(1) 消除引起微生态失调的病理因素。

(2) 消除和缓解异常的解剖结构:生理性先天性畸形或病理性解剖结构异常。如先天性巨结肠是一种生理性异常解剖结构,可引起微生态失调导致顽固性便秘。许多胃肠道手术可导致胃肠解剖结构异常而成为胃肠微生态失调的原因,引起恶性贫血、维生素缺乏症、吸收不良综合征等全身性或局部性疾病。应注意在调整菌群失调状态的前提下再行手术。

3. 增强机体免疫力　应用人工免疫方法调节机体对微生物感染的免疫功能。

4. 合理使用抗生素　切忌盲目或滥用抗生素。

5. 微生态调节剂的应用　微生态调节剂是指具有调整微生态失调,保持微生态平衡,提高人体健康水平的制品。

(1) 正常微生物优势菌群:又称为益生菌,主要有双歧杆菌、乳杆菌、肠球菌等活菌制剂。

(2) 促进正常微生物菌群生长繁殖的制剂:又称为益生元,如近年来发现的乳糖、蔗糖及麦芽糖等10多种寡聚糖制剂。

第四节　机会性感染(opportunistic infection)

一、机会性致病菌及其主要特点

(一) 常见的机会性致病菌

主要来源于定居于人体皮肤和黏膜的正常菌群。

1. 大肠埃希菌(*E. coli*)。
2. 克雷伯菌属(*Klebsiella*)。
3. 铜绿假单胞菌(*P. aeruginosa*)。
4. 变形杆菌属(*Proteus*)。
5. 肠杆菌属(*Enterobacteria*)。
6. 沙雷菌属(*Serratia*)。
7. 葡萄球菌(*Staphylococcus*)。
8. 白假丝酵母菌(*Saccharomyces albicans*)。
9. 新生隐球菌(*Cryptococcus neoformans*)。

(二) 机会性致病菌的主要特点

1. 毒力弱或无明显毒力。
2. 常为耐药菌。
3. 新的机会致病菌不断出现。

二、机会性感染的易感因素

易感机体是诱发机会性感染的决定因素或直接原因;医院感染主要为机会性感染,所以医院感染的危险因素也就是机会性感染的易感因素。

第五节　医院内感染(nosocomial infection)

一、概述(introduction)

医院感染(hospital infection)又称为医院内感染(nosocomial infection)或医院获得性感染(hospital acquired infection)系指医院内各类人员所获得的感染,具有如下特点:

感染对象为一切在医院内活动的人群,主要为住院患者和医务人员。

感染发生地点必须在医院内,感染发生的时间界限指患者在住院期间和出院不久发生的感染,不包括入院前已发生或已处于潜伏期的感染。

二、医院感染的分类(types of nosocomial infection)

(一) 微生物来源分类

1. 内源性医院感染(endogenous nosocomial infection)　亦称自身医院感染或自身感染。是指患者在医院内由于某种原因使自身寄居的正常菌群转变为条件致病菌而导致的感染。

2. 外源性医院感染(exogenous nosocomial infection)　亦称交叉感染(cross infection)是指来自其他患者、探视者、医务人员、医院环境或医源性操作等携带的微生物导致的感染,又

称为环境感染(environmental infection)

(二) 感染部位分类

参见相关内容。

三、医院感染的微生物(microorganisms of nosocomial infection)

(一) 医院感染微生物的特点

其特点主要为内源性机会性微生物所引起;亦可由外源性微生物引起医院感染的爆发流行。

(二) 医院感染的主要微生物

参见机会性感染的有关内容。

四、医院感染的危险因素

(一) 易感对象

1. 年龄因素 老年人和婴幼儿易发生医院感染。
2. 基础疾病 免疫功能缺陷和原发病或基础疾病伴有免疫功能紊乱的患者易发生医院感染,也是其死亡的主要原因。如 AIDS、白血病、糖尿病、尿毒症、肝硬化、心瓣膜病等。

(二) 诊疗技术及介入性检查与治疗

1. 诊疗技术
(1) 器官移植。
(2) 血液透析和腹膜透析。
2. 介入性检查与治疗
(1) 介入性检查:各种内窥镜检查均属于创伤性诊断技术,常可降低局部黏膜免疫力,亦可导致正常菌群寄居部位改变,也可因器械消毒灭菌不彻底而将外源性微生物带入检查部位,引起感染。
(2) 介入性治疗:气管切开插管、大静脉插管、留置导尿、伤口引流、人工心脏瓣膜、人工关节以及动脉导管等生物医学植入物(biomedical implants)的使用,不仅破坏皮肤黏膜屏障,造成正常菌群寄居部位改变,还可使被带入的细菌在介入性治疗所用的生物材料上黏附,形成生物膜(biomembrane),引起医源性感染。

五、医院感染的预防和控制(prevention and treatment of nosocomial infection)

1. 消毒灭菌(disinfection and sterilization)。

2. 隔离预防(isolation precaution) 。

3. 合理使用抗菌药物(reasonable administration of antibiotics) 。

第六节 强化训练

一、判断题

1. 正常菌群是寄生于人体的对人无害而有益的微生物,不会引起疾病。(　　)

2. 正常人体各部位均存在着种类不同数量不等的正常微生物群。(　　)

3. 条件致病菌也称为机会致病菌,是在特定条件下由正常菌群转化而来的。(　　)

4. 医院内感染是在住院期间由患者体内的正常菌群转化为条件致病菌所致。(　　)

5. 老年人和婴幼儿是医院感染的高危人群。(　　)

6. 介入性诊断和治疗均为医院感染的危险因素。(　　)

7. 医院感染的对象是指住院的患者。(　　)

8. 外源性医院感染是指其他人和环境因素携带的微生物侵入患者体内导致的感染。(　　)

9. 引起医院感染的细菌多为毒力弱或无明显毒力的菌株,且多为耐药性菌株。(　　)

10. 正常微生物优势菌群又称为益生菌,是常用的微生态调节剂。(　　)

二、填空题

1. 正常条件下,处于无菌状态的组织器官有_____、_____、_____和_____。

2. 导致机体微生态平衡失调的主要原因有_____、_____和_____。

3. 常作为正常微生物优势菌群的益生菌有_____、_____、_____等。

4. 常见的引起患者医院感染的基础疾病有_____、_____、_____和_____。

5. 常见的机会性致病菌有_____、_____、_____和_____。

6. 微生态平衡是由_____、_____和_____三方面因素决定的。

7. 医院感染的预防和控制原则是_____、_____和_____。

8. 常见的外源性医院感染的来源是_____、_____、_____和_____。

9. 根据微生物来源,可将医院感染分为_____和_____两大类。

10. 医院感染的对象主要为_____和_____。

三、名词解释

1. 正常菌群(normal flora)

2. 机会致病菌(opportunistic pathogen)

3. 医院内感染(nosocomial infection)

4. 微生态调节剂(microeubiosis modifier)

5. 生物医学植入物(biomedical implants)

6. 微生态平衡 (microeubiosis)

7. 重叠感染(super infection)

四、选择题

【A型题】

1. 正常情况下,无微生物存在的组织部位是( )
   A. 肠道　　　　　　B. 尿道　　　　　　C. 口腔　　　　　　D. 胸腔

2. 正常人肠道内正常微生物优势菌群是( )
   A. 双歧杆菌　　　　B. 大肠杆菌　　　　C. 白假丝酵母菌　　D. 变形杆菌

3. 健康妇女阴道内正常微生物优势菌群是( )
   A. 葡萄球菌　　　　B. 乳杆菌　　　　　C. 白假丝酵母菌　　D. 变形杆菌

4. 常见的引起重叠感染的条件致病性真菌是( )
   A. 肠球菌　　　　　B. 乳杆菌　　　　　C. 白假丝酵母菌　　D. 铜绿假单胞菌

5. 口腔正常微生物优势菌群,应除外( )
   A. 铜绿假单胞菌　　B. 棒状杆菌　　　　C. 放线菌　　　　　D. 口腔链球菌

五、问答题

1. 试述机体正常菌群的生理作用。
2. 微生态失调的常见原因有哪些?
3. 试述医院感染的危险因素及其与医院感染发生的关系。
4. 微生态失调的防治原则是什么?
5. 常见的引起外源性医院感染发生的原因有哪些?

(张炳华　王红英)

第七章 消毒与灭菌

本章要求：

1. 掌握消毒、灭菌、无菌及无菌操作的概念；湿热灭菌法和干热灭菌法的作用特点比较、常用种类及适用范围；紫外线杀菌的原理及作用特点。

2. 熟悉温度对微生物的影响；常用的低温保藏菌中的条件；常用消毒剂的种类、作用机制及用途。

3. 了解电离辐射、微波、超声波杀菌，滤过除菌的概念及应用。

第一节 重要的名词概念(important definitions)

理解熟记下列名词：

1. 消毒(disinfection)

2. 灭菌(sterilization)

3. 抑菌(bacteriostasis)

4. 防腐(antisepsis)

5. 无菌(asepsis)

6. 无菌操作(aseptic technique)

第二节 物理消毒灭菌法(physical agents for disinfection and sterilization)

一、热力灭菌法 (heat sterilization)

(一) 湿热灭菌法 (moist heating)

1. 巴氏消毒法(pasterization)　用较低温度杀死液体中的特定微生物,保持物品中所含不耐热成分不被破坏的方法。此法由法国微生物和免疫学家路易·巴斯德(louis pasteur, 1822—1885)创建。用于牛乳、酒类的消毒。具体方法有两种：

(1) 加热 61.1~62.8℃,30 分钟。

(2) 加热 71.7℃,15~30s。

2. 煮沸法(boiling)　在 101.325 kPa (1atm)条件下,加热水煮沸(100℃)维持 5 分钟,可杀死

细菌繁殖体,杀死细菌芽孢需煮沸 1~2 小时。此法常用于食具刀剪注射器等的消毒。

3. 流动蒸汽消毒法(steam) 又名 Arnold 流通蒸汽灭菌法,100℃维持 15~30 分钟,可杀死细菌繁殖体。

4. 间歇蒸汽灭菌法(fractional sterilization) 利用反复多次的流通蒸汽间歇加热以达到灭菌目的。将需灭菌物品置于流通蒸汽灭菌器内,100℃加热 15~30 分钟,杀死其中的繁殖体;但尚有残存的芽孢。取出后放 37℃过夜,是芽孢发育成繁殖体,次日再蒸一次,如此连续三次可达灭菌效果。

5. 高压蒸汽灭菌法(autoclaving) 灭菌效果最好,医疗实践中最常用的消毒灭菌法。是利用高压蒸汽灭菌器,在 103.4 kPa(1.05kg/cm²)蒸汽压下,121.3℃,维持15~30 分钟,可杀灭包括细菌芽孢在内的所有微生物。

(二) 干热灭菌法(dry heating)

1. 焚烧(burning/set on fire)。

2. 烧灼(burning)。

3. 干烤 (bake/roast)。

4. 红外线(infrared ray) 波长 0.77~1000um 其中 1~10um 效果最佳。

二、辐射灭菌法(radiation)

(一) 紫外线(ultraviolet rays light,UV)

1. 杀菌原理 波长 240~300nm 的紫外线具有杀菌作用,其中以 265~266nm 杀菌作用最强,这与 DNA 吸收光谱一致,可使细菌核质 DNA 链上两个相邻的胸腺嘧啶以共价键结合形成二聚体,干扰细菌 DNA 的复制与转录,导致细菌的变异死亡。紫外线不仅可杀死 DNA 病毒,亦可杀死 RNA 病毒,如对 SARS-coV 有灭活作用。

2. 作用特点 紫外线穿透力弱,故仅适用于物体表面或空气的消毒灭菌。

(二) 电离辐射(lonization radiation)

电离辐射利用高速电子、X 射线和 γ 射线具有较高的能量和强大的穿透力杀死微生物。适用于一次性医疗用品、食品、药品和生物制品的消毒或灭菌。

(三) 微波(microwave)

微波波长 10~1000 mm 的电磁波,可穿透玻璃、陶瓷和薄塑料等物质但不能穿透金属表面。微波主要靠热效应灭菌。

三、滤过除菌法(filtration)

滤过除菌法 (filtration)使用物理阻留的方法除去液体或空气中细菌达到无菌的目的。主要适用于不耐高温的血清、毒素、抗生素以及空气等的除菌,但不能除去支原体和病毒。

常用的滤菌器(filter)有薄膜滤菌器、玻璃滤菌器、石棉滤菌器和素陶瓷滤菌器等。

四、超声波杀菌法(ultrasonic wave supersonic wave)

是利用人耳听不到的高于20kHz/s的声波即超声波裂解细菌的方法。主要用于粉碎细胞,提取细胞组分或制备抗原等。

五、干燥与低温抑菌法(dry and low temperature)

干燥法常用于保存食物,盐渍或糖渍食品可使细菌体内水分逸出造成生理性干燥,使细菌的生命活动停止从而防止食物变质。

低温可使细菌新陈代谢减慢,故常用于保存菌种和毒种。常用的低温条件有-4℃、-20℃、-70℃(二氧化碳干冰温度)、-196℃(液氮温度)。长期保存还可用真空冷冻干燥法(lyophilization),一般可保存菌种或毒种数年至数十年;是目前保存菌种最好的方法。

第三节　化学消毒灭菌法(chemical agents for disinfection and sterilization)

一、消毒剂的种类、作用机制与用途

要求重点记忆。

二、消毒剂的应用

1. 病人排泄物与分泌物的消毒。
2. 皮肤　外科手术病人手术野皮肤的消毒,常用2.5%碘酒、75%乙醇溶液。
3. 黏膜　1%硝酸银或2%蛋白银滴眼用于预防新生儿淋菌性结膜炎;3% H_2O_2用于口腔黏膜消毒;0.1%高锰酸钾或0.01%~0.1%氯己定用于冲洗尿道、阴道、膀胱等。
4. 手　0.2%来苏、0.2%~0.5%过氧乙酸、2.5%碘酒、70%乙醇均可用于手的消毒。
5. 空气　12.5~25ml/m³甲醛溶液熏蒸12~24h;2%过氧乙酸8ml/m³喷雾1h或紫外线照射1h/次,每日2~3次。
6. 房间、地面、墙壁、门窗　用0.2%~0.4%过氧乙酸200 ml/m²,喷雾30~60 min。
7. 饮水　氯气或含氯石灰(漂白粉)用于自来水消毒。
8. 尸体　0.5%过氧乙酸湿布单包裹后焚烧深埋。

第四节　影响消毒灭菌效果的因素

1. 消毒剂的性质浓度与作用时间。

2. 微生物的种类与数量。

3. 温度。

4. 酸碱度。

5. 有机物。

第五节 强化训练

一、名词解释

1. 消毒（disinfection）

2. 灭菌（sterilization）

3. 抑菌（bacteriostasis）

4. 防腐（antisepsis）

5. 无菌（asepsis）

6. 无菌操作（aseptic technique）

7. 高压蒸汽灭菌法（autoclaving）

8. 巴氏消毒法（pasterization）

二、填空题

1. 常用的湿热消毒灭菌法有＿＿＿＿＿、＿＿＿＿＿、＿＿＿＿＿、＿＿＿＿＿、＿＿＿＿＿。

2. 一般化学消毒剂在常用浓度下只对细菌的＿＿＿＿＿有效；要杀死芽孢，则需提高消毒剂的＿＿＿＿＿和＿＿＿＿＿。

3. 紫外线杀菌的机制是干扰细菌＿＿＿＿＿复制与转录，导致细菌＿＿＿＿＿和＿＿＿＿＿。

4. 紫外线杀菌的特点是＿＿＿＿＿，只适合于＿＿＿＿＿和＿＿＿＿＿的消毒。

5. 常用于外科手术区皮肤消毒的化学消毒剂是＿＿＿＿＿和＿＿＿＿＿。

6. 高压蒸汽灭菌法的有效作用条件是＿＿＿＿＿、＿＿＿＿＿、＿＿＿＿＿。

7. 巴氏消毒法常用于＿＿＿＿＿和＿＿＿＿＿的消毒。

8. 常用的干热灭菌法有＿＿＿＿＿、＿＿＿＿＿。

9. 常用的预防新生儿淋菌性结膜炎的滴眼剂是＿＿＿＿＿或＿＿＿＿＿。

10. 传染病人尸体可采用＿＿＿＿＿湿布单包裹后＿＿＿＿＿。

三、选择题

【A 型题】

1. 杀灭细菌芽孢的最有效方法是（　　　）

　　A. 紫外线照射　　　　B. 煮沸消毒法　　　　C. 高压蒸汽灭菌法　　　D. 巴氏消毒法

2. 湿热灭菌法中效果最好的是（　　　）

　　A. 高压蒸汽灭菌法　　B. 煮沸消毒法　　　　C. 间歇灭菌法　　　　　D. 巴氏消毒法

3. 乙醇消毒的最适宜浓度是（　　　）

　　A. 99%　　　　　　　B. 95%　　　　　　　C. 50%　　　　　　　D. 75%

4. 杀灭物体上所有微生物包括细菌芽孢的方法是指(　　　)

　　A. 消毒　　　　　　　B. 灭菌　　　　　　　C. 抑菌　　　　　　　D. 防腐

5. 杀灭物体上病原微生物的方法是指(　　　)

　　A. 灭菌　　　　　　　B. 消毒　　　　　　　C. 防腐　　　　　　　D. 抑菌

6. 外科手术室、病房及婴儿室常采用的消毒灭菌方法是(　　　)

　　A. X 射线照射　　　B. 高压蒸汽灭菌法　　C. 紫外线照射　　　D. 巴氏消毒法

7. 常用于饮水消毒的化学消毒剂是(　　　)

　　A. 高锰酸钾　　　　　B. 氯　　　　　　　　C. 来苏尔　　　　　　D. 过氧乙酸

8. 适用于诊断血清、抗毒素等生物制品除菌的方法是

　　A. X 射线照射　　　B. 滤菌器过滤　　　　C. 紫外线照射　　　D. 巴氏消毒法

9. 常用干烤法灭菌的实验器材是(　　　)

　　A. 手术刀剪　　　　　B. 玻璃器皿　　　　　C. 橡胶手套　　　　　D. 手术衣帽

10. 长期保存菌种和毒种的方法是(　　　)

　　A. 4℃冷藏保存　　　B. 20℃冷冻保存　　　C. 40℃冷冻保存　　　D. 冷冻真空干燥法保存

四、问答题

1. 试比较在同样温度,同样作用时间条件下,湿热灭菌和干热灭菌法哪种效果好? 为什么?
2. 试述化学消毒剂的作用机制。
3. 试述紫外线杀菌作用原理,作用特点及应用范围。

(张炳华　王红英)

第八章 病原学诊断与特异性防治

本章要求：

1. 掌握细菌学诊断的基本原则(病原菌检测和血清学诊断)。
2. 掌握血清学诊断的原理、结果判定原则及实际用途。
3. 掌握人工主动免疫和人工被动免疫的原理、制剂、免疫特点和用途。
4. 掌握活疫苗和死疫苗的区别。
5. 熟悉病原菌形态学检查(革兰染色法和抗酸染色法)及油镜的使用。
6. 熟悉病原菌分离培养与鉴定的主要步骤(分离培养、纯培养及生化反应、血清学鉴定和药敏试验)。
7. 了解病毒学诊断的基本原则(分离鉴定与血清学诊断)。
8. 了解真菌学诊断的基本原则(直接镜检与分离培养)。
9. 了解细菌、病毒、真菌感染的取材原则。
10. 了解细菌、病毒、真菌感染的快速诊断方法。

第一节 细菌学诊断(bacteriological diagnosis)

一、病原菌检测(examination of pathogenic bacreium)

(一) 标本采集(specimen collection)

标本的采集与送检质量直接关系到病原菌的检测结果,为提高检出率,避免诊断错误,应遵循以下原则:

1. 根据疾病的种类,发生部位及发病的不同时期采集不同的标本。
2. 严格无菌操作避免标本污染。
3. 应尽可能在疾病早期和抗菌药物使用前采集标本。
4. 采集的标本应尽快送检。
5. 送检标本应做好标记,详细填写化验单。

（二）细菌形态与结构检查（examination of bacterial morphology and structure）

采集适当的标本涂片,借助显微镜放大技术可进行不染色标本和染色标本的观察,以达到形态学诊断之目的。

1. 显微镜放大法（microscope enlargement）

（1）普通光学显微镜（light microscope）:以可见光为光源,波长 $0.4\sim0.7\mu m$,平均约 $0.5\mu m$。其分辨率仅为光波波长的 $1/2$,即 $0.25\mu m$。$0.25\mu m$ 的微粒经油镜放大 1000 倍后成 $0.25\ mm$,人眼便能看清。一般细菌都大于 $0.25\mu m$,故常用普通光学显微镜油镜放大 1000 倍观察细菌的染色标本。

（2）电子显微镜（electron microscope）:是利用电子流代替光波,以电磁圈代替放大透镜。电子波长极短,约为 $0.005\ nm$,其放大倍数可达 10 万倍或几十万倍,能分辨的 $1\ nm$ 微粒。广泛用于微生物形态和内部超微结构的观察。根据使用原理和用途还可分为透射电镜（transmission electron microscope, TEM）和扫描电镜（scanning electron microscope, SEM）两类。

（3）荧光显微镜（fluorescent microscope）。

（4）暗视野显微镜（dark-field microscope）。

2. 不染色标本检查法（examination of non-staining specimen）　主要用于观察细菌动力。

3. 染色标本检查法（examination of staining specimen）

（1）单染色法。

（2）鉴别染色法

1）革兰染色法。

2）抗酸染色法。

3）特殊结构染色法。

（三）病原菌的分离和鉴定（isolation and identification of pathogens）

1. 分离培养（isolation culture）。

2. 纯培养（pure culture）。

3. 生化反应（biochemical reaction）。

4. 血清学鉴定（serological identification）。

5. 动物试验（animal test）。

6. 抗生素药物敏感试验（antibiotic susceptible test）。

（四）病原菌抗原的检测

该检测可采用免疫学方法进行临床标本中微量抗原成分的检测,具有快速、敏感、特异性高、简便的特点。常用方法有酶连免疫吸附测定法、免疫荧光法等。

（五）其他检测法

PCR 技术检测细菌核酸;气相色谱法鉴别厌氧菌;^{13}C、^{14}C 呼吸试验检测幽门螺杆菌产生的尿素酶等。

二、血清学诊断（serological diagnosis）

（一）原理和用途

该诊断是利用抗原抗体特异性结合的原理,用已知 Ag 检测病人血清和其他体液中未知 Ab 及其量的变化,作为感染性疾病的辅助诊断指标,也可用于调查人群对某种病原体的免疫水平及检测预防接种效果。

（二）结果判定

血清学诊断一般用于病原菌抗原性强,以及病程较长的传染病诊断。通常需采取双份血清即发病初期和恢复期血清,分别测定其抗体效价。因为在传染病流行区,健康人群由于隐性感染或预防接种,其血清中常有一定水平的抗体存在即正常效价（normal titer）,单份血清检测结果常不能区分现症感染或既往感染。如果恢复期血清抗体效价比早期升高 4 倍或以上时则可认为现症感染。

（三）常用方法

1. Widal test　用于伤寒杆菌和副伤寒杆菌引起的肠热症的辅助诊断

2. Weil-felix test　是用变形杆菌 OX_2、OX_{19}、OX_K 的菌体抗原（O-Ag）作为替代抗原检测立克次体引起的斑疹伤寒和恙虫热病人血清中立克次体耐热多糖抗原的交叉凝集试验,此试验用于立克次体引起的斑疹伤寒和恙虫热的辅助诊断。

3. Enzyme-linked immunosorbent assay（ELISA）　广泛用于临床标本中各种病原体抗原或抗体的检测。

4. Co-agglutination test　是用 SPA-诊断血清检测标本中微量病原菌抗原的快速试验。

5. Anti-streptolysin O test（ASO）　是用乙型溶血性链球菌 SLO 抗原检测病人血清中相应抗体的中和试验,常用于急性风湿热等与乙型溶血性链球菌感染有关的超敏反应性疾病的辅助诊断。

6. Latex agglutination test　常用于脑脊液标本中脑膜炎球菌和流感嗜血杆菌抗原的检测。

第二节　病毒学诊断（virological diagnosis）

一、标本的采取与送检

与细菌性标本的处理原则基本相同。但应注意以下几点:

1. 污染性标本应加抗生素处理。

2. 低温保存尽快送检。

3. 采集双份血清用于血清学诊断。

二、病毒的分离与鉴定

（一）病毒分离培养

1. 动物接种。

2. 鸡胚培养。

3. 细胞培养　病毒在培养细胞中的增殖指标。

（1）细胞的变化

1）细胞病变（cytopathic effect，CPE）。

2）包涵体形成（forming inclusion body）。

3）多核巨细胞（multinucleated cell）。

（2）红细胞吸附（hemadsorption，Had）。

（3）干扰现象（interference）。

（4）细胞代谢的改变（changes of cell metabolism）。

（二）病毒数量与感染性测定

对于已在动物、鸡胚和细胞培养中增殖的病毒，必须进行感染性和数量的测定，常用方法有 50% 组织细胞感染量测定法（50% tissue cell culture infectious dose，$TCID_{50}$）和 50% 感染量测定（50% infectious dose，ID_{50}）及蚀斑测定法（plaque-forming test）。

（三）新分离病毒的鉴定

详见相关内容。

三、病毒感染的血清学诊断

（一）原理

原理是用已知的病毒抗原检测病人血清中有无相应的抗体及其含量，对某些病毒性疾病进行辅助诊断，因须待感染后抗体产生始能检测故不能进行早期诊断。

（二）用途

1. 采取标本分离病毒已晚时可采用血清抗体测定来进行诊断。

2. 目前尚无分离该病毒的方法或难以分离的病毒。

3. 佐证所分离的病毒有临床意义。

4. 进行血清流行病学调查，以研究病毒性疾病的流行规律。

（三）方法

1. 中和试验（neutralizing test，NTtest）。

2. 补体结合试验(complement fixation test,CF test)。

3. 血凝抑制试验(hemagglutination inhibition test,HI test)。

4. 凝胶免疫扩散试验(gel immunodiffusion test)。

四、病毒感染的快速诊断

(一) 形态学检查

1. 电镜和免疫电镜检查　含有高浓度病毒颗粒的样品,可直接应用电镜技术观察,对那些不能进行细胞培养或培养有困难的病毒,可用免疫电镜技术检查。

2. 普通光学显微镜检查　主要用于检查病毒包涵体。

(二) 病毒蛋白抗原检查

1. 免疫荧光技术(immunofluorescence)　用已知的荧光标记抗体(直接法)或抗抗体(间接法)检测标本中病毒抗原。

2. 固相放射免疫测定(solid-phase radioimmunoassay)　用特异性抗体吸附到微量反应板孔底部的塑胶小球上,与待检病毒抗原结合,洗涤后再加放射性同位素标记的特异性抗体,生成标记复合物,用γ-计数器检测。此法可检测到ng(10^{-9}g)至pg(10^{-12}g)水平的抗原,敏感性好,特异性高。

(三) 特异性 IgM 抗体的检测

检测特异性 IgM 抗体用于急性病毒感染和胚胎内病毒感染的早期诊断。

(四) 检测病毒核酸

1. 核酸杂交技术　常用于病毒检测的有斑点杂交,DNA 印迹杂交和 RNA 印迹杂交等。

2. 核酸扩增技术　常用的有聚合酶链式反应(polymerase chain reaction,PCR)技术。

第三节　真菌学诊断(mycology diagnosis)

一、标本采集

根据病情和病变部位采取适当材料送检。浅部真菌感染一般取局部皮屑、毛发、甲屑等标本;深部真菌感染则应根据病情取痰、血液、胸、腹水、脑脊液、分泌物及排泄物等。

二、病原性真菌的检查与鉴定

(一) 直接镜检

1. 不染色标本　用于浅部真菌感染标本如局部皮肤的皮屑、毛发、甲屑等角质标本,可先用 10% KOH 溶液微加热处理,使标本软化透明,加盖玻片后镜检,若发现菌丝和成串的孢子即可诊断为真菌病。

2. 染色标本　用于深部真菌感染标本的检查,如白假丝酵母菌和新生隐球菌等,前者经革兰染色镜检可见革兰阳性的卵圆形、大小不均、着色不匀的菌体,还可见芽生孢子或假菌丝;后者经墨汁负染色可见卵圆形菌体周围有肥厚的荚膜。

(二) 分离培养

分离培养常用沙保弱氏琼脂(sabouraud dextrose agar,SDA)培养基或含有抗生素和放线菌酮的改良沙保弱氏培养基进行真菌标本的分离培养。

(三) 动物实验

动物实验常用于分离致病性真菌,确定被检真菌的致病性,研究药物对真菌的作用等。

(四) 皮肤超敏反应试验

三、真菌的快速诊断

1. 血清学试验　检测真菌抗原或机体感染后所产生的抗体,常用于深部感染真菌病的辅助诊断。常用 ELISA 法检测新生隐球菌和白假丝酵母菌感染标本中的抗原或抗体。

2. 核酸的检测。

3. 真菌毒素检测。

第四节　特异性预防与治疗

一、人工主动免疫(artificial active immunization)

(一) 原理

原理是用人工的方法给人体接种疫苗或类毒素等抗原物质,使机体产生特异性获得性免疫力的措施,常用于传染病的特异性预防。

(二) 常用制剂

1. 疫苗(vaccine)　疫苗种类很多,主要有以下几种。

(1) 死疫苗(killed vaccine)。

(2) 活疫苗(living vaccine or attenuated vaccine)。

(3) 新型活疫苗(new-type living vaccine)。

(4) 基因工程疫苗(Gene engineering vaccine)。

(5) 重组载体疫苗(recombinant carrier vaccine)。

(6) 合成疫苗(synthetic vaccine)。

（7）亚单位疫苗（subunit vaccine）。

（8）DNA 疫苗（DNA vaccine）。

（9）转基因植物疫苗。

（10）治疗疫苗。

活疫苗和死疫苗各有优缺点，一般认为活疫苗优于死疫苗；要求掌握。

2. 类毒素（toxoid）　是细菌外毒素（兼具毒性和抗原性）经 0.3%~0.4% 甲醛处理后失去毒性，仍保持抗原性的生物制剂。

二、人工被动免疫（artificial passive immunization）

（一）原理

原理是给人体输入现成的免疫物质如含有特异性抗体的免疫血清、纯化的免疫球蛋白抗体或细胞因子等免疫制剂，使机体立即获得特异性免疫力的方法。常用于某些急性传染病或毒素性疾病的紧急预防或特异性治疗。

（二）常用制剂

1. 抗毒素（antitoxin）　是用类毒素或外毒素多次免疫马制备的含有高效价特异性抗体的马血清制剂。经分离提纯后可制成精致抗毒素，用于外毒素所致疾病的紧急预防和治疗。使用时须注意可能会引起超敏反应的问题。

2. 抗菌血清（antibacterial sera）　是用标准菌株抗原免疫动物（家兔等）制备的特异性抗菌抗体，内含高效价的特异性 IgG，目前仅用于多重耐药菌株所致疾病的治疗。如铜绿假单胞菌引起的感染等。

3. 抗病毒血清（antiviral sera）　是用标准病毒抗原免疫动物（家兔等）制备的特异性抗病毒抗体，内含高效价的特异性 IgG，常用于某些病毒性疾病的治疗，如狂犬病等。

4. 胎盘丙种球蛋白（placental gammaglobulin）、血清丙种球蛋白（scrum gammaglobulin）。

5. 细胞因子（cytokines）　IL-1、IL-2、γ-IFN 等。

两种人工免疫的比较，要求掌握。

第五节　强 化 训 练

一、判断题

1. 细菌、病毒和真菌的形态均可用普通光学显微镜油镜观察。（　　）

2. 常用的细菌鉴别染色法有革兰染色法和抗酸染色法。（　　）

3. 用于血清学诊断的双份血清是指发病初期和恢复期血清。（　　）

4. 血清抗体检测结果恢复期效价高于发病初期效价即有诊断意义。（　　）

5. 人工接种疫苗和类毒素主要用于传染病的特异性预防。（　　）

6. 抗毒素可用于某些传染病和毒素性疾病的特异性治疗。（　　）

7. ASO 试验是用已知抗体检测乙型溶血性链球菌 SLO 抗原的中和试验。（　　）

8. Widal test 主要用于伤寒杆菌和副伤寒杆菌所致肠热症的辅助诊断。（　　）

9. 检测特异性 IgM 抗体用于急性病毒感染和胚胎内病毒感染的早期诊断。（　　）

10. 常用普通光学显微镜检查感染细胞内的包涵体,作为某些病毒感染的辅助诊断。（　　）

二、填空题

1. 常用的细菌鉴别染色法有_____、_____和_____。

2. 常用的病原菌分离鉴定程序是_____、_____和_____。

3. 常用于细菌性感染的血清学诊断方法有_____、_____、_____和_____。

4. 常用于病毒感染标本分离与鉴定的方法是_____、_____和_____。

5. 病毒感染的血清学诊断方法有_____、_____、_____等。

6. 常用的病毒数量与感染性测定指标有_____、_____及_____等。

7. 常用于特异性预防的疫苗有_____、_____、_____及_____等。

8. 人工被动免疫常用制剂有_____、_____、_____和_____。

9. 常用的人工免疫方法有_____和_____。

10. 常用的真菌分离培养基是_____。

三、名词解释

1. 肥达试验（Widal test）

2. 酶联免疫吸附试验（enzyme-linked immunosorbent assay, ELISA）

3. 中和试验（neutralizing test, NTtest）

4. 血凝抑制试验（hemagglutination inhibition test, HI test）

5. 人工主动免疫（artificial active immunization）

6. 人工被动免疫（artificial passive immunization）

四、问答题

1. 试述细菌学诊断的基本原则。

2. 试述血清学诊断的原理、结果判定原则及实际用途。

3. 试述人工主动免疫和人工被动免疫的原理、制剂、免疫特点和用途。

4. 比较说明活疫苗和死疫苗的优缺点。

5. 比较说明外毒素、类毒素和抗毒素三者之间的关系。

6. 病原菌检查的一般程序有哪几步?

7. 常用的病毒分离鉴定法有哪些?

8. 病毒感染的快速诊断方法有哪些?

（张炳华　王红英）

第二篇　细　菌　学

第九章 化脓性细菌

本章要求:

1. 掌握化脓性细菌的致病性和免疫性。
2. 熟悉化脓性细菌的种类、生物学特性鉴别要点、葡萄球菌和链球菌的分类。

第一节 葡萄球菌属(*Staphylococcus*)

一、生物学特性(biological characteristics)

(一)形态与染色

1. 球形,无鞭毛、无芽孢,呈葡萄串状排列。脓汁标本中常呈散在或短链状排列。革兰染色阳性。

2. 当衰老、死亡或被中性粒细胞吞噬后可转变为革兰阴性;在青霉素和头孢菌素等抗生素作用下可变为 L 型菌。

(二)培养特性

1. 营养要求不高,能产生有脂溶性色素的菌落,据此可将其分为金黄色葡萄球菌、白色葡萄球菌、柠檬色葡萄球菌。

2. 致病性葡萄球菌在血平板上可形成透明的溶血环,呈 β-溶血。

3. 致病性葡萄球菌在含 20%~30% CO_2 的环境中孵育,产生毒素最佳。

4. 耐盐性强。

(三)生化反应

触酶试验阳性;致病性葡萄球菌能分解甘露醇,产酸不产气。

(四)抗原构造

1. 葡萄球菌 A 蛋白(SPA) 存在于金黄色葡萄球菌细胞壁的一种表面抗原。

(1)能与人和多种哺乳动物血清中的 IgG(IgG1、IgG2、IgG4)的 Fc 段非特异性结合,其 Fab 段则能和相应的抗原发生特异性结合出现协同凝集反应(coagglutination)。

(2)SPA 与 IgG 结合形成的复合物具有抗吞噬作用,是 T 淋巴细胞、B 淋巴细胞良好的促分裂原。

2. 荚膜抗原　存在于致病性葡萄球菌细胞壁表面,有利于黏附。

3. 多糖抗原　存在于细胞壁。

(五) 分类及鉴别

根据生化反应和色素等特点可将葡萄球菌分为三种,其主要生物学特性见表 9-1。

表 9-1　三种葡萄球菌对比表

性状 (characteristics)	金黄色葡萄球菌 (Staph. aureus)	表皮葡萄球菌 (Staph.epidermidis)	腐生性葡萄球菌 (Staph.sarophyticus)
色素	金黄色	白色	柠檬色
血浆凝固酶	+	–	–
α 溶血毒素	+	–	–
耐热核酸酶	+	–	–
A 蛋白	+	–	–
磷壁酸类型	核糖醇型	甘油型	兼有
分解甘露醇	+	–	–
噬菌体分型	多数能	不能	不能
致病性	强	弱或无	无

(六) 抵抗力

葡萄球菌对外界因素的抵抗力强于其他无芽孢细菌。

1. 在干燥脓汁、痰液中可存活 2~3 个月。

2. 耐热,80℃环境里 30 分钟可杀死。

3. 对碱性染料敏感, 5~10ppm 甲柴可抑制其生长。

4. 因滥用抗生素,耐药菌株增多,对青霉素 G 的耐药菌株已高达 90% 以上,特别是耐甲氧西林金黄色葡萄球菌(methicillin-resistant *S.aureus*, MRSA)。

二、致病性和免疫性(pathogenicity and Immunity)

(一) 致病物质

1. 血浆凝固酶(coagulase)　由金黄色葡萄球菌合成及分泌的胞外酶,有两种。

(1) 游离型:分泌到菌体外,在人和兔血浆中协同因子作用下,被激活成为凝固酶。使液态纤维蛋白原变为固态纤维蛋白。用试管法可检测。

(2) 结合型:结合在菌体表面,有纤维蛋白原受体,可结合纤维蛋白原,使菌体凝聚。可用玻片法测定。

1) 抗吞噬作用:血浆凝固酶能使周围血液或血浆中的纤维蛋白沉积于菌体表面或集聚于菌体周围,能抵抗机体内吞噬细胞和其他杀菌物质的破坏作用,并能阻挡病灶脓汁的扩散,使感染病灶局限化。

2）抗原性：血浆凝固酶具有免疫原性，刺激机体产生的抗体具有保护作用。

2. 葡萄球菌溶血素（staphylolysin）　为外毒素。对人致病的毒素主要为 α 毒素，能杀伤粒细胞和血小板；能使局部小血管收缩，导致局部组织缺血和坏死。可脱毒成类毒素。

3. 杀白细胞素（leukocidin）　能破坏中性粒细胞和巨噬细胞。

4. 肠毒素（enterotoxin）　约 1/3 临床分离的金黄色葡萄球菌可产生肠毒素。可分为 9 个血清型，以 A、D 型多见。它是一组对热稳定的可溶性蛋白。耐 100℃ 30 分钟；抵抗胃肠液中蛋白酶的水解作用。毒素入血到达中枢神经系统，可刺激呕吐中枢引起以呕吐为主的食物中毒。

5. 表皮剥脱性毒素（exfoliatin）　又称表皮溶解毒素。可使表皮组织的棘状颗粒层裂解，致表皮与真皮脱离。引起剥脱性皮炎，又称为烫伤样皮肤综合征（staphylococcal scalded skin syndrome，SSSS）。

6. 毒性休克综合征毒素-1（toxic shock syndrome toxin 1，TSST-1）　可致机体发热，休克及脱屑性皮疹；增加宿主对内毒素的敏感性，诱导产生 IL-1、IFN、TNF 等，引起机体多个系统功能紊乱或毒性休克综合征（TSS）。

（二）所致疾病

1. 侵袭性感染　主要由侵袭性酶类引起化脓性炎症。特点是病灶比较局限，并且同周围组织界限清楚，脓汁黄而黏稠。

（1）局部感染：毛囊炎、痈、脓疱疮、伤口化脓、气管炎、肺炎、中耳炎、尿路感染、脓胸及其他脏器感染等。

（2）全身感染：败血症或脓毒血症。

2. 毒素性疾病

（1）食物中毒：进食含葡萄球菌肠毒素的食物 1~6 小时发病，持续 1~2 天。以呕吐为主；发病急，恢复快。

（2）假膜性肠炎：菌群失调性肠炎。当肠道内脆弱类杆菌、大肠杆菌等优势菌因为长期大量使用广谱抗生素被抑制或杀灭后，耐药的金黄色葡萄球菌趁机大量繁殖产生肠毒素，引起以腹泻为主的临床症状。

（3）烫伤样皮肤综合征（SSSS）：又名剥脱性皮炎由金黄色葡萄球菌产生的表皮溶解毒素引起，临床表现为皮肤红斑，表皮起皱、脱落。多见于婴幼儿或免疫功能低下者。

（4）毒性休克综合征（TSS）：主要由金黄色葡萄球菌产生的 TSST-1 引起。临床表现为急性高热，低血压，猩红热样皮疹和脱屑，严重者可有休克。有些患者伴有呕吐、腹泻、肌痛等症。

（三）免疫性

人体对葡萄球菌感染有天然免疫力，常在皮肤黏膜损伤或其他疾病导致机体免疫力降低时发生感染。病后免疫力不牢固。

三、微生物学检查（microbiological diagnosis）

1. 采集标本　根据病变部位采集适当的标本，如脓汁、血液、粪便、呕吐物等。

2. 直接涂片革兰染色镜检。

3. 分离培养与鉴定 致病性葡萄球菌的鉴定。

(1) 金黄色色素。

(2) 血平板上菌落周围有透明的溶血环。

(3) 分解甘露醇产酸。

(4) 血浆凝固酶试验阳性。

(5) 耐热核酸酶试验阳性。

4. 肠毒素的检查 采用动物毒力试验或用 ELISA 法直接检查标本中的毒素。

第二节 链球菌属(*Streptococcus*)

一、链球菌的分类

(一) 根据溶血现象分为

1. 甲型溶血性链球菌(α-hemolytic streptococcus) 菌落周围有狭窄的草绿色的溶血环,称甲型溶血或 α 溶血。多为条件致病菌,引起亚急性细菌性心内膜炎。

2. 乙型溶血性链球菌(β-hemolytic streptococcus) 菌落周围有宽大透明溶血环,称乙型溶血或 β 溶血,也称为溶血性链球菌(streptococcus hemolyticus)。致病力极强,引起人类和动物多种疾病。

3. 丙型链球菌(γ- streptococcus) 菌落周围无溶血环,又称为不溶血性链球菌。一般不致病。

(二) 根据抗原结构分类

1. 所有链球菌胞壁上都有 C 多糖抗原,按细胞壁中多糖抗原的不同分为:A、B、C、D、E、F、G、H、K、L、M、N、O、P、Q、R、S、T、U 和 V 20 个血清群,对人类致病的链球菌约 90% 属于 A 群,而且主要是乙型溶血。

2. 同群链球菌间,因蛋白质抗原不同可分为若干型。如 A 群根据 M 抗原不同,可分为 100 多个血清型。

3. 根据对氧气的需求分为:需氧菌、兼性厌氧菌、厌氧菌。

二、A 群链球菌

(一) 生物学特性(biological characteristics)

1. 形态与染色 革兰染色阳性,呈球形或卵圆形,链状排列球菌。

2. 培养特性

(1) 营养要求高,血平板上形成微小灰白色,半透明的菌落(0.5~0.75mm)。

(2) 在血清肉汤培养基中形成长链,呈絮状沉淀生长。

3. 生化反应 触酶试验阴性;菊糖分解试验阴性;胆汁溶菌试验阴性;后两项试验可用于甲型链球菌和肺炎链球菌的鉴别。

4. 抗原结构

（1）表面抗原（S-Ag）：位于多糖抗原外层的蛋白质抗原，具有型特异性。A 群链球菌具有 M、T、R 和 S4 种不同性质的蛋白质抗原，与致病性有关的是 M 抗原。

（2）多糖抗原（C-Ag）：具有群特异性。

（3）核蛋白抗原（P-Ag）：无特异性，各种链球菌间均相同，并与葡萄球菌有交叉。

5. 抵抗力 较弱，对热和消毒剂敏感。对青霉素、四环素、红霉素和磺胺药敏感，极少产生耐药。

（二）致病性和免疫性（pathogenicity and Immunity）

1. 致病物质

（1）细菌细胞壁成分

1）脂磷壁酸（lipoteichoic，LTA）：与 M 蛋白共同组成链球菌的菌毛结构。人口腔黏膜、皮肤上皮细胞、血小板及白细胞等的胞膜表面均有脂磷壁酸结合点。

2）M 蛋白（M protein）：A 族链球菌细胞壁表面抗原，有抗吞噬作用并与人体心肌、肾小球基底膜及关节滑膜有相同的抗原性，其与相应抗体形成的免疫复合物可引起超敏反应性疾病，如风湿热和肾小球肾炎等。

3）肽聚糖（peptidoglycan）：具有导致发热、溶解血小板、提高血管通透性和诱发关节炎等作用。

4）细菌胞壁受体：与纤维蛋白、IgG、IgA 等结合有利于菌黏附于宿主细胞。

5）F 蛋白（protein F），位于化脓性链球菌胞壁内，具有纤维粘连蛋白（fibronectin）的受体，促使链球菌黏附到上皮细胞表面，有利于细菌在宿主体内定植和繁殖。

（2）外毒素类

1）致热外毒素（pyrogenic exotoxin，SPE）：又称红疹毒素（erythrogenic toxin）或猩红热毒素（scarlet fever toxin），有 A、B、C 3 个血清型，3 型间无交叉免疫。有致热作用、细胞毒作用，可使病人出现皮疹。这是引起猩红热的主要毒素。抗原性强，可刺激机体产生抗毒素。

2）链球菌溶血素（streptolysin）：根据对氧的稳定性，有 SLO 和 SLS 两种。

SLO 是一种含—SH 基的蛋白质。对氧敏感，遇氧使—SH 基氧化为 S—S 基失去溶血活性，当加入还原剂（如 Na_2SO_3）又能恢复溶血能力。能溶解红细胞，破坏白细胞和血小板，对心肌有急性毒性作用。抗原性强。检测机体产生的抗"O"抗体有助于诊断由链球菌感染引起的风湿热。

SLS 为小分子糖肽，对氧稳定。链球菌在血琼脂平板上菌落周围的 β 溶血环是由此毒素产生的。可致血管内溶血和肾小管坏死。

（3）侵袭性酶类（invasive enzyme）

1）透明质酸酶（hyaluronidase）：又称扩散因子（spreading factor），可溶解细胞间质中的透明质酸，使细菌在组织中易于扩散。

2）链激酶（streptokinase，SK）：又称链球菌溶纤维蛋白酶（streptococcal fibrinolysase），能

使血液中的溶纤维蛋白酶原转化成溶纤维蛋白酶,可溶解血块或阻止血浆凝固,有利于细菌扩散。现已研制成功重组链激酶制剂,用于急性心肌梗死的治疗,效果很好。

3）链道酶（streptodomase,SD）：又称链球菌 DNA 酶（streptococcal deoxyribonuclease）。主要由 A、C、G 群产生。能分解脓汁中黏稠的 DNA,使脓汁变稀薄,促进细菌扩散。

由于 SK 和 SD 能液化脓液,溶解血栓,现已将其制成酶制剂与抗生素协同作用,用于化脓性球菌所致脓胸的治疗。此外,SK 和 SD 能致敏 T 细胞故可用于迟发型超敏反应皮试测定机体的细胞免疫功能。

2. 所致疾病

（1）急性化脓性炎症：可引起丹毒、疏松结缔组织组织炎、扁桃体炎、气管炎、肺炎等。化脓灶与周围正常组织界限不清,脓汁稀薄、带血色。

（2）毒素性疾病：猩红热是由能产生红疹毒素的 A 族链球菌引起的急性呼吸道传染病。主要症状为发热、咽炎、全身弥漫性鲜红色皮疹,疹退后明显脱屑。

（3）超敏反应性疾病：常在链球菌感染后发生,主要有风湿热和急性肾小球肾炎。

3. 免疫性　病后获得同型抗菌抗毒素体液免疫。

（三）微生物学检查（microbiological diagnosis）

1. 采集脓汁、咽拭子、血液等标本。
2. 直接涂片革兰染色镜检。
3. 分离培养与鉴定　应注意与葡萄球菌区别。链球菌触酶试验阴性,而葡萄球菌则为阳性。
4. 血清学诊断　抗"O"试验（ASO test）,用于风湿病的辅助诊断。

三、肺炎链球菌（streptococcus pneumoniae）

该菌寄居于正常人的鼻咽腔中,少数菌株有致病力,是大叶性肺炎、脑膜炎、支气管炎的主要病原菌。

（一）生物学性状（biological characteristics）

1. 形态与染色　革兰阳性双球菌,常成双排列,矛头状,宽端相对,尖端相外,有荚膜。无鞭毛、无芽孢。

2. 培养特性　营养要求高,在血平板上形成周围草绿色溶血环的细小灰白色菌落,不易与甲型链球菌区别。能产生自溶酶,液体培养基中可见自溶解现象。自溶酶可被胆汁或胆盐激活,常用胆汁溶菌试验与甲型链球菌相鉴别。

3. 生化反应　能分解菊糖产酸。可与甲型链球菌区别。

4. 抗原性

（1）荚膜多糖抗原：据此可将本菌分为 84 个血清型。

（2）C-多糖抗原：肺炎链球菌细胞壁菌体抗原,在 Ca^{2+} 存在时可与血清中的一种 β 球蛋白即 C 反应蛋白（C reactive protein:CRP）结合。CRP 不是抗体,正常人血清中含量少,急性炎症时可升高。测定 CRP 对活动性风湿热及急性炎症性疾病的诊断有一定意义。

（二）致病性和免疫性（pathogenicity and immunity）

1. 致病物质
（1）荚膜:抗吞噬作用和黏附作用,肺炎链球菌主要的毒力因子。
（2）肺炎链球菌溶血素 O（pneumolysin O）:性质及作用类似于 SLO。
（3）脂磷壁酸:与肺炎链球菌在呼吸道黏膜上皮细胞黏附作用有关。
（4）神经氨酸酶:与肺炎链球菌在呼吸道黏膜上皮细胞定植繁殖和扩散有关。

2. 所致疾病
（1）大叶性肺炎:多见于青壮年。3 型肺炎链球菌能产生荚膜物质,毒力强,病死率高。儿童大叶性肺炎多由 14 型引起。
（2）化脓性脑膜炎、中耳炎、乳突炎、败血症等。

3. 免疫性　肺炎链球菌感染后机体可产生针对荚膜多糖抗原的、较牢固的型特异性体液免疫。可防止同型菌的再次感染。

4. 微生物学检查（microbiological diagnosis）。

四、其他链球菌

（一）B 群链球菌（group B *Streptococcus*,GBS）

人畜共患病原菌之一,引起牛乳房炎;亦可感染人类,常引起早期发病的新生儿败血症和晚期发病的新生儿化脓性脑膜炎,亦称为新生儿呼吸窘迫症或新生儿休克综合征。死亡率极高。

（二）D 群链球菌（group D *Streptococcus*,GDS）

机体正常菌群之一,医院内感染的重要病原菌。常引起尿路感染、化脓性腹部感染、败血症和心内膜炎。患者多为老年人,中青年女性、衰弱或肿瘤病人。

（三）甲型溶血性链球菌（α-hemolytic streptococcus）

机体正常菌群之一,感染性心内膜炎的常见病原菌。其中的变异链球菌与龋齿发病有关。

第三节　奈瑟菌属（*Neisseria*）

革兰阴性双球菌,无鞭毛、无芽孢、有菌毛;需氧生长,氧化酶试验和触酶试验均为阳性,可据此与葡萄球菌和肠道杆菌鉴别。可发酵多种糖类产酸不产气,可用于奈瑟菌之间的鉴别;对人致病的奈瑟菌主要有脑膜炎奈瑟菌和淋病奈瑟菌。

一、脑膜炎奈瑟菌（*N.meningitis*）

（一）生物学性状（biological characteristics）

本菌为革兰阴性肾形双球菌,脑脊液和血标本直接涂片染色镜检可见细菌常位于中性粒细胞内。有荚膜、菌毛。专性需氧生长,常用巧克力色血平板培养,初次分离时在 5%~10% CO_2 环境条件下生长较好。对外界理化因素抵抗力极弱,对干燥、寒冷、热、紫外线、一般化学消毒剂均很敏感。

(二) 致病性和免疫性(pathogenicity and immunity)

致病物质为菌毛、荚膜和内毒素。病人和带菌者是传染源,通过空气飞沫传播,潜伏期 2~3d。病菌侵入呼吸道,在局部黏膜定植,引起局部炎症。在流行期,人群带菌率可高达 20%~70%。免疫力低下者,病菌侵入血流,引起菌血症,进而突破血脑屏障,侵入中枢神经系统,引起急性化脓性脑脊髓膜炎。临床有普通型、暴发型和慢性败血症型等三种类型。90% 病例为普通型。临床表现为突发寒战、高热、恶心和出血性皮疹,病变波及脑脊髓膜时可有剧烈头痛、喷射状呕吐、颈项强直等脑膜刺激症状。暴发型流脑可发生内毒素休克和 DIC,病情急剧凶险,如不及时抢救,常于 24 小时内危及生命。

病后形成以体液免疫为主的型特异性抗感染免疫。预防可接种用流行株制备的灭活荚膜多糖疫苗。

二、淋病奈瑟菌(*N.gonorrhoeae*)

(一) 生物学性状(biological characteristics)

形态染色类似脑膜炎球菌。无芽孢、无鞭毛、有荚膜和菌毛。脓汁直接涂片染色镜检淋球菌常位于中性粒细胞内,而慢性淋病则多位于细胞外。分解葡萄糖产酸不产气,不分解其他糖类;氧化酶试验阳性。抵抗力弱,对硝酸银敏感。

(二) 致病性和免疫性(pathogenicity and immunity)

本菌致病物质主要有菌毛,外膜蛋白($P_I P_{II} P_{III}$),脂多糖和 IgA1 蛋白酶。

人是淋球菌的唯一感染宿主和传染源。主要通过性接触传播,引起淋病。男性表现为急性化脓性尿道炎、前列腺炎、精囊炎、精索炎及附睾炎;女性表现为阴道炎、子宫颈炎,进一步发展为盆腔炎,易导致不孕。新生儿可经产道感染引起淋菌性急性化脓性结膜炎。人对淋球菌无天然抵抗力,病后可获得特异性抗体,但免疫力不明显。

第四节 假单胞菌属(*Pseudomonas*)

一、生物学性状(biological characteristics)

本属中临床意义较重要的是铜绿假单胞菌(*P.aeruginosa*),革兰阴性小杆菌,无芽孢,有荚膜,临床分离株有菌毛。端鞭毛 1~3 根,运动活泼。专性需氧,营养要求不高,血平板上形成透明的溶血环。能产生带荧光的水溶性色素(绿脓素和青脓素)。分解葡萄糖产酸不产气,不分解其他糖类;分解尿素;氧化酶试验阳性。对外界环境抵抗力强。抵抗多种抗生素和消毒剂。

二、致病性和免疫性(pathogenicity and immunity)

1. 致病物质　主要有内毒素、菌毛、荚膜、外毒素、弹性蛋白酶、碱性蛋白酶等。
2. 所致疾病　本菌为常见的条件致病菌,是医院内感染的病原菌之一;临床感染多见于皮肤黏膜受损部位如烧伤、创伤等处以及白血病、肿瘤患者、糖尿病等免疫力低下的患者的继发化脓性感染。也可引起败血症和婴儿的流行性腹泻。

第五节　强化训练

一、名词解释

1. 葡萄球菌蛋白 A(staphylococcal protein A,SPA)
2. 血浆凝固酶(coagulase)
3. 链激酶(streptokinase,SK)
4. 链道酶(streptodomase,SD)
5. 假膜性肠炎(pseudomembrane enteritis)
6. 抗链球菌溶血素 O 试验(antistreptolysin O test)
7. 致热外毒素(pyrogenic exotoxin,SPE)
8. 毒性休克综合征毒素 1(toxic shock syndrome toxin 1,TSST1)
9. 透明质酸酶(hyaluronidase)
10. 烫伤样皮肤综合征(staphylococcal scalded skin syndrome,SSSS)

二、判断题

1. M 蛋白是金黄色葡萄球菌细胞壁成分,与细菌侵袭力有关。(　　)
2. 铜绿假单胞菌对外界理化因素抵抗力弱,对多种抗生素敏感。(　　)
3. 抗链球菌溶血素 O 抗体效价在 1 400 以上,可结合临床症状辅助诊断风湿热。(　　)
4. 凝固酶阴性的葡萄球菌无致病性。(　　)
5. 肺炎链球菌失去荚膜后毒力减弱。(　　)
6. 脑膜炎患者的标本应尽快送检,否则放置于 4℃ 保存。(　　)
7. SPA 可与人类 IgG 的 Fab 段非特异结合。(　　)
8. 游离凝固酶可使血液中纤维蛋白原转化为纤维蛋白,常用玻片法检测。(　　)
9. 链球菌感染后脓汁稀薄,主要与其产生的链激酶有关。(　　)
10. 链激酶具有溶血栓的作用,临床上用于治疗急性心机梗死。(　　)

三、填空题

1. 化脓性细菌主要有革兰阳性球菌如 _____,_____,_____ 和革兰阴性菌 _____,_____ 等。

2. 金黄色葡萄球菌的致病因素主要有 _____，_____，_____，_____，_____ 和凝固酶。

3. 致病性葡萄球菌区别于其他葡萄球菌的重要标志是 _____ 试验阳性。

4. 甲型溶血性链球菌属于 _____，是 _____ 和 _____ 常见的病原菌。

5. 金黄色葡萄球菌所致毒素性疾病主要包括 _____，_____，_____，_____。

6. 根据溶血现象链球菌可分为 _____，_____，_____ 三大类。

7. A 群链球菌产生的致病物质主要有 _____，_____，_____ 等三大类。

8. A 群链球菌感染引起的疾病主要有 _____，_____，_____ 三大类。

9. 鉴别甲型溶血性链球菌与肺炎链球菌常用的试验有 _____，_____，_____。

10. 奈瑟球菌共同的生化反应特点是 _____，常用的分离培养基是 _____。

11. 脑膜炎球菌的致病因素有 _____，_____，_____。

12. 脑膜炎球菌形态呈 _____，在患者脑脊液标本涂片多位于 _____ 内，革兰染色 _____。

13. 流脑或疑似流脑患者检查常取 _____，_____，_____ 等标本,带菌者常取 _____ 进行微生物学检查。

14. 脑膜炎球菌抵抗力极弱,对 _____，_____，_____ 等均高度敏感。

15. 亚急性细菌性心内膜炎的病原体是 _____。

16. 在无芽孢细菌中,抵抗力最强的是 _____。

17. 链球菌感染易于扩散,与该菌能产生的 _____，_____，_____ 有关。

18. 淋球菌主要以 _____ 方式传播,引起 _____；也可经产道感染引起新生儿 _____。

19. 能产生自溶酶的化脓性球菌有 _____、_____。

20. B 群链球菌引起的疾病有 _____ 和 _____。

四、选择题

【A 型题】

1. 关于金黄色葡萄球菌特性,错误的一项是( )
   A. 耐盐性强　　　　　B. 产生溶血素　　　　　C. 局部化脓性感染病灶比较局限
   D. 不易产生耐药性　　E. 革兰阳性球菌

2. 金黄色葡萄球菌的鉴别要点,错误的一项是( )
   A. 血浆凝固酶试验阳性　　　　B. 血平板上形成完全透明的溶血环
   C. 分解甘露醇,产酸不产气　　　D. 产生耐热核酸酶　　　　E. 胆汁溶解试验阳性

3. 金黄色葡萄球菌所引起的与肠毒素有关的疾病是( )
   A. 剥脱性皮炎　B. 毒性休克综合征　C. 肺脓肿　D. 食物中毒　E. 脓毒血症

4. SPA 的生物学特性,应除外( )
   A. 抗吞噬作用　B. 金黄色葡萄球菌的表面抗原　C. 金黄色葡萄球菌分泌的外毒素
   D. 能与人和多种哺乳动物血清中的 IgG 的 Fc 段非特异性结合
   E. 表面具有人和多种哺乳动物 IgG 的 Fc 段受体

5. 淋球菌的致病因素,应除外( )

A. 内毒素　　　B. 致热外毒素　C. 菌毛　　　　D. 外膜蛋白　　E. IgA1 蛋白酶

6. 对理化因素抵抗力强并具有多重耐药性的化脓性细菌是( )

A. A 群链球菌　B. 淋球菌　　　C. 绿脓杆菌　　D. 脑膜炎球菌　E. 肺炎球菌

7. 关于乙型溶血性链球菌,错误的一项是( )

A. 链球菌属中致病力最强的　　B. 所致感染比较局限　　C. 引起超敏反应性疾病

D. 产生多种毒素和侵袭性酶　　E. 对青霉素敏感

8. 乙型溶血性链球菌所致疾病,应除外( )

A. 猩红热　　　　　　　B. 急性肾小球肾炎　　　　C. 咽峡炎

D. 急性扁桃体炎　　　　E. 烫伤样皮肤综合征

9. 抗"O"实验的原理是( )

A. 溶血反应　　　　　　B. 凝集反应　　　　　　C. 沉淀反应

D. 血凝抑制反应　　　　E. 毒素与抗毒素中和反应

10. 肺炎链球菌的致病因素,正确的一项是( )

A. 内毒素　　　B. 外毒素　　　C. 荚膜　　　　D. 菌毛　　　　E. 侵袭性酶

11. 早期诊断流行性脑脊髓膜炎的简便方法,应首选( )

A. 糖发酵试验　　　　　　B. 咽拭子巧克力色血平板分离培养

C. 血清内毒素测定　　　　D. 血清特异性抗体测定

E. 脑脊液沉淀物涂片革兰染色镜检

12. 关于脑膜炎球菌的特性,应除外( )

A. 营养要求不高,可用普通培养基分离培养　　B. 存在于正常人咽部

C. 抵抗力很弱,对寒冷、干燥等敏感　　　　　　D. 经空气飞沫传播

E. 致病因素是菌毛、荚膜和内毒素

13. 铜绿假单胞菌的特性,应除外( )

A. G⁻小杆菌　　　B. 专性需氧,营养要求不高　　C. 能产生带荧光的脂溶性色素

D. 对多种抗生素耐药　　E. 医院内感染的病原菌之一

14. 关于淋球菌,描述错误的是( )

A. 氧化酶试验阴性　　B. 人是唯一感染宿主　　C. 通过性接触传播

D. 新生儿可经产道感染　　E. 对理化因素抵抗力弱

15. A 群链球菌感染后引起的变态反应性疾病是( )

A. 产褥热　　B. 风湿热　　C. 猩红热　　D. 毒性休克综合征　　E. 烫伤样皮肤综合征

16. 自鼻咽拭子标本中分离出一株革兰阳性细菌,有荚膜,其菌落周围有草绿色溶血环,胆汁溶菌试验阳性。符合下列哪种细菌( )

A. 淋球菌　　B. 甲型溶血性链球菌　　C. 绿脓杆菌　　D. 脑膜炎球菌　　E. 肺炎链球菌

【B 选题】

A. 葡萄球菌　　B. 淋病奈瑟球菌　　C. 铜绿假单胞菌　　D. B 群链球菌　　E. A 群链球菌

1. 新生儿早期败血症的病原菌( )

2. 新生儿脓漏眼的病原菌( )

3. 与急性风湿热和急性肾小球肾炎的发病有关( )

4. 在无芽孢细菌中抵抗力最强的病原菌( )

5. 产生绿色带荧光的水溶性色素( )

    A. 医院内感染   B. 毒性休克综合征   C. 新生儿化脓性脑膜炎

    D. 猩红热   E. 性接触传播

6. 金黄色葡萄球菌( )

7. 凝固酶阴性葡萄球菌( )

8. A 群链球菌( )

9. B 群链球菌( )

10. 淋病奈瑟球菌( )

    A. SK-SD   B. ASO 试验   C. 分解甘露醇产酸不产气

    D. 分解葡萄糖产酸,不分解麦芽糖   E. 触酶试验阴性

11. 急性风湿热的辅助诊断方法( )

12. 链球菌属的生化反应特点( )

13. A 群链球菌产生的胞外酶( )

14. 淋病奈瑟球菌的生化反应特点( )

15. 金黄色葡萄球菌的生化反应特点( )

五、问答题

1. 葡萄球菌、链球菌引起的局部化脓性感染各有何特点？为什么？

2. 简述脑膜炎球菌的致病性。

3. 如何鉴定金黄色葡萄球菌？

4. 淋球菌的感染方式及所致疾病有何特点？

5. 简述抗"O"试验的原理及意义。

6. 金黄色葡萄球菌的致病因素及所致疾病有哪些？

7. A 群链球菌的致病物质及所致疾病有哪些？

8. 分述 B 群链球菌和 D 群链球菌的致病特点。

9. 常见的引起医院内感染的化脓性细菌有那几类？

10. 简述铜绿假单胞菌的致病性。

(德里夏提·依米提 张炳华)

第十章　肠道感染细菌

本章要求：

1. 掌握：肠道感染细菌的种类及鉴别要点，埃希菌属、沙门菌属和志贺菌属的致病性和微生物学诊断原则，霍乱弧菌的生物学特点、致病性。

2. 熟悉副溶血性弧菌、幽门螺杆菌及弯曲菌属的致病性。

3. 了解其他肠道感染菌的种类及致病性。

第一节　大肠埃希菌(*Escherichia coli*)

人和动物肠道最常见的正常菌群，大肠埃希菌为代表菌。

一、生物学性状(biological characteristics)

(一) 形态与染色

中等大小革兰阴性杆菌，周身鞭毛，有动力；有菌毛，包括普通菌毛和性菌毛。无荚膜、无芽孢。

(二) 培养和生化反应

1. 在肠道鉴别(EMB平板)和选择(SS平板)培养基上形成有色大菌落。

2. 发酵葡萄糖、乳糖、麦芽糖、甘露醇、蔗糖产酸产气。乳糖发酵试验可作为同沙门菌属和志贺菌属等肠道致病菌鉴别的重要生化指标之一。

3. IMViC试验++--，H_2S试验(-)，动力(+)。

(三) 抗原构造

O-Ag：菌体抗原，化学成分为存在于外膜表面之特异多糖。有170多种，为群特异性抗原，是本菌属分群的基础；刺激机体产生IgM抗体。

H-Ag：鞭毛抗原，蛋白质，有56种以上特异性；刺激机体产生IgG类抗体。

K-Ag：表面抗原，分为L、A、B三型。是本菌血清学分型的基础。此外，还与致病性大肠杆菌的侵袭力有关。

二、致病性(pathogenicity)

(一) 致病物质

1. 黏附素　菌毛,与本菌黏附并定居在感染细胞表面有关。

2. 外毒素　大肠埃希菌致病菌株能产生耐热肠毒素(heat stable enterotoxin, STa、STb)和不耐热肠毒素(heat labile enterotoxin, LT-Ⅰ、LT-Ⅱ)及志贺毒素Ⅰ和Ⅱ(shiga toxins, Stx-1,Stx-2),与腹泻的发病有关。此外,尿路致病性大肠杆菌(uropathogenic,UPEC)产生的溶血素 A(hemolysinA,HlyA)与尿路感染有关。

(二) 所致疾病

1. 肠道外感染　普通大肠杆菌为条件致病菌。常在正常寄居部位发生改变、局部或全身抵抗力降低时引起内源性化脓性感染。如伤口化脓、胆囊炎、阑尾炎、腹膜炎。

(1) 败血症:老人或免疫力低下者败血症常见病原菌(占45%)。

(2) 新生儿化脓性脑膜炎:大肠埃希菌和 B 群链球菌同为 1 岁以内婴儿化脓性脑膜炎的主要致病菌。

(3) 泌尿道感染:为上行性感染,女性多见。临床表现为尿频、排尿困难、血尿、脓尿等。引起泌尿系统感染的特殊血清型统称为尿路致病性大肠杆埃希菌(uropathogenic,UPEC)。常见的有 O1、O2、O4、O6、O7、O16、O18、O75 等。临床类型有尿道炎、膀胱炎、肾盂肾炎。尿沉渣标本检查大肠杆菌>10 万个/ml 有诊断意义。

2. 急性胃肠炎——腹泻　多为外源性感染,与食入污染食品和饮水有关。常见致病菌株有以下 5 种:

(1) 肠产毒性大肠杆菌(enterotoxigenic E. coli,ETEC):是儿童和旅游者腹泻的主要病原菌。能产生不耐热肠毒素(LT)和耐热肠毒素(ST)。前者为蛋白质,60℃30 分钟被破坏,其致病机制类似于霍乱肠毒素。后者分子量小,能耐受 100℃15min 不被破坏。其致腹泻机制是 ST 活化鸟苷酸环化酶,LT 活化腺苷酸环化酶,分别使肠黏膜细胞内 cGMP 和 cAMP 升高,导致肠黏膜细胞分泌功能亢进,大量的水和电解质离子(H_2O、CL^-、K^+、Na^+、HCO_3^-)分泌到肠腔内,Na^+ 的重吸收减少,从而引起持续性腹泻,严重者可致脱水和代谢性酸中毒。ETEC 除产生 LT 和 ST 外,还有定居因子,又称黏附素,是特殊的菌毛,有很强的黏附于口腔黏膜细胞和肠黏膜细胞的能力,使细菌不被肠蠕动和分泌液清除。

(2) 肠侵袭性大肠杆菌(enteroinvasive E. coli,EIEC):致病因子为质粒编码的侵袭素和内毒素。多侵犯较大儿童和成人,引起类似菌痢的腹泻。主要黏附和侵袭结肠黏膜上皮细胞,在局部定居,生长繁殖,产生内毒素,引起炎症和溃疡。

(3) 肠致病性大肠杆菌(enteropathogenic E. coli,EPEC):是婴幼儿腹泻的主要病原菌,具有高度传染性,严重者可致死。主要黏附在十二指肠、空肠和回肠上段微绒毛,在局部繁殖导致刷状缘被破坏、微绒毛萎缩、上皮细胞排列紊乱和功能受损,引起严重的水样腹泻。

(4) 肠出血性大肠杆菌(enterohemorrhagic E. coli,EHEC):为出血性肠炎和溶血性尿毒综合征(hemolytic uremic syndrome,HUS)的病原体,常见血清型为 O157:H7。致病因子为志贺毒素Ⅰ和志贺毒素Ⅱ(Shiga toxins,Stx-1,Stx-2)。5 岁以下儿童易感染,夏季多见。临床表现为轻度腹泻或伴有剧烈腹痛的血便。约 10%10 岁以下患儿可并发有急性肾功能衰竭、血小板减少、溶血性贫血的 HUS。死亡率达 3%~5%。污染食品(肉类、奶制品、水果、蔬菜等)是重要的传染源。

(5) 肠集聚性大肠埃希菌(enteroaggregative E. coli,EAEC):引起婴幼儿持续性腹泻、脱水、偶有血性便。

3. 卫生细菌学指标 我国卫生标准规定:大肠菌群数≤3 个/L 水,≤5 个/100ml 瓶装汽水和果汁。大肠菌群是指经 37℃24h 培养,发酵乳糖产酸产气的革兰阴性杆菌。

三、微生物学检查(microbiological diagnosis)

(一)临床标本分离与鉴定

1. 肠外感染标本 中段尿、血液、脓液及脑脊液。
(1) 涂片染色镜检(血液标本除外)。
(2) 分离培养。
(3) 生化反应鉴定。
2. 肠内感染标本 粪便。
(1) 分离培养:SS 或 EMB 平板上有色大菌落。
(2) 生化反应鉴定。
(3) 血清学鉴定群和型。
(4) 肠毒素鉴定:ELISA。

(二)卫生细菌学检查

大肠菌群指数是指每 1000ml(g)样品中的大肠菌群数,公共卫生学上作为水源、饮料及食品被粪便污染的指标,也间接表明肠道致病菌污染的可能性。我国卫生标准规定:大肠菌群数≤3 个/L 水,≤5 个/100ml 瓶装汽水和果汁。

大肠菌群是指经 37℃24 小时培养,发酵乳糖产酸产气的革兰阴性杆菌。

第二节 志贺菌属(*Shigella*)

志贺菌属是人类细菌性痢疾的病原菌,通称痢疾杆菌(*dysentery bacterium*)。

一、生物学性状(biological characteristics)

1. 形态与染色 中等大小革兰阴性杆菌,无芽孢、无荚膜、无鞭毛。
2. 培养与生化反应 发酵葡萄糖、麦芽糖、甘露醇、产酸不产气,不发酵乳糖,不产生硫化氢,无动力。SS 和 EMB 平板上形成无色透明或半透明小菌落。
3. 抗原构造与分群 根据 O 抗原及生化反应特点将志贺菌属分为 A 群痢疾志贺菌

(*S. dysenteriae*)。B 群福氏志贺菌(*S. flexneri*),C 群鲍氏志贺菌(*S. boydii*)和 D 群宋内志贺菌(*S. sonnei*)四群。每群内又可分若干血清型及亚型。我国以 B 群福氏志贺菌和 D 群宋内志贺菌感染为主。

4. 抵抗力　本菌对理化因素抵抗力较其他肠道菌弱,对酸和一般消毒剂敏感;志贺菌为常见的耐药菌,由于磺胺及抗生素的广泛运用,多重耐药性的问题日趋严重。

二、致病性与免疫性(pathogenicity and immunity)

(一) 致病物质

1. 侵袭力　通过菌毛黏附于肠黏膜上皮细胞表面,继而侵入 Peyer 淋巴结的 M 细胞,通过溶解吞噬小泡进入细胞质内生长繁殖。引起 IL-1β 的释放,吸引多形核白细胞到感染组织,导致肠黏膜破坏,加速细菌的扩散。

2. 内毒素　增强肠壁通透性,促进内毒素吸收引起发热、神志障碍,甚至中毒性休克;内毒素还可破坏肠黏膜导致炎症溃疡,同时作用于肠壁植物神经,导致肠蠕动紊乱和痉挛,引起腹部阵痛,呈现典型的黏液脓血便伴有里急后重。

3. 外毒素　由 A 群志贺菌 1 型和 2 型产生,称为志贺毒素(shiga toxin,Stx),引起肠黏膜上皮细胞损伤,亦可引起肾小球内皮细胞的损伤,导致溶血性尿毒综合征(HUS)。

(二) 所致疾病

志贺菌无动物宿主,病人和带菌者是传染源,通过粪-口途径传播。人类对志贺菌较易感,常见感染剂量为 10^3 个细菌。比沙门菌和霍乱弧菌的感染剂量低 2~5 个数量级。病菌主要侵犯结肠、直肠黏膜上皮细胞及黏膜固有层,引起局部炎症及溃疡,导致细菌性痢疾。

1. 急性细菌性痢疾　潜伏期 1~3 天,突然发病,常有发热、腹痛和水样便,随后转变为脓血便,伴有里急后重。下腹疼痛等典型症状。若及时治疗,预后良好。

2. 慢性细菌性痢疾　急性细菌性痢疾治疗不彻底,反复发作病程在两个月以上者则属慢性,其症状不典型,易误诊。少数患者,可转变为健康带菌者,是流行的传染源。

3. 急性中毒性细菌性痢疾　多见于小儿,各型志贺菌都有可能引起。常无明显的消化道症状,因内毒素使血管痉挛、缺血和缺氧,临床表现为高热、休克和中毒性脑病等全身中毒症状。患者常因 DIC、多脏器功能衰竭、脑水肿而死亡。

(三) 免疫性

病后机体获得以肠道黏膜表面 sIgA 为主的抗感染免疫,但不持久。

三、微生物学检查(microbiological diagnosis)

(一) 标本

黏液脓血便或肛拭子。

（二）分离培养与鉴定

标本接种于肠道鉴别或选择培养基,37℃孵育18~24h挑取无色半透明菌落作生化反应和血清学试验以鉴定菌群和型。

（三）毒力试验

豚鼠眼结膜囊接种(sereny test)

（四）快速诊断法

1. 荧光菌球试验　可帮助快速诊断菌痢。将待检标本接种于含有荧光素标记的免疫血清液体培养基中,经37℃培养4~8小时,如有相应型别的志贺菌存在,则生长繁殖后与荧光素标记抗体凝集成小球,在荧光显微镜下易检出。

2. SPA协同凝集试验。

四、特异性预防(specific prevention)

口服链霉素依赖株活菌苗(Sd株)。

第三节　沙门菌属(*Salmonella*)

沙门菌属是一群寄生在人类和动物肠道中,生化反应和抗原结构相关的革兰阴性杆菌。血清型已达2463种,根据DNA同源性,可分为肠道沙门菌(*S. enterica*)和邦戈沙门菌(*S. bongori*)两个种。肠道沙门菌又分为6个亚种。大多数感染人类的血清型,约有1400多种,均属于第一亚种,即肠道亚种(*S. enterica subsp*)。临床上沙门菌属主要引起伤寒、副伤寒、食物中毒和败血症。

一、生物学性状(biological characteristics)

（一）形态与染色

中等大小革兰阴性菌,无芽孢,有菌毛和周身鞭毛。

（二）培养与生化反应

在SS和EMB平板上形成无色半透明小菌落。不发酵乳糖和蔗糖。能分解葡萄糖、麦芽糖和甘露醇除伤寒沙门菌产酸不产气外其他沙门菌均产酸产气。H_2S阳性或阴性。有动力,可据此与大肠埃希菌、志贺菌等区别;尿素酶试验阴性,可据此与变形杆菌鉴别。

（三）抗原构造

沙门菌属抗原含有O、H、Vi抗原。

1. O-Ag 由脂多糖特异多糖部分组成,组特异性抗原。耐热,100℃不被破坏。有 58 种,以 1、2、3…表示,特异性低,每个沙门菌血清型含有一种或多种 O 抗原,凡含有相同 O-Ag 的归为一个组,据此可将沙门菌分为 A～Z、O51～O63、O65～O67、42 个组。引起人类疾病的大多在 A～E 组。O-Ag 刺激机体产生 IgM 型抗体,与抗体结合出现颗粒状凝集。

2. H-Ag 鞭毛蛋白,型特异性抗原。性质不稳定,不耐热,60℃ 30 分钟即被破坏。H-Ag 分特异相(Ⅰ相)和非特异相(Ⅱ相),前者以 a、b、c…表示,后者以 1、2、3…表示。刺激机体产生 IgG 型抗体,与抗体结合呈絮状凝集。

3. Vi-Ag 存在于新分离的伤寒沙门菌和丙型副伤寒沙门菌表面之毒力(virulence)抗原,抗原性弱,性质不稳定。刺激机体产生的抗体效价低。当体内有病菌存在时有一定量的 Vi 抗体;病菌清除后抗体很快消失,故测定 Vi 抗体有助于检出带菌者。

4. 抵抗力 对理化因素的抵抗力较差,湿热 65℃ 15～30 分钟即被杀死。但对胆盐、煌绿等耐受性较强,故可用作沙门菌选择培养基的成分(SS 平板)。在水中存活 2～3W,粪便中存活 2～3 个月。

二、致病性与免疫性(pathogenicity and immunity)

(一) 致病物质

1. 侵袭力 沙门菌通过特异性的菌毛与小肠微皱褶细胞(microfold,M)结合后侵入并在其中生长繁殖。随后 SPI-Ⅰ(salmonella pathogenicity island Ⅰ,SPI-Ⅰ)分泌系统向 M 细胞中输入沙门菌分泌侵袭蛋白(salmonella-secreted invasion proteins,Sips)导致细菌的内吞。使宿主细胞死亡,细菌扩散并进入毗邻细胞淋巴组织。

沙门菌通过分泌耐酸应答基因产物逃避胃酸和吞噬体内酸性环境的杀灭作用,某些沙门菌的 Vi-Ag 具有抗吞噬作用。

2. 内毒素 激活补体替代途径产生 C3a、C5a 等,以及诱发免疫细胞分泌 TNF-α、IL-1、IFN-γ 等细胞因子引起高热、WBC 下降、中毒性休克等症状。

3. 肠毒素 某些沙门菌如鼠伤寒杆菌能产生肠毒素,引起以腹泻为主的食物中毒。

(二) 所致疾病

1. 肠热症(enteric fever) 由伤寒杆菌引起的伤寒和甲、乙、丙型副伤寒杆菌引起的副伤寒。传染源为病人和带菌者。粪-口途径传播。平均潜伏期 2 周。自然病程约 4 周。临床表现初期为发热、不适、全身疼痛,继而出现持续达 7～10 天的稽留高热,同时出现相对缓脉,肝脾肿大,皮肤出现玫瑰疹,外周血白细胞下降。早期(第 1 周)为菌血症,血培养可查到病菌。病程第 2、3 周随血流进入肝、脾、肾、胆囊的细菌可随粪便或尿排出体外,此时粪便或尿培养可查到病菌。病程第 2、3 周也是肠穿孔或肠出血等并发症易发期。若无并发症出现,则从第 3、4 周起病情开始恢复。

血中特异性抗体从病程第 1、2 周出现,随病程进展逐渐增加。肥达反应阳性。病后可获以细胞免疫为主的牢固免疫力。

2. 食物中毒 由鼠伤寒杆菌、肠炎沙门菌、猪霍乱杆菌等引起。因食入未煮熟的病畜、病禽的肉类、蛋类而感染。临床表现为急性胃肠炎。

3. 败血症　多由猪霍乱杆菌、丙型副伤寒杆菌、鼠伤寒杆沙门菌、肠炎沙门菌引起;病菌经口感染后迅速侵入血流,临床表现为高热、寒战、厌食和贫血等。少数患者病菌经血流播散,引起不同部位的化脓性炎症,如脑膜炎、骨髓炎、胆囊炎、心内膜炎等。

4. 无症状带菌者。

三、微生物学检查(microbiological diagnosis)

(一) 取材

疑似肠热症患者发病 1 周取血,2~3 周取粪便、骨髓、尿液等;食物中毒取食物、粪便、呕吐物;败血症则取血液。

(二) 病原菌分离培养与鉴定

1. 分离培养　标本→EMB、SS 平板→可疑菌落。
2. 生化反应和纯培养　可疑菌落→KIA 或其他生化反应试验。
3. 血清学鉴定　玻片凝集试验 已知抗体→未知病原菌。

(三) 血清抗体检测(肥达反应)

用已加伤寒杆菌 O 抗原、H 抗原及甲、乙型副伤寒杆菌 H 抗原测定可疑病人血清中特异性抗体,根据抗体效价结合当地正常抗体水平分析结果。分析结果应注意以下几点:

1. 诊断标准　T-O 抗体效价在 1:80 以上,T-H 抗体效价在 1:160 以上,PA-H 或 PB-H 抗体效价在 1:80 以上才有诊断价值。
2. 动态观察　随病程延长抗体效价比初次升高 4 倍或 4 倍以上有诊断意义。
3. H、O 抗体增高的意义
(1) O 抗体效价高而 H 抗体效价低,可能是感染早期或其他沙门菌感染引起的交叉反应。
(2) 若 H 抗体效价高而 O 抗体效价在正常范围内,则可能是以往接种过疫苗或非特异性回忆反应所致。

第四节　霍乱弧菌(*Vibrio cholerae*)

一、生物学性状(biological characteristics)

(一) 形态与染色

革兰阴性菌,菌体呈弧状弯曲或逗点状。有单根端鞭毛,运动活泼。有菌毛,无荚膜。标本直接涂片呈"鱼群样排列",悬滴法观察呈"穿梭"样运动。

（二）培养与生化反应

该菌需氧，营养要求不高，耐碱不耐酸，最适 pH 为 8.8~9.0。

（三）抗原构造与分型

1. H 抗原　蛋白质，不耐热。无特异性，与分型关系不大。

2. O 抗原　脂多糖，耐热。群特异性抗原，据此可将本菌分为 200 个血清群，其中 O1 和 O139 群引起霍乱。其余的可引起人类急性胃肠炎。

3. O1 群霍乱弧菌的 O 抗原由 A、B、C 3 种抗原因子组成，据此又可将其分为小川型（$A^+B^+C^-$）、稻叶型（$A^+B^-C^+$）、彦岛型（$A^+B^+C^+$）等 3 个血清型，每型又可分为古典生物型（classical biotype）和埃托（El Tor biotype）2 个生物型，均为霍乱的病原菌。

4. O139 群霍乱弧菌的抗原性与 O1 群无交叉，但其可编码与 O1 群不同的脂多糖抗原和荚膜多糖抗原。

（四）抵抗力

该菌耐碱不耐酸，对湿热及消毒剂均很敏感。在水中生活能力较强。

二、致病性与免疫性（pathogenicity and Immunity）

（一）致病物质

1. 霍乱肠毒素（cholera enterotoxin）　为典型的外毒素，是由一个 A 亚单位和 4~6 个 B 亚单位结合而成的完整毒素分子。A 亚单位是毒性单位，分 A1 和 A2 两个组分，其中 A1 具有酶活性，是毒性部分。B 亚单位是结合单位，能与肠黏膜上皮细胞上 GM1 神经节苷脂结合，使毒素分子变构，A 亚单位脱离 B 亚单位进入细胞，A1 组分活化，作用于腺苷环化酶，从而催化 ATP 转变为 cAMP。cAMP 浓度升高后，促进肠黏膜细胞的分泌功能，主动分泌 Na^+、K^+、HCO_3^- 及 H_2O，导致剧烈的呕吐、腹泻（米泔水样），由此造成严重失水，血容量明显减少，出现微循环衰竭。由于大量丧失钾、钠、钙离子和氯化物，可导致肌肉痉挛，电解质失调，代谢性酸中毒。病人最终可因肾功能衰竭、休克而死亡。

2. 鞭毛与菌毛（Flagellum and pilus）　鞭毛有助于病菌穿透肠黏膜黏液层，通过菌毛的黏附作用定植于肠黏膜上皮细胞，产生肠毒素。

（二）所致疾病

引起烈性肠道传染病——霍乱，为我国法定甲类传染病。在自然情况下，人是霍乱弧菌的唯一易感者。主要通过污染的水源或食物经口感染，细菌一般不侵入血流。

O1 群霍乱弧菌感染的临床表现可从无症状或轻型腹泻到致死性腹泻。典型病例在感染后 2~3d 突然出现剧烈腹泻和呕吐，排出米泔水样大便，患者迅速发生脱水和代谢性酸中毒、低碱血症、低血容量性休克及心律不齐和肾功能衰竭。如不及时治疗，患者可在 12~24 小时内死亡，死亡率高达 25%~60%。O139 群感染症状比 O1 群重，表现为严重脱水和高死亡率。病后部分患者可形成短期(3~4W)带菌状态。

(三) 免疫性

病后患者可获牢固的抗菌、抗毒素体液免疫。

三、微生物学检查(microbiological diagnosis)

1. 标本　病人粪便,肛拭子;流行病学调查包括取水样。
2. 直接镜检　革兰染色阴性弧菌。悬滴法观察可见活菌呈穿梭样运动。
3. 分离培养与鉴定。

第五节　副溶血性弧菌(*V.parahemolyticus*)

一、生物学性状(biological characteristics)

革兰阴性嗜盐性弧菌。营养要求不高——在含 3.5% NaCl 培养基中生长良好。在普通血平板上不溶血或仅出现 α 溶血,但在高盐、含血和甘露醇的 Wagatsuma 培养基上部分菌株出现 β 溶血,称为神奈川现象(Kanagawa phenomenon, KP)。是该菌具有致病性的标志。该菌不耐热,对酸敏感,存在于近海岸的海水、海底沉积物和鱼类、贝类等海产品中。

二、致病性与免疫性(pathogenicity and immunity)

本菌产生的致病因子有肠毒素(耐热直接溶血素)、黏附素和黏液素酶。本菌引起的食物中毒系经烹饪不当的海产品或盐腌制品传播。也可因食物容器或砧板生熟不分污染本菌后感染。常见的为海蜇、海鱼、海虾及各种贝类。患者临床表现为急性腹痛、腹泻、呕吐和发热。本菌还可引起浅表创伤感染和败血症。病后免疫力不强,可重复感染。

第六节　幽门螺杆菌(*Helicobacter pylori*, Hp)

一、生物学性状(biological characteristics)

革兰阴性 S 形或海鸥状细菌。单端 2~6 根鞭毛,运动活泼。微需氧生长,营养要求高。生化反应不活泼,不分解糖类。过氧化氢酶和氧化酶阳性。具有丰富的尿素酶是该菌的主要鉴定依据之一。测尿素酶活性可快速诊断该菌感染。

二、致病性与免疫性(pathogenicity and immunity)

Hp 的传染源主要是人,以粪口途径传播为主。在胃炎、胃溃疡和十二指肠溃疡患者的胃黏膜中,Hp 的检出率高达 80%~100%。

Hp 的致病作用可能与鞭毛、黏附素、尿素酶、蛋白酶、空泡毒素和内毒素等多种因素有关。Hp 能产生一种酸抑制蛋白,封闭胃酸的产生;其产生的大量尿素酶可分解尿素产生氨,中和胃酸形成碱性环境,缓解局部胃酸的杀菌作用。活泼的鞭毛运动有助于 Hp 穿过胃黏膜表面之黏液层而吸附到上皮细胞。另外尿素酶的活性还可被与尿素酶共同表达在细胞表面的热休克蛋白 B(HspB)所加强。局部组织的炎症反应是空泡毒素、尿素酶和细菌脂多糖共同刺激的结果。目前已证实 Hp 与慢性胃炎、消化性溃疡以及胃癌有密切关系。

Hp 感染可刺激机体产生 IgM、IgG 和 sIgA 型抗体,但其是否有保护作用尚不明了。

第七节　空肠弯曲菌(*Campylobacter jejuni*)

一、生物学性状(biological characteristics)

革兰阴性弧形、螺旋形或 S 形细菌,一端或两端有鞭毛。无芽孢,无荚膜。营养要求高,微需氧生长。最适生长温度为 42℃。生化反应不活泼,不发酵糖类,氧化酶试验阳性。抵抗力弱,55℃ 5 分钟即被杀死。弯曲菌属是禽类和多种家畜肠道的正常寄居菌,主要引起人类胃肠炎和败血症。其中以空肠弯曲菌最常见。

二、致病性与免疫性(pathogenicity and immunity)

人通过与带菌动物接触、与病人接触或经污染的食物、水而受到感染。该菌能产生黏附素、细胞毒性酶类和肠毒素,是散发性细菌性肠炎的常见病原菌。亦可经肠黏膜入血造成败血症或其他脏器感染。临床表现为痉挛性腹痛、腹泻、血便或果酱样便,量多;伴有头痛、发热等症状,病程 5~8 天。

病后机体产生的特异性抗体通过调理作用和活化补体增强吞噬细胞的吞噬作用及补体的溶菌作用。

第八节　强化训练

一、名词解释

1. Vi 抗原
2. 肥达反应(Widal test)
3. 肠热症

4. Sereny test

5. ETEC

6. EPEC

7. EIEC

8. EHEC

9. EAEC

10. 溶血尿毒综合征(HUS)

二、填空题

1. _____试验在初步鉴别肠道致病菌和非致病菌时有重要意义。

2. IMViC 试验是指_____、_____、_____、_____。

3. 肠道杆菌抗原构造复杂,主要有_____、_____和_____。

4. 大肠杆菌侵入_____可引起化脓性感染。引起肠内感染的大肠杆菌主要有_____、_____、_____、_____、_____。

5. 常见的肠道感染细菌有_____、_____、_____、_____。

6. 幽门螺杆菌与_____和_____的发病密切相关。含有丰富的_____,是该菌鉴定要点之一。

7. 伤寒杆菌与痢疾杆菌均可分解葡萄糖_____,但伤寒有_____,痢疾杆菌无_____,两者可借此相区别。

8. 沙门菌的致病因素主要包括_____、_____、_____。

9. 沙门菌引起的疾病有_____、_____、_____。

10. 幽门螺杆菌的致病因素主要有_____、_____、_____、_____。

11. 疑似肠热症病人,发病 1~2 周取_____,2~3 周取_____或_____做病原体分离培养。

12. 志贺菌是_____的病原菌。根据 O 抗原分为_____、_____、_____、_____四群,其致病因素有_____、_____和_____。

13. 霍乱弧菌的致病性血清群有_____和_____。

14. 肠热症的传染源是_____和_____,经_____传播。

15. 典型霍乱病人排泄物呈_____,直接镜检可见_____排列和_____运动的霍乱弧菌。

16. 常用的肠道菌分离培养基是_____和_____;纯培养和生化反应则选用_____。

17. 自然情况下,人是霍乱弧菌的_____,主要通过污染的_____或_____经口感染。致病因素主要有_____和_____。

18. 常见的引起食物中毒的肠道细菌有_____、_____和_____。

19. 肥达试验是用已知的伤寒杆菌_____和_____;甲型和乙型副伤寒杆菌的_____,检测病人血清中的相应_____,临床用于_____和_____辅助诊断。

20. 所有的肠道杆菌均为_____;其鉴别主要依靠_____、_____、_____和_____。

三、选择题

【A 型题】

1. 常见的引起 5 岁以下婴儿出血性结肠炎和 HUS 的病原菌是(　　)

    A. EIEC   B. EHEC   C. EAEC   D. ETEC   E. EPEC

2. 关于大肠杆菌,叙述错误的一项的是(　　)

    A. 分解乳糖产酸产气   B. 动力阳性   C. 只引起肠外感染

    D. 卫生细菌学常用指示菌   E. 尿路感染常的见病原菌

3. 伤寒杆菌 Vi 抗体的检查可用于(　　)

    A. 伤寒的早期诊断   B. 判断伤寒的预后   C. 了解伤寒病后机体免疫状态

    D. 确定伤寒带菌者   E. 了解机体对伤寒的易患性

4. 决定志贺菌致病性的首要因素是(　　)

    A. 侵袭力   B. 内毒素   C. 外毒素

    D. 对抗生素的敏感性   E. 细菌入血并大量繁殖

5. 关于伤寒杆菌,叙述错误的是(　　)

    A. 有 O、H、Vi 抗原   B. 不分解乳糖   C. 粪口途径传播

    D. 有鞭毛   E. 分解葡萄糖产酸产气

6. 关于幽门螺杆菌特性,叙述错误的是(　　)

    A. 革兰阴性菌   B. 尿素酶试验阴性   C. 产生空泡毒素

    D. 有鞭毛   E. 尿素酶试验强阳性

7. 关于肠道杆菌感染的微生物学检查,叙述错误的是(　　)

    A. 纯培养和生化反应选用 KIA   B. 炎光菌球试验可用于菌痢的快速诊断

    C. 分离培养常选用 SS 或 EMB 平板   D. 常用血清学试验做出最后鉴定

    E. 形态染色在鉴定中有重要意义

8. 关于霍乱弧菌,叙述错误的是(　　)

    A. 菌体一端有单根鞭毛   B. 耐碱不耐酸   C. 产生肠毒素

    D. 革兰阳性弧菌   E. 氧化酶试验阳性

9. 沙门菌属和志贺菌属的鉴别,正确的是(　　)

    A. 乳糖分解试验   B. 葡萄糖分解试验   C. 动力试验

    D. 吲哚试验   E. 甘露醇分解试验

10. 肥达反应的结果,用于伤寒的诊断指标是(　　)

    A. TO-Ab≤1:80、TH-Ab≤1:160、PA(H)-Ab≤1:80、PB(H)-Ab≤1:80

    B. TO-Ab≥1:80、TH-Ab≤1:160、PA(H)-Ab≤1:80、PB(H)-Ab≤1:80

    C. TO-Ab≤1:80、TH-Ab≥1:160、PA(H)-Ab≤1:80、PB(H)-Ab≤1:80

    D. TO-Ab≥1:80、TH-Ab≥1:160、PA(H)-Ab≤1:80、PB(H)-Ab≤1:80

    E. TO-Ab≥1:80、TH-Ab≤1:160、PA(H)-Ab≤1:80、PB(H)-Ab≥1:80

11. 肥达反应的结果,用于乙型副伤寒的诊断指标是(　　)

    A. TO-Ab≤1:80、TH-Ab≤1:160、PA(H)-Ab≤1:80、PB(H)-Ab≤1:80

B. TO-Ab≥1:80、TH-Ab≤1:160、PA(H)-Ab≤1:80、PB(H)-Ab≤1:80

C. TO-Ab≤1:80、TH-Ab≥1:160、PA(H)-Ab≤1:80、PB(H)-Ab≤1:80

D. TO-Ab≥1:80、TH-Ab≥1:160、PA(H)-Ab≤1:80、PB(H)-Ab≤1:80

E. TO-Ab≥1:80、TH-Ab≤1:160、PA(H)-Ab≤1:80、PB(H)-Ab≥1:80

12. 肥达反应的结果,用于伤寒感染早期的诊断指标是( )

A. TO-Ab≤1:80、TH-Ab≤1:160、PA(H)-Ab≤1:80、PB(H)-Ab≤1:80

B. TO-Ab≥1:80、TH-Ab≤1:160、PA(H)-Ab≤1:80、PB(H)-Ab≤1:80

C. TO-Ab≤1:80、TH-Ab≥1:160、PA(H)-Ab≤1:80、PB(H)-Ab≤1:80

D. TO-Ab≥1:80、TH-Ab≥1:160、PA(H)-Ab≤1:80、PB(H)-Ab≤1:80

E. TO-Ab≥1:80、TH-Ab≤1:160、PA(H)-Ab≤1:80、PB(H)-Ab≥1:80

13. 肥达反应的结果,用于伤寒既往感染或预防接种影响的诊断指标是( )

A. TO-Ab≤1:80、TH-Ab≤1:160、PA(H)-Ab≤1:80、PB(H)-Ab≤1:80

B. TO-Ab≥1:80、TH-Ab≤1:160、PA(H)-Ab≤1:80、PB(H)-Ab≤1:80

C. TO-Ab≤1:80、TH-Ab≥1:160、PA(H)-Ab≤1:80、PB(H)-Ab≤1:80

D. TO-Ab≥1:80、TH-Ab≥1:160、PA(H)-Ab≤1:80、PB(H)-Ab≤1:80

E. TO-Ab≥1:80、TH-Ab≤1:160、PA(H)-Ab≤1:80、PB(H)-Ab≥1:80

14. 肥达反应的结果,用于甲型副伤寒的诊断指标是( )

A. TO-Ab≤1:80、TH-Ab≤1:160、PA(H)-Ab≤1:80、PB(H)-Ab≤1:80

B. TO-Ab≥1:80、TH-Ab≤1:160、PA(H)-Ab≥1:80、PB(H)-Ab≤1:80

C. TO-Ab≤1:80、TH-Ab≥1:160、PA(H)-Ab≤1:80、PB(H)-Ab≤1:80

D. TO-Ab≥1:80、TH-Ab≥1:160、PA(H)-Ab≤1:80、PB(H)-Ab≤1:80

E. TO-Ab≥1:80、TH-Ab≤1:160、PA(H)-Ab≤1:80、PB(H)-Ab≤1:80

15. KIA 培养基接种,表明是伤寒杆菌的培养结果是( )

A. 斜面和底部均变黄　　　　B. 斜面变黄,底部变红　　C. 斜面变红,底部变黄

D. 斜面和底部均变红　　　　E. 斜面和底部均变黄,且有黑色沉淀

16. KIA 培养基接种,表明是乙型伤寒杆菌的培养结果是( )

A. 斜面和底部均变黄　　　　B. 斜面变黄,底部变红　　C. 斜面变红,底部变黄

D. 斜面和底部均变红　　　　E. 斜面变红,底部变黄,且有黑色沉淀

17. KIA 培养基接种,表明是大肠杆菌的培养结果是( )

A. 斜面和底部均变黄　　　　B. 斜面变黄,底部变红　　C. 斜面变红,底部变黄

D. 斜面和底部均变红　　　　E. 斜面和底部均变黄,且有黑色沉淀

18. 幽门螺杆菌的致病因子,与其鉴定有关是( )

A. 鞭毛　　　B. 黏附素　　　C. 尿素酶　　　D. 空泡毒素　　　E. 蛋白酶

19. 常见的引起婴幼儿出血性结肠炎的大肠杆菌致病菌株是( )

A. O-1　　　B. O-111:B4　　C. O-139　　　D. O157:H7　　E. O-114

20. 链霉素依赖减毒活菌苗(Sd 株)可用于预防的肠道传染病是( )

A. 伤寒　　　B. 细菌性痢疾　　C. 霍乱　　　D. 甲型副伤寒　　E. 乙型副伤寒

【B 型题】

A. 肠热症 B. 慢性胃炎 C. 细菌性痢疾
D. 溶血尿毒综合征 E. 新生儿化脓性脑膜炎

1. 幽门螺杆菌( )
2. 沙门菌属( )
3. 大肠埃希菌 ( )
4. 志贺菌属( )
5. EHEC O157：H7( )

A. 分解乳糖产酸产气 B. 尿素酶 C. 有菌毛、无鞭毛
D. 产生硫化氢 E. 耐碱不耐酸

6. 霍乱弧菌( )
7. 志贺菌( )
8. 乙型副伤寒杆菌( )
9. 幽门螺杆菌( )
10. 大肠埃希菌 ( )

四、问答题

1. 常见引起人类疾病的沙门菌属有哪些？产生哪些致病因素？可致哪些疾病？
2. 常见的引起肠内感染的致病性大肠杆菌有哪几种？简述其致病机制。
3. 简述大肠杆菌引起的肠外感染。
4. 简述志贺菌的致病因素和所致疾病。
5. 试述肥达反应的原理、结果分析及实际用途。
6. 简述幽门螺杆菌的致病因素及与其有关的疾病。

(德里夏提·依米提 张炳华)

第十一章　厌氧性细菌

本章要求：

1. 掌握破伤风梭菌的形态染色、致病条件和致病因素及特异性防治。
2. 掌握产气荚膜梭菌的形态染色、致病条件、致病因素及所致疾病。
3. 掌握肉毒梭菌的致病因素及其作用机制和临床表现。
4. 熟悉破伤风痉挛毒素的致病机制,临床表现。
5. 熟悉产气荚膜梭菌生化反应和培养特点。
6. 熟悉肉毒中毒的防治原则。
7. 了解厌氧芽孢梭菌所致感染的微生物学检查原则。
8. 了解无芽孢厌氧菌分类、致病条件、感染特征及临床常见疾病。

第一节　厌氧芽孢梭菌(*Clostridium*)

本属细菌与人类疾病有关的主要有破伤风梭菌、产气荚膜梭菌、肉毒梭菌等。均为革兰阳性梭状芽孢杆菌。芽孢的大小、形态及位置不同,可作为三者之间鉴别的依据。

一、破伤风梭菌(*C. tetani*)

(一) 生物学性状(biological characteristics)

1. 形态与染色　G^+梭状芽孢杆菌的芽孢呈圆形,位于菌体一端,直径大于菌体宽度,呈"鼓槌状",为本菌的典型特征。具有周鞭毛,不形成荚膜。

2. 培养特性　专性厌氧,营养要求不高:菌落呈薄膜状爬行生长,伴β-溶血。在疱肉培养基中培养稍久可消化部分肉渣,微变黑,有腐臭味。

3. 抵抗力　芽孢抵抗力极强。

(二) 致病性与免疫性(pathogenicity and immunity)

1. 致病条件　本菌感染途径是伤口感染,其感染条件是局部伤口形成厌氧微环境,多见于深而窄的伤口、伴有泥土混入或大面积创伤、坏死组织多、缺血或混有需氧菌感染等。

2. 致病物质　本菌虽无侵袭力,但经伤口感染后,芽孢在局部发芽,生长繁殖产生破伤风痉挛毒素,毒素经末梢神经轴索从神经纤维的间隙逆行至脊髓前角运动神经元、脑干。毒素也可经血液或淋巴液进入中枢神经系统。毒素的作用机制是与抑制性神经元的神经节苷脂结合,使之不能释放抑制性介质(甘氨酸、γ-氨基丁酸),从而阻断上下神经元间正常抑制性冲动的传递,致使屈肌与伸肌同时强烈收缩,兴奋性异常增高,骨骼肌强直性痉挛,产生破伤风特有的临床表现。

3. 所致疾病

(1) 破伤风:成人或儿童破伤风多由开放性外伤所致。早期表现为漏口水、出汗和激动,严重者表现为牙关紧闭、苦笑面容、角弓反张等。

(2) 新生儿破伤风:多由接生操作不卫生引起,婴儿出生后 4~6 天死亡。

4. 免疫性　抗毒素体液免疫。因极微量毒素可致人死亡,但尚不能刺激机体产生足量的抗毒素,因此获得有效保护的途径是人工免疫。

(三) 防治原则(prevention and treatment)

1. 人工自动免疫　易感人群(如儿童、军人、工人、农牧民)接种破伤风类毒素。常规采用百日咳疫苗、白喉类毒素、破伤风类毒素三联疫苗(DPT)对 3~6 个月小儿进行人工自动免疫。

2. 人工被动免疫　注射破伤风抗毒素(tetanus antitoxin,TAT),用于紧急预防或特异性治疗。

(1) 紧急预防:受伤后,及时注射 1500~3000UTAT(严重者应加倍),同时注射破伤风类毒素。

(2) 特异性治疗:早期足量注射 TAT,一般为 10 万~20 万单位。

二、产气荚膜梭菌(*C. perfringens*)

(一) 生物学性状(biological characteristics)

1. 形态与染色　G^+ 梭状芽孢杆菌,芽孢卵圆形,位于菌体次极端,不大于菌体宽度。有荚膜,无鞭毛。

2. 培养特性　厌氧生长,与本菌鉴别有关的生长现象有如下几点:

(1) 血琼脂平板上双层溶血环,内环由 θ 毒素引起的为完全溶血,外环是由 α 毒素引起的不完全溶血。

(2) 卵黄琼脂培养基上菌落周围出现乳白色浑浊圈,是因该菌产生卵磷脂酶分解培养基中卵磷脂所致。

(3) 分解多种糖类产酸产气。

(4) 牛乳培养基中分解乳糖可使酪蛋白凝固同时产生大量气体,冲破凝固的酪蛋白,可将覆盖在培养基上层的凡士林冲至试管顶部,甚至冲开管口棉塞,气势凶猛,称为"汹涌发酵"。

3. 分型　根据本菌产生的 α、β、ε、ζ 等 4 种主要毒素的抗原性的不同,可将其分为 A、B、C、D、E 5 个血清型。对人类致病的主要是 A 型。

（二）致病性（pathogenicity）

1. 致病物质　在感染机体内形成荚膜,能产生多种外毒素和侵袭性酶类。

2. 所致疾病

（1）气性坏疽:多由 A 型菌株引起,本菌感染方式及致病条件与破伤风梭菌基本相同,产生的 α、β、ε、ζ 等 4 种主要毒素中以 α 毒素最强,各型菌株均可产生,A 型产量最大,它是一种卵磷脂酶,能造成红细胞、白细胞、血小板和内皮细胞溶解,血管通透性增加,组织坏死、肝脏、心功能受损。其他如 κ 毒素为胶原酶,可分解肌肉和皮下的胶原组织,致组织崩解。μ 毒素是透明质酸酶。由于毒素和酶的分解破坏作用,构成强大的侵袭力,侵入病灶四周正常组织,发酵糖类,产生大量气体,造成高度气肿。局部组织胀疼剧烈,水肿严重。病变蔓延迅速,最后造成大块组织坏死。细菌产生的毒素和组织坏死的毒性产物被吸收入血,引起毒血症、休克。死亡率较高。

（2）食物中毒：A 型菌株还能产生肠毒素,食入本菌污染的食物,可引起食物中毒。

（3）坏死性肠炎:由 C 型菌株污染食品而引起,由 β 毒素致病。

（三）微生物学检查（microbiological diagnosis）

1. 直接涂片染色镜检　深部伤口坏死组织涂片染色镜检,可见革兰阳性有荚膜梭状杆菌。

2. 分离培养和生化反应。

3. 动物实验　小鼠或家兔感染模型,表现为组织广泛气肿、坏死、恶臭、泡沫肝。

（四）防治原则（prevention and treatment）

1. 及时清创处理　用过氧化氢清理伤口,切除坏死组织,消除局部厌氧环境。

2. 早期大量青霉素治疗。

3. 高压氧舱疗法

4. 气性坏疽多价抗毒素血清治疗。

三、肉毒梭菌（*C. botulinum*）

（一）生物学性状（biological characteristics）

1. 形态与染色　革兰染色阳性,芽孢椭圆形,位于菌体次极端,宽度大于菌体,呈网球拍状。周鞭毛,无荚膜。

2. 培养特性　在琼脂平板培养基上,菌落周围出现浑浊圈。疱肉培养基中肉渣被消化变黑并产生腐败性恶臭。

（二）致病性（pathogenicity）

1. 致病物质　致病物质为肉毒毒素、为外毒素,是目前已知最剧烈的神经外毒素。此毒素在菌体崩解后以前体毒素释放,经肠道中的胰蛋白酶或细菌产生的蛋白酶作用后,解离出有毒性的肉毒毒素,吸收入血作用于颅神经核、外周神经肌肉接头处,抑制乙酰胆碱的释放,导致肌肉麻痹。

2. 所致疾病

(1) 食物中毒:致病原因是罐头、豆制品、面酱等食品在加工过程中被肉毒梭菌芽孢污染,在适宜的厌氧条件时芽孢发芽成为繁殖体,产生肉毒毒素,人食入后导致中毒。主要临床症状是神经末梢麻痹。先有乏力、头痛等症状,随后出现复视、斜视、眼睑下垂、吞咽困难、口齿不清、进而呼吸肌麻痹,造成窒息死亡。

(2) 创伤感染中毒:伤口被肉毒梭菌芽孢污染后,在局部厌氧环境中芽孢发芽形成繁殖体,释放肉毒毒素,导致机体肉毒中毒。

(3) 婴儿肉毒素中毒:婴儿因食入被肉毒梭菌芽孢的食物(如蜂蜜)后,芽孢发芽,产生的毒素被吸收而致病。症状与食入性肉毒中毒相似, 早期出现便闭,吸乳、啼哭无力等症状。

(三) 防治原则(prevention and treatment)

1. 加强食品卫生管理和监督。80℃加热食品 20 分钟可破坏肉毒毒素。
2. 疑似中毒患者宜早期注射 A、B、E 三型多价抗毒素进行特异性中和治疗。

四、艰难梭菌(*C. difficile*)

人类肠道正常菌群之一,当长期使用或不正确应用某些抗生素导致菌群失调时,可发展为肠道优势菌引起抗生素相关性腹泻和假膜性肠炎。

第二节　无芽孢厌氧菌(non-spore forming anaerobic bacteria)

人体口腔、肠道和女性生殖道的正常菌群,有革兰阳性球菌、杆菌和革兰阴性球菌、杆菌。为条件致病菌,多为内源件感染。因其感染部位广、感染类型多、对多种抗生素不敏感、细菌学诊断困难等,已引起医护人员的高度重视。无芽孢厌氧菌感染中以革兰阴性杆菌中的脆弱类杆菌最为常见。

一、生物学性状(biological characteristics)

1. G⁻厌氧杆菌　以脆弱类杆菌为主,主要引起腹腔脓肿和败血症。
2. G⁻厌氧球菌　以韦荣球菌为主,咽部主要的厌氧球菌,混合感染病原菌之一。
3. G⁺厌氧球菌　以消化链球菌为主,主要寄居于阴道。
4. G⁺厌氧杆菌　包括丙酸杆菌、双歧杆菌和真杆菌等,其中双歧杆菌为人体最重要的益生菌。

二、致病性(pathogenicity)

(一)致病条件

1. 机械性或病理性损伤。由于手术、拔牙、肠穿孔等导致屏障功能受损,细菌侵入非正常寄居组织。

2. 菌群失调。

3. 局部或全身免疫力下降。

4. 局部厌氧环境的形成。

(二)细菌产生的毒力因子

1. 菌毛、荚膜。

2. 多种毒素和侵袭性酶类(肠毒素、胶原酶、DNA 酶、透明质酸酶等)。

3. 产生 SOD,改变局部厌氧微环境,有利于病菌繁殖。

(三)感染特征

1. 内源性感染,感染遍及全身,多呈慢性过程。

2. 无特定病型:多为化脓性感染,败血症。

3. 分泌物带血或呈黑色,有恶臭。

4. 分泌物直接镜检有菌,普通培养无菌生长。

5. 使用氨基糖甙类抗生素如链霉素、卡那霉素、庆大霉素等治疗无效者。

(四)所致疾病

1. 腹腔感染。

2. 女性生殖道和盆腔感染。

3. 口腔感染。

4. 呼吸道感染。

5. 败血症。

6. 中枢神经系统感染。

第三节　强化训练

一、名词解释

1. 汹涌发酵

2. 气性坏疽

3. 肉毒毒素

4. 破伤风痉挛毒素

二、填空题

1. 常见引起疾病的厌氧芽孢梭菌有_____、_____、_____。

2. 破伤风梭菌芽孢位于菌体_____,形似_____;肉毒梭菌的芽孢位于_____,形似_____。

3. 破伤风梭菌的感染条件是_____。致病因素是_____。

4. 破伤风的特异性预防是接种_____;紧急预防和特异性治疗是注射_____。

5. 产气荚膜梭菌引起的疾病有_____、_____和_____。

6. 肉毒梭菌产生的_____,是目前已知_____。预防肉毒中毒最简便的方法是_____。

7. 无芽孢厌氧菌属于人体_____,其致病条件是_____、_____、_____。

8. 与产气荚膜梭菌鉴定有关的培养特性是_____、_____、_____。

三、选择题

【A型题】

1. 人体肠道正常菌群中,占绝对优势的细菌是(　　　)
   A. 大肠杆菌　　　B. 脆弱类杆菌　　　C. 葡萄球菌　　　D. 变形杆菌　　　E. 白色念珠菌

2. 破伤风特异性治疗可应用(　　　)
   A. 青霉素　　　B. 抗毒素　　　C. 类毒素　　　D. 细菌素　　　E. 干扰素

3. 破伤风梭菌的特性,错误的一项是(　　　)
   A. 革兰阳性梭状杆菌,具周鞭毛　　　B. 芽孢呈椭圆形,位于菌体一端,大于菌体宽度
   C. 细菌侵入血流而致病　　　D. 芽孢抵抗力强,是本病的传染源
   E. 产生强烈的外毒素

4. 关于梭状芽孢杆菌,错误的一项是(　　　)
   A. 均为革兰阳性杆菌　　　B. 都能形成芽孢　　　C. 都能通过伤口感染
   D. 都是厌氧菌　　　E. 均能引起外源性感染

5. 关于产气荚膜杆菌的致病性,正确的是(　　　)
   A. 可引起严重的创伤感染　　　B. 以组织气肿、水肿、坏死为主要病理表现
   C. 致病因素为荚膜、毒素和酶　　　D. 可致食物中毒
   E. 以上均对

6. 肉毒杆菌的特性,错误的一项是(　　　)
   A. 肉毒毒素是毒性最强的生物毒素
   B. 肉毒毒素主要作用于胆碱能神经末梢,抑制乙酰胆碱的释放
   C. 食入含有肉毒毒素的食物致病
   D. 肉毒毒素不耐热,加热至80℃,很快被破坏
   E. 接种肉毒类毒素是预防肉毒中毒的唯一有效方法

7. 破伤风抗毒素治疗破伤风的机制是(　　　)
   A. 中和游离的外毒素　　　　　　B. 中和与神经细胞结合的外毒素

C. 抑制破伤风梭菌生长　　　　　D. 在补体参与下溶解破伤风梭菌

E. 促进吞噬细胞的吞噬作用

8. 无芽孢厌氧菌引起的感染,应除外(　　)

A. 盆腔炎　　B. 脓肿　　C. 食物中毒　　D. 败血症　　E. 急性坏死性溃疡性齿龈炎

9. 正常情况下无芽孢厌氧菌存在的部位,应除外(　　)

A. 子宫腔　　　　B. 尿道　　　　C. 肠道　　　　D. 阴道　　　　E. 上呼吸道

10. 引起抗生素相关性腹泻的病原菌是(　　)

A. 破伤风杆菌　B. 产气荚膜杆菌　C. 肉毒杆菌　　D. 艰难梭菌　　E. 双歧杆菌

四、问答题

1. 试述无芽孢厌氧菌的致病条件。

2. 无芽孢厌氧菌的感染特征包括哪些?

3. 试述破伤风杆菌的致病条件、致病机制。

4. 简述肉毒毒素的作用机制。

5. 试述产气荚膜杆菌的致病性。

6. 比较肉毒毒素中毒与一般细菌性食物中毒的主要不同点。

(德里夏提·依米提　张炳华)

第十二章 呼吸道感染细菌

本章要求：

1. 掌握结核分枝杆菌的形态染色；致病因素及所致疾病；免疫性，结核菌素试验的原理、方法结果分析及用途。抗酸染色，特异性预防。白喉棒状杆菌形态染色、致病性、免疫性、特异性预防和治疗。

2. 熟悉结核杆菌培养，抵抗力，耐药性及毒力变异，微生物学检查原则。流感嗜血杆菌、嗜肺军团菌和百日咳杆菌的形态染色及致病性。百日咳的特异性预防。

3. 了解麻风杆菌的形态染色，致病特点及免疫性。白喉杆菌异染颗粒染色和锡克试验。流感嗜血杆菌的卫星现象。

第一节 结核分枝杆菌(*M. tuberculosis*)

分枝杆菌属中与人类疾病有关的主要有结核分枝杆菌(人型、牛型)、麻风分枝杆菌(*M. leprae*)和鸟-胞内分枝杆菌(*M. avium-intracellulare*)等。因菌体含有大量分枝菌酸(mycolic acid)，故一般染色不易着色。但加温或延长染色后能抵抗3%盐酸乙醇溶液的脱色作用，故称为抗酸杆菌；常用抗酸染色法(Ziehl-Neelsen acid- fast stain)染色，分枝杆菌属细菌被染成红色，而其他细菌被染成蓝色。

一、生物学性状(biological characteristics)

(一) 形态与染色

抗酸染色呈红色，菌体细长，略弯，有分枝趋向，成堆排列。无鞭毛、无芽孢、无荚膜。长期用药后可呈 L 型，可变为多形态性，呈颗粒状或丝状。

(二) 培养特性

专性需氧。营养要求高，常用罗氏(Lowenstein Jensen)培养基培养。因菌体含大量脂质影响营养物质吸收，故生长缓慢，代时约 18~24 小时。固体斜面培养 2~4 周始见乳白色或米黄色，不透明，表面粗糙呈颗粒、结节或菜花状之菌落生长。液体培养生长较快，约需 1~2 周，可见菌膜生长。

(三) 抵抗力

1. 在干燥痰中可存活 6~8 个月，在空气尘埃中，其传染性保持 8~10 天。

2. 耐受 6% H_2SO_4、3% HCl、4% NaOH 30 分钟,故可用强酸或强碱的稀溶液来处理结核菌感染的痰标本,提高检出率。

3. 对湿热 60℃ 30 分钟,紫外线及 75% 乙醇溶液敏感。

(四) 变异性

1. 形态、菌落特征、抗原性的变异。

2. 结核杆菌容易产生耐药性的变异。

3. 毒力变异——卡介苗(Bacilli Calmette-Guerin,BCG),就是将有毒的牛型结核分枝杆菌培养于含有甘油、胆汁、马铃薯的培养基中,经 13 年 230 次传代培养而获得的减毒活疫苗。现广泛用于人类结核病的预防。

二、致病性和免疫性(pathogenicity and immunity)

本菌不产生内毒素或外毒素及侵袭性酶类,也无荚膜、菌毛等。其致病作用主要与菌体成分有关。

(一) 致病物质

1. 脂质(lipid)　占细胞干重的 60%。其高含量与细胞毒力密切相关。主要包括磷脂、脂肪酸和蜡质,与抗酸性有关。与毒力有关的重要成分有:

(1) 磷脂(phosphatide):能刺激单核细胞增生,并能抑制蛋白酶对组织的分解作用,从而使病灶组织不完全液化,形成干酪样坏死。

(2) 索状因子(cord factor):为分枝菌酸和海藻糖结合的糖脂。可破坏线粒体膜,抑制白细胞游走,与慢性肉芽肿形成有关。

(3) 蜡质 D(wax-D):是分枝菌酸与肽糖脂的复合物,有佐剂作用,刺激机体产生迟发型超敏反应。

(4) 硫酸脑苷脂(sulfatide):可抑制吞噬溶酶体的形成。使结核分枝杆菌在吞噬细胞内能长期存活。

2. 蛋白质(Protein)　可刺激机体产生无保护性的抗体。与蜡质 D 结合使机体产生迟发型超敏反应,引起病变部位的病理改变。

3. 多糖(polysaccharide)。

(二) 所致疾病

结核杆菌可经多种途径感染引起多种器官的结核病,其中以肺结核最多见。传染源为开放性肺结核患者,结核杆菌通过呼吸道侵入肺部,引起肺结核或支气管结核。也可经消化道及破损的皮肤黏膜侵入机体,侵犯多种组织器官,引起相应器官的结核病。

1. 肺部感染

(1) 原发感染:结核分枝杆菌侵入肺部后在肺内形成原发病灶,称为原发性肺结核,常见于儿童,由于机体缺乏对结核杆菌的免疫力,病菌可沿淋巴管扩散到肺门淋巴结,引起肺门淋巴结肿大、淋巴管炎,称为原发综合征。随着特异性抗结核免疫的建立,原发感染多可形成纤维化或钙化而自愈。但病灶内潜伏的细菌也可成为结核病复发或内源性感染的来源。

(2)继发感染:多见于成年人。可以是原发病灶内潜伏的细菌再次活动引起的内源性感染也可是外源性结核菌侵入引起的感染。因机体已形成抗结核免疫,病灶常较局限,可形成干酪样坏死和空洞,向外排菌,形成开放性肺结核。严重患者可因肺功能受损而发展为肺心病或肺心脑病而死亡。

2. 肺外感染 病菌经血液、淋巴液扩散侵入到肺外组织器官,引起相应的器官结核,如脑、肾、骨、关节、生殖系统结核等。痰菌咽下可引起肠结核,结核性腹膜炎等。破损皮肤感染结核菌可引起皮肤结核。AIDS 患者等免疫力极度低下患者感染本菌可造成全身播散性结核。

(三)免疫性与超敏反应

1. 免疫性 机体抗结核免疫为细胞免疫,属于感染免疫(infection immunity)或有菌免疫。结核菌刺激机体产生致敏 T 淋巴细胞,释放多种细胞因子,如 TNF-α、IFN-γ、IL-2、IL-6 等,吸引 NK 细胞、T 细胞、巨噬细胞等聚集感染部位,并能增强这类细胞的直接或间接杀菌活性。

2. 超敏反应 机体抗结核杆菌的特异性细胞免疫,同时伴随着迟发型超敏反应而存在,二者均为 T 细胞介导的结果。著名的柯赫现象(Koch phenomenon)证明了这一结果。研究表明诱导机体细胞免疫与迟发型超敏反应的物质不同(核糖体 RNA 主要引起细胞免疫,而结核菌素蛋白和蜡质 D 共同作用则引起迟发型超敏反应),但因为结核杆菌是以完整的菌体进入机体,故可同时刺激二者的产生。所以通过结核菌素实验测定机体对结核杆菌有无超敏反应,即可测定机体是否具有抗结核细胞免疫。

(四)结核菌素实验(tuberculin test)

1. 原理 是用结核菌素测定机体是否具有特异性抗结核细胞免疫的皮肤迟发型超敏反应试验。

2. 试剂 有两种。

(1)旧结核菌素(old tuberculin,OT):系将结核杆菌接种于甘油肉汤培养基,培养 4~8 周后加热浓缩过滤而成的粗制品,内含结核菌蛋白。

(2)纯蛋白衍生物(purified protein derivative,PPD):是 OT 经三氯醋酸沉淀后的纯化物。PPD 有两种,即 PPD-C 和 PPD-BCG,均为 0.1ml/5U。

3. 方法 取 OT 或 PPD 0.1 ml 注入前臂内侧皮内,48~72 小时后观察结果。注射部位红肿硬结直径大于 0.5cm 时为阳性;红肿硬结直径大于 1.5cm 时为强阳性;红肿硬结直径小于 0.5cm 为阴性。

4. 结果分析

(1)阳性表明机体已感染过结核或 BCG 接种成功,对结核杆菌有特异性细胞免疫和迟发型超敏反应。

(2)强阳性表明机体可能有活动性结核病,应进一步检查。

(3)阴性表明机体未感染过结核或未接种过 BCG,对结核杆菌无免疫力。但应注意免疫功能低下者,如年老体弱者、AIDS 患者、肿瘤等用过免疫抑制剂者可能出现假阴性反应。

5. 实际应用

（1）选择卡介苗的接种对象及接种后效果的观察,阴性者接种。

（2）婴幼儿结核病的辅助诊断,年龄越小,强阳性的诊断意义越大。

（3）结核杆菌感染的流行病学调查。

（4）测定肿瘤患者的细胞免疫功能。

三、微生物学检查(microbiological diagnosis)

1. 标本　根据感染部位采取不同的标本如痰、尿、脑脊液、腹水等。

2. 直接涂片抗酸染色镜检。

3. 分离培养。

4. 动物试验。

四、防治原则(prevention and treatment)

1. 预防接种卡介苗。

2. 抗结核药物。

附1:麻风分枝杆菌(*M.leprae*)

人类麻风病的病原菌。麻风是一种慢性传染病,主要通过破损的皮肤、黏膜及呼吸道传播,临床有瘤型(lepromatous type)、结核样型(tuberculoid type)、界限类(borderline form)和未定类(indeterminate form)等4种类型。其中瘤型又称为恶性麻风,传染性强,病情严重,患者细胞免疫缺陷,体液免疫正常。病菌主要侵犯皮肤、黏膜,严重时累及神经、眼及内脏,病理镜检可见大量麻风细胞和肉芽肿。病灶皮肤和黏膜常有麻风结节(leproma)形成。面部结节可融合呈狮面容。预后不好。结核样型又称为良性麻风,传染性小,细胞免疫正常。病菌主要侵犯皮肤和外周神经。病情较轻,预后好。界限类兼有两型的特点,能向两型演变;未定类为麻风的前期病变,多转化为结核样型。

附2:鸟-胞内分枝杆菌(*M.avium-intracelluare*)

属于非结核分枝杆菌迅速发育组(第Ⅳ组),本菌是AIDS患者常见的机会致病菌,引起结核样病变,多见于肺和肾。

第二节　白喉棒状杆菌(*C. diphtheriae*)

一、生物学性状(biological characteristics)

(一)形态与染色

革兰阳性、细长略弯杆菌,一端或两端膨大呈棒状,呈栅栏状排列。用美蓝或奈瑟染色

(Neisser stain)后,菌体两端或一端可见着色较深的异染颗粒(metachromatic granules)。对白喉棒状杆菌有鉴别意义。

(二) 培养特性

需氧或兼性厌氧生长,营养要求高。常用凝固血清培养基(吕氏培养基)培养,形成灰白色光滑型小菌落,异染颗粒明显。在含 0.03%~0.04% 亚碲酸钾血平板上,能吸收亚碲酸盐并使之还原为元素碲,从而形成黑色菌落。

(三) 抵抗力

白喉杆菌对干燥、寒冷抵抗力强,对湿热敏感。

二、致病性与免疫性(pathogenicity and immunity)

(一) 致病性

1. 致病物质

(1) 白喉外毒素(diphtherotoxin):携带 β-棒状杆菌噬菌体的菌株产生白喉外毒素,毒素由 A、B 两个亚单位组成。B 亚单位与易感细胞表面受体结合,通过易位作用使 A 亚单位进入细胞,后者可以使辅酶 I (NAD)上的腺苷二磷酸核糖(ADPR)与肽链延长因子 2(EF$_2$)结合,使 EF$_2$失去活性,从而抑制细胞蛋白质的合成,引起组织坏死和病变。

(2) 索状因子(cord factor):是细菌表面的毒性糖脂,破坏线粒体。

2. 所致疾病 白喉。

(1) 传染源:病人,恢复期带菌者。

(2) 传播途径:通过空气飞沫经呼吸道传播,以儿童为主要易感者。

(3) 临床表现

1) 呼吸道局部炎症:病菌在黏膜表面形成假膜。由于黏膜上皮细胞坏死、血管扩张、炎性细胞浸润,使得纤维蛋白原渗出并将炎性细胞、黏膜坏死组织和细菌网在一起形成的。假膜脱落可导致窒息死亡。是白喉早期死亡的原因。

2) 毒血症:白喉外毒素入血并迅速与易感细胞结合导致其变性坏死。最常受累器官为心肌和周围神经引起心肌炎和呼吸障碍,也可累及肝、肾和肾上腺。

(二) 免疫性

1. 病后可获持久免疫力 主要为抗毒素免疫。6 个月内婴儿从母体获得 IgG;成人由隐性感染获得。

2. 锡克(Schick)试验

(1) 原理:毒素抗毒素中和试验,皮肤试验。

(2) 方法:用 1/50MLD 的白喉外毒素 0.1ml,注入受试者一侧前臂掌侧面皮内,同时在另一侧注射 0.1ml 经加热破坏毒力后的同样毒素作为对照。

(3) 结果判定:

1）阴性反应：双侧注射部位均无红肿，表示机体对白喉外毒素有免疫力。

2）阳性反应：对照侧无变化，试验侧出现红肿硬结，直径 1~2cm，4~7 天达高峰（迟发迟退），表明机体对白喉外毒素无免疫力。

3）假阳性反应：两侧注射部位均于 6~18 小时出现红肿硬结，1~2 天消退（早发早退）。表明机体对白喉外毒素有免疫力，同时对毒素有变态反应。

4）混合反应：两侧注射部位均于 6~18 小时出现红肿，但对照侧于 1~2 天后消退，而试验侧于第 4 天达高峰。表明机体对白喉外毒素无免疫力，对毒素有变态反应。

三、微生物学检查（microbiological diagnosis）

1. 取假膜及其分泌物涂片染色镜检，观察菌体形态和异染颗粒。

2. 分离培养与毒力鉴定。

四、防治原则（prevention and treatment）

1. 人工自动免疫：婴幼儿用白百破（DPT）三联疫苗。

2. 人工被动免疫：早期足量注射白喉抗毒素，同时注射白喉类毒素。

第三节 嗜肺军团菌（*Legionella pneumophila*）

一、生物学特性（biological characteristics）

革兰阴性杆菌，可呈丝状，单端鞭毛；无芽孢，有菌毛和微荚膜。专性需氧；营养要求高。培养基中需提供 L-半胱氨酸和铁才能生长，在活性炭-酵母浸出液琼脂（BCYE）平板上培养 3~5 天形成灰白色有光泽之小菌落。触酶阳性，氧化酶阳性或弱阳性；尿素阴性。不发酵糖类。

二、致病性与免疫性（pathogenicity and immunity）

致病性

1. 致病物质 产生多种毒素和酶类；如蛋白水解酶、磷酸酶、核酸酶和细胞毒素等，抑制吞噬体与溶酶体融合，使病菌不被杀死而在胞内寄生，导致宿主细胞死亡。

2. 传播途径 病菌形成气溶胶经呼吸道传播，多流行于夏秋季节。常发生于装备空调的医院。老人，免疫力低下的人（肿瘤、结核、糖尿病人等）为易感人群。

3. 所致疾病 有 3 种临床感染类型：

（1）肺炎型：军团病，起病急，以肺炎症状为主，伴有多脏器损伤，不及时治疗可导致死亡。死亡率可达 15%~20%。

（2）流感样型：又名旁地亚克（Pontiac）热。症状比较轻；我国也有此病爆发流行或散发。

（3）肺外感染型：为继发性感染，出现脑、肾、肝等多脏器感染症状。

第四节 百日咳鲍特菌（*Bordelella. pertussis*）

一、生物学特性（biological characteristics）

革兰阴性短小杆菌；经甲苯胺蓝染色，两端着色较深。无鞭毛，无芽孢。有毒株有荚膜和菌毛。营养要求高，在含有甘油、马铃薯、血液的鲍-金培养基（Bordet-Gengou medium）培养时形成银灰色珍珠状小菌落。

二、致病性与免疫性（pathogenicity and immunity）

（一）致病物质

1. 百日咳毒素（pertussis toxin，PT）　其结构由 A、B 亚单位组成。B 亚单位与呼吸道纤毛上皮细胞结合介导毒素进入机体，A 亚单位是毒素毒性部分，具有 ADP 转移酶活性。PT 具有免疫致敏作用，与细菌附着纤毛上皮细胞和阵发性咳嗽发生有关。相应抗体有保护作用。

2. 丝状血凝素（fliamentous hemagglutinin，FHA）　促进细菌与纤毛上皮细胞的黏附。

3. 腺苷酸环化酶毒素（adenylcyclase toxin）　可催化细胞内 cAMP 生成而抑制吞噬细胞杀伤作用，并能促进呼吸道黏膜杯状细胞分泌黏液，加重对呼吸道的致病作用。

4. 气管细胞毒素（tracheal cytotoxin，TCT）　对气管纤毛上皮细胞有特殊亲和力，使纤毛细胞坏死脱落。

5. 皮肤坏死毒素（dermonecrotic toxin，DNT）　不耐热毒素，使血管平滑肌强烈收缩，造成局部供血不足或缺血，产生水肿和白细胞渗出。

（二）所致疾病

百日咳。

1. 传染源是早期病人和带菌者，通过飞沫传播。潜伏期 7~14 天。五岁以下儿童易感。

2. 致病机制　细菌吸附在纤毛上皮细胞，在局部繁殖，并产生毒素，引起局部炎症、坏死，纤毛运动受抑制或破坏，黏稠分泌物增多不能排出，导致剧烈咳嗽。

3. 临床病程分三期

（1）卡他期：轻度咳嗽，症状像感冒。飞沫中有大量细菌，传染性强；持续约 1~2 周。

（2）痉咳期：阵发痉挛性咳嗽，伴有鸡鸣样吼声，呕吐、呼吸困难、发绀等症状。持续约 1~6 周。

（3）恢复期：阵咳症状减轻，无并发症可完全恢复，约需 1~2 个月。

（三）免疫性

病后可获得牢固体液免疫和细胞免疫。以黏膜表面特异性 sIgA 免疫为主。

三、防治原则（prevention and treatment）

1. 百白破三联疫苗（DPT）。
2. 红霉素、氨苄西林治疗。

第五节　其他呼吸道感染病原菌

一、流感嗜血杆菌（*Haemophilus influenzae*）

（一）生物学性状（biological characteristics）

革兰阴性小杆菌，无鞭毛，无芽孢，有毒株有菌毛和荚膜。需氧或兼性厌氧，营养要求高，需 X 因子和 V 因子，本菌在巧克力色血琼脂平板上生长良好。在制备培养基加热时红细胞膜上的 V 因子抑制物被破坏，V 因子充分释放并发挥作用。如将流感嗜血杆菌与金黄色葡萄球菌共同培养在血平板上，则可见金葡菌菌落周围的流感杆菌菌落较大，离金葡菌菌落越远的越小，是为卫星现象（satellite phenomenon）。此因金葡菌能合成较多的 V 因子，促进流感杆菌生长之故。此现象有助于流感杆菌的鉴定。

（二）致病性与免疫性（pathogenicity and immunity）

1. 致病物质　荚膜、菌毛、内毒素和 IgA 蛋白酶
2. 所致疾病
（1）原发感染：急性化脓性感染，小儿多见，常见的有化脓性脑膜炎、鼻咽炎、咽喉会厌炎、化脓性关节炎、心包炎等。
（2）继发感染：慢性支气管炎、鼻窦炎、中耳炎等，常继发于流感、麻疹、百日咳、结核病等。

二、肺炎克雷伯菌（*Klebsiella pneumoniae*）

属于肠杆菌科，革兰阴性杆菌，机体正常菌群之一。当人体抵抗力降低时，可引起多种内源性感染，如肺炎、肺脓肿、败血症、脑膜炎、慢性萎缩性鼻炎、尿路感染等。是临床常见的医院感染病原菌之一。

第六节 强 化 训 练

一、名词解释

1. BCG(bacilli calmette-guerin)
2. 抗酸染色(acid-fast stain)
3. 索状因子(cord factor)
4. 结核菌素试验(tuberculin test)
5. PPD(purified protein derivative)
6. 感染免疫(infection immunity)
7. 锡克试验(Schick test)
8. 卫星现象(satellite phenomenon)

二、填空题

1. 常见的呼吸道感染细菌有_____、_____、_____、_____。
2. 引起人类疾病的分枝杆菌主要有_____、_____和_____。
3. 结核杆菌对干燥、酸、碱抵抗力强,但对_____、_____、_____较敏感。
4. 结核杆菌不含_____也不产生_____和_____;其致病性主要与_____以及造成机体的_____有关。
5. 结核杆菌可经 _____引起_____;也可经_____、_____等其他途径进入机体,引起_____、_____等多种组织器官的结核病。
6. 结核菌素试验是一种_____皮肤试验,用来测定机体对结核菌有无_____和_____。试验阳性说明_____;阴性则说明_____,需接种_____。
7. 嗜肺军团菌主要引起_____,也可引起_____,多流行于_____,主要通过_____传播。
8. 只有携带_____的白喉杆菌才能产生_____,才具有_____。
9. 锡克试验的原理是_____;阳性说明_____;阴性说明_____,假阳性说明_____混合反应说明_____。
10. 白喉的特异性预防是给易感儿童注射_____;紧急预防和特异性治疗则用_____。
11. 百日咳杆菌通过_____传播,临床病程分_____、_____和_____ 3 期。特异性预防是给易感儿童注射_____。
12. 白喉杆菌用_____或_____染色后,镜下可见菌体一端或两端有着色较深的_____。

三、选择题

【A 型题】

1. 结核杆菌的生物学特点,描述错误的一项是(   )

A. 抗酸染色呈红色 B. 专性需氧,营养要求高,生长缓慢

C. 耐酸碱,6% 硫酸中可存活 30 分钟 D. 易产生耐药性

E. 耐煮沸 100℃5 分钟

2. 细胞壁中含脂量最多的细菌,正确的一项是( )

A. 结核杆菌 B. 白喉杆菌 C. 嗜肺军团菌 D. 流感嗜血杆菌 E. 百日咳杆菌

3. 常用的结核杆菌培养基是( )

A. 鲍金培养基 B. 罗氏培养基 C. 疱肉培养基

D. 巧克力色培养基 E. 亚碲酸钾培养基

4. 卡介苗是( )

A. 经甲醛处理灭活的人型结核杆菌 B. 经甲醛处理灭活的牛型结核杆菌

C. 经甲醛处理灭活的非结核分枝杆菌 D. 保留抗原性的减毒牛型结核杆菌

E. 保留抗原性的减毒人型结核杆菌

5. 结核杆菌的致病因素,应除外( )

A. 索状因子 B. 磷脂 C. 内毒素 D. 蜡质 D E. 硫酸脑苷脂

6. 下列与结核结节和干酪样坏死形成有关的物质( )

A. 分枝菌酸 B. 蜡质 D C. 磷脂 D. 索状因子 E. 硫酸脑苷脂

7. 关于结核菌素试验,错误的一项是( )

A. 用来选择卡介苗接种对象 B. 检测机体体液免疫功能

C. 作为婴幼儿结核病的辅助诊断 D. 红肿硬结直径大于 0.5cm 为阳性

E. 试验阳性说明感染过结核菌

8. 白喉杆菌的致病性,描述错误的一项是( )

A. 只有携带 β 棒状杆菌噬菌体的菌株是产毒株 B. 白喉杆菌可侵入血流引起菌血症

C. 白喉毒素入血引起毒血症 D. 病后机体获得抗毒素体液免疫

E. 儿童最易感

9. 下述最适于接种卡介苗的对象是( )

A. 长期低热、咳嗽,疑为肺结核的患儿 B. OT 试验阴性的麻疹患儿

C. OT 试验阳性健康儿童 D. OT 试验阴性健康儿童

E. OT 试验阴性的细胞免疫缺陷者

10. 流感嗜血杆菌的鉴别特征,正确的一项是( )

A. 异染颗粒 B. 卫星现象 C. 抗酸染色呈红色

D. 革兰染色阳性 E. 分解乳糖产酸产气

四、问答题

1. 试述结核菌素试验原理、所用试剂、方法、结果判断及意义。

2. 试述锡克试验的原理、方法、结果判断及意义。

3. 简述结核、白喉、百日咳的特异性预防。

(德里夏提·依米提 张炳华)

第十三章 动物源性细菌

本章要求：

1. 掌握布氏杆菌、炭疽杆菌的致病性（传染源、传播途径、致病因素和临床特点）和特异性预防。

2. 熟悉布氏杆菌、炭疽杆菌的形态与染色。鼠疫杆菌的形态染色与致病性。

3. 了解布氏杆菌、炭疽杆菌和鼠疫杆菌的培养特性、抗原构造、抵抗力和微生物学检查原则。

第一节 布鲁菌属（*Brucella*）

布鲁菌属有六个生物种，我国流行的主要是羊、牛、猪布鲁菌三种。以羊布鲁菌最多见。引起布鲁菌病。

一、生物学性状（biological characteristics）

1. 形态与染色 革兰阴性小杆菌，无鞭毛，不形成芽孢，S型菌株有微荚膜。

2. 培养特性 需氧菌，营养要求高，加入血清或肝浸液可促进生长。37℃、48小时培养，可见微小、透明、无色的光滑型菌落。大多数菌株分解尿素，产生 H_2S。

3. 抗原结构 含A、M两种抗原。不同菌种中两种抗原含量不同，可用于鉴别。

（1）牛型：A抗原:M抗原=20:1；抗A血清凝集反应阳性。

（2）羊型：A抗原:M抗原=1:20；抗M血清凝集反应阳性。

（3）猪型：A抗原:M抗原=2:1；抗A和抗M血清凝集反应均为阳性。

（4）抵抗力：较强。在土壤、毛皮、病畜的乳汁、肉制品和干燥胎盘中可存活数周或数月。60℃加热20分钟很快死亡。对紫外线、常用化学消毒剂敏感。

二、致病性与免疫性（pathogenicity and immunity）

（一）致病物质

内毒素、荚膜、透明质酸酶等。

（二）所致疾病

1. 动物 母畜的传染性流产；睾丸炎、附睾炎、乳腺炎、子宫炎等。

2. 人类布氏菌病——波浪热

（1）传染源和传播途径：人类感染主要通过接触病畜分泌物或被污染的畜产品经皮肤、消化道、呼吸道、眼结膜等多种途径侵入机体。

（2）临床特点：本菌为胞内寄生菌。细菌进入机体→被吞噬细胞吞噬形成细胞内寄生菌→入血造成菌血症，释放内毒素导致发热→侵入肝脾等脏器→血中细菌减少即相应的内毒素也减少→体温降低→细菌再次入血→体温再次升高→再次侵入脏器→体温又降低，如此反复形成的菌血症，使患者呈波浪型发热，同时伴有关节痛、全身乏力、肝、脾肿大等症状。

（三）免疫性

感染后形成以细胞免疫为主的抗感染免疫。体液抗体（IgG、IgM）具有免疫调理作用。

三、微生物学检查（microbiological diagnosis）

1. 标本　急性期取血，慢性期取骨髓。
2. 分离培养和鉴定。
3. 血清学检查

（1）瑞特试验（Wright test）：发病早期检测 IgM，为玻片定量凝集反应，血清抗体效价达 1:200 或以上有诊断意义。

（2）补体结合试验：发病 3W 后检测 IgG，持续时间长，1:10 以上为阳性，对慢性布病诊断意义较大。

4. 布鲁菌素试验（Brucellin test）　用布氏菌素 0.1ml 做前臂皮内注射，24~48 小时后观察结果；局部红肿浸润直径 1~2cm，为弱阳性；>2~3cm 为阳性；>3~6cm 为强阳性。皮试阳性可诊断为慢性布氏菌病或曾患过布氏菌病。

第二节　炭疽芽孢杆菌（*B. anthracis*）

一、生物学特性（biological characteristics）

（一）形态与染色

革兰阳性粗大杆菌，两端平切，无鞭毛。人工培养后可呈竹节状长链状排列。有毒株在机体内或含血清培养基上形成荚膜。在氧气充足、温度适宜时形成芽胞，呈椭圆形，位于菌体中央，小于菌体宽度。

（二）培养特性

需养或兼性厌氧，在普通琼脂培养基上形成灰白色粗糙型大菌落，菌落边缘呈卷发状。在肉汤培养基中，呈丝状沉淀生长。有毒菌株在含 $NaHCO_3$ 的血琼脂平板上，置 5% CO_2、37℃、孵育 24~48 小时，可产生荚膜，形成黏液性菌落。

（三）抗原结构

1. 炭疽毒素　由保护性抗原、致死因子和水肿因子三种蛋白组成。具有抗吞噬作用和免疫原性。三种成分必须一起注射才能引起实验动物的水肿和死亡。保护性抗原是制备炭疽疫苗的成分。

2. 荚膜多肽抗原　具有抗吞噬作用，与细菌毒力有关。

3. 芽孢抗原　为芽孢特异性抗原，具有免疫原性和血清学诊断意义。

4. 菌体多糖抗原　此抗原可与相应的抗体发生沉淀反应，称 Ascoli 热沉淀反应，用于对炭疽芽孢杆菌病原的流行病学调查。

（四）抵抗力

芽孢的抵抗力强，在干燥土壤和皮毛中存活数年至 20 多年，被污染的牧场可保持传染性数十年。

二、致病性与免疫性（pathogenicity and Immunity）

（一）致病物质

1. 荚膜　具有抗吞噬作用，有利于细菌在宿主体内繁殖扩散。荚膜消失，致病性减弱或消失。

2. 炭疽毒素　由保护性抗原、致死因子和水肿因子三种蛋白组成。是造成感染者发病和死亡的重要原因。

（二）所致疾病

保护性抗原、致死因子和水肿因子三种蛋白单独存在时无致病作用。混合作用可致微血管内皮损伤，增强毛细血管壁通透性，引起微循环障碍，最后导致 DIC、休克、死亡。炭疽杆菌主要导致草食动物炭疽病。人可通过多种途径被感染，主要有三种临床类型：

1. 皮肤炭疽　病菌通过皮肤微小伤口侵入，初在局部形成小疖，继之变为水疱、脓疱，最后出现坏死和黑色焦痂，故名"炭疽"。

2. 肺炭疽　吸入含有大量炭疽杆菌芽孢的尘埃所致。表现为严重的支气管肺炎症状。很快出现全身中毒症状，死亡率高。

3. 肠炭疽　由于食入未煮熟的病畜肉、奶或被污染的食物所致。表现为连续性呕吐、肠麻痹和便血伴有严重的全身中毒症状，2~3 天内死于毒血症。

上述三型均可并发败血症，偶见引起炭疽性脑脊髓膜炎，死亡率极高。

（三）免疫性

炭疽病后可获持久免疫力。体液免疫为主。

三、微生物学检查（microbiological diagnosis）

1. 标本　可采取渗出液、血液、痰、粪便等局部标本，炭疽动物尸体禁止在室外解剖。

避免污染环境。取材时要注意做好个人防护。

2. 直接涂片革兰染色镜检　G^+有荚膜竹节状排列的大杆菌。

3. 分离培养与鉴定　在含 $0.05 \sim 0.5 \mu/ml$ 青霉素的培养基中,炭疽杆菌菌体肿大呈球状,似串珠,称为串珠试验。可据此与类炭疽杆菌相区别。

4. 动物实验　标本或培养物接种小鼠或豚鼠, $2 \sim 3d$ 发病,取内脏或血液涂片染色镜检可检出带荚膜的炭疽杆菌。

四、防治原则(prevention and treatment)

1. 严格按生物安全规定处理病畜尸体。对牧区家畜进行预防接种。
2. 给牧区易感人群(如牧民、兽医)接种减毒活疫苗,免疫力为一年。
3. 治疗首选青霉素。

第三节　鼠疫耶氏菌(*Yersinia pestis*)

一、生物学性状(biological characteristics)

1. 形态与染色　属于肠杆菌科耶尔森菌属。两端钝圆,两极浓染的卵圆形小杆菌。革兰阴性,有荚膜,不形成芽孢。

2. 培养特性　兼性厌氧,在含血液或组织液的培养基形成细小、黏稠的粗糙型菌落。在肉汤培养基底部开始出现絮状沉淀,培养 48 小时表面形成菌膜,轻摇则呈钟乳石状下沉,具有诊断意义。

3. 抵抗力　对理化因素抵抗力弱,但在自然环境痰中能存活 36d,在跳蚤粪便和土壤中存活 1 年。

4. 变异　鼠疫杆菌的基因组不断发生动态变化,其生化特性、毒力、耐药性和抗原性等出现变异株。一般野生菌株的菌落呈粗糙(R)型,毒力强。经人工传代培养后转变为光滑(S)型其毒力也减弱。

二、致病性与免疫性(pathogenicity and Immunity)

(一) 致病物质

1. F1(fraction) Ag　质粒 DNA 编码的荚膜抗原,有抗吞噬作用,抗原性强,相应抗体具有保护性。

2. v/w-Ag　质粒 DNA 编码的毒力抗原,有抗吞噬作用,使细菌具有在细胞内存活的能力,与细菌毒力有关。

3. 鼠毒素(murine toxin, MT)　质粒 DNA 编码的外毒素,为可溶性蛋白,对鼠类有剧烈毒性。主要作用于心血管系统,引起组织坏死、毒血症和休克。刺激机体产生的抗体具有一定的保护性。经甲醛处理可制成类毒素,用于免疫动物制备抗毒素。

4. 外膜 Ag　由质粒 DNA 编码的外膜蛋白,在突破宿主的防御机制,导致疾病发生方面具有重要作用。

5. 内毒素　可致机体发热,产生休克和 DIC 等。

(二) 所致疾病

此菌主要寄生于啮齿类动物。在人类鼠疫发生之前先在鼠间流行,经鼠蚤传染给人。临床类型有以下三种:

1. 腺鼠疫　细菌经鼠蚤叮咬人时传染给人。主要引起淋巴结肿大、坏死和溃疡。好发于腹股沟、腋下及颈部。此型常见。

2. 肺鼠疫　可继发于腺鼠疫,也可原发于呼吸道感染。病变主要在肺部。

3. 败血型鼠疫　多继发于腺鼠疫或肺鼠疫。鼠疫是一种烈性传染病,死亡率极高。病人在临死前皮肤高度发绀,故有"黑死病"之称。

(三) 免疫性

病后可获持久的体液免疫和细胞免疫。

三、防治原则(prevention and treatment)

1. 接种 EV 无毒株活疫苗,免疫力可维持 1 年。
2. 灭鼠、灭蚤。

第四节　强化训练

一、名词解释

1. 人畜共患病(zoonosis)
2. 串珠试验
3. 炭疽毒素
4. 波浪热
5. Ascoli 热沉淀反应

二、填空题

1. 常见的人畜共患病原菌有_____、_____和_____。

2. 炭疽芽孢杆菌的致病因素主要有_____和_____,所致疾病有_____、_____、_____等三种类型。

3. 鼠疫是一种_____的烈性传染病,人类通过_____,_____或_____等途径被感染。常见临床类型有_____、_____、_____。

4. 引起人类疾病的布氏杆菌有_____、_____和_____;我国流行主要是_____,

其次为_____。

5. 布氏杆菌感染家畜,主要引起_____;人类通过接触_____或_____,经_____、_____、_____、_____等不同途径感染。

三、选择题

【A 型题】

1. 关于炭疽杆菌的特性,错误的一项是(　　　)
   A. 革兰阳性粗大杆菌　　　　B. 在机体内形成荚膜　　　　C. 人畜共患病病原体
   D. 有芽孢,宽度大于菌体　　E. 镜下呈竹节状排列

2. 炭疽杆菌最易感染的动物是(　　　)
   A. 草食动物　　B. 肉食动物　　C. 啮齿类动物　　D. 原生动物　　E. 节肢动物

3. 波浪热的发病机制是(　　　)
   A. 反复发作的菌血症　　　　B. 反复发作的败血症　　　　C. 反复发作的毒血症
   D. 反复发作的脓毒血症　　E. 速发型超敏反应

4. 鼠疫杆菌的致病物质,可被制成类毒素,用于免疫动物制备抗毒素的是(　　　)
   A. F1(Fraction)Ag　　B. 鼠毒素　　C. 外膜 Ag　　D. v/w-Ag　　E. 内毒素

5. 炭疽杆菌的致病物质,可被用于制备疫苗的是(　　　)
   A. 荚膜　　B. 致死因子　　C. 保护性抗原　　D. 水肿因子　　E. 芽孢

6. 常用于鉴别炭疽杆菌与类炭疽杆菌的试验是(　　　)
   A. 荚膜染色　　B. 串珠试验　　C. Ascoli 热沉淀反应　　D. 革兰染色　　E. 芽孢染色

7. 布氏杆菌的特性,描述错误的一项是(　　　)
   A. G⁺短小杆菌　　　　B. G⁻短小杆菌　　　　C. 胞内寄生菌
   D. S 型菌株有荚膜　　E. 引起母畜的传染性流产

8. 镜下形态呈两端钝圆,两极浓染的卵圆形小杆菌是(　　　)
   A. 布氏杆菌　　B. 炭疽杆菌　　C. 百日咳杆菌　　D. 鼠疫杆菌　　E. 流感嗜血杆菌

9. 常用 Ascoli 热沉淀反应检测的病原菌是(　　　)
   A. 布氏杆菌　　B. 炭疽杆菌　　C. 百日咳杆菌　　D. 鼠疫杆菌　　E. 流感嗜血杆菌

10. 在自然界以芽孢形式存在,并以芽孢作为传染源的病原菌是(　　　)
   A. 百日咳杆菌　　B. 鼠疫杆菌　　C. 布氏杆菌　　D. 炭疽杆菌　　E. 流感嗜血杆菌

四、问答题

1. 试述炭疽杆菌的致病物质及所致疾病。
2. 试述布氏杆菌的致病因素和致病特点。
3. 分述炭疽、波浪热和鼠疫的传染源及传播途径。

(德里夏提·依米提　张炳华)

第十四章　放线菌与诺卡菌

本章要求：

1. 熟悉放线菌属与诺卡菌属的致病性及形态学诊断要点。
2. 了解放线菌属与诺卡菌属的形态、染色。

放线菌属于类似于细菌的原核细胞型微生物,对人类致病的主要有放线菌属中的衣氏放线菌和诺卡菌属中的星形诺卡菌和巴西诺卡菌。此外,放线菌也是用于治疗人和动物、植物疾病的多种抗生素和其他活性物质的产生菌,许多重要的抗生素,如氨基糖苷类、β-内酰胺类、大环内酯类等都是由放线菌产生的。

第一节　放线菌属(*Actinomyces*)

一、生物学性状(biological characteristics)

G⁺、无芽孢、无荚膜和鞭毛的非抗酸性丝状菌,以裂殖方式繁殖。厌氧生长。

在患者病灶组织和瘘管中流出的脓汁中,可找到肉眼可见的黄色小颗粒,称为硫磺样颗粒(sulfur granule),是放线菌在组织中形成的菌落。将颗粒制成压片作革兰染色或组织切片经苏木精伊红染色,压片镜检可见颗粒呈菊花状,核心部分有分枝的菌丝交织组成,呈革兰阳性,周围为长丝排列呈放射状,呈革兰阴性。组织切片镜检颗粒中央部为紫色,末端膨大部为红色。硫磺样颗粒的检出对放线菌病有辅助诊断意义。

二、致病性与免疫性(pathogenicity and immunity)

1. 属正常菌群,当机体抵抗力减弱、口腔卫生不良、拔牙或口腔黏膜受损时,可引起内源性感染,导致软组织的化脓性炎症。
2. 可发生于面颈部、胸部、腹部、盆腔和中枢神经系统,以面颈部多见。
3. 若无继发感染多呈慢性肉芽肿,常伴有多发性瘘管形成,脓汁中查到硫磺样颗粒为其特征,称放线菌病。
4. 对放线菌的免疫主要依靠细胞免疫。

第二节　诺卡菌属(*Nocardia*)

一、生物学性状(biological characteristics)

1. G⁺杆菌,形态与放线菌相似,但菌丝末端不膨大,部分菌具有弱抗酸性。
2. 专性需氧,生长缓慢,培养1W以上长出黄、白色的菌落,表面干燥或呈蜡样。

二、致病性与免疫性(pathogenicity and immunity)

1. 星型诺卡菌(*N.asteriodes*)主要由呼吸道或创口侵入机体,引起化脓性感染,尤其是抵抗力下降,如白血病或艾滋病 CD4⁺T 细胞缺陷患者,肿瘤患者及器官移植病人长期使用免疫抑制剂者,此菌侵入肺部,引起肺炎、肺脓肿,慢性者类似肺结核,肺真菌病。侵入皮下引起慢性化脓性肉芽肿与形成瘘管。从瘘管中可流出许多小颗粒,即诺卡菌的菌落。
2. 巴西诺卡菌可侵入皮下组织引起足分枝菌病(mycetoma)。

第三节　强化训练

一、名词解释

1. 放线菌(actinomycetes)
2. 硫磺样颗粒(sulfur granule)

二、选择题

【A 型题】

1. 放线菌与真菌的相同点是(　　)
   - A. 都是原核细胞型微生物
   - B. 都是分枝生长形成菌丝
   - C. 产生外毒素
   - D. 具有内毒素
2. 在放线菌感染的病灶组织中出现的肉眼可见的黄色颗粒称为(　　)
   - A. 硫磺样颗粒
   - B. 异染颗粒
   - C. Much 颗粒
   - D. Dane 颗粒
3. 在病灶中检出硫磺样颗粒,提示哪种菌感染(　　)
   - A. 衣氏放线菌
   - B. 白色念珠菌
   - C. 新型隐球菌
   - D. 金黄色葡萄球菌
4. 衣氏放线菌感染病灶脓汁特点是(　　)
   - A. 黏稠,呈金黄色
   - B. 稀薄,呈血性
   - C. 稀薄,呈蓝绿色
   - D. 可见到硫磺样颗粒
5. 衣氏放线菌引起的感染属于(　　)

A. 急性感染   B. 隐性感染

C. 外源性感染   D. 内源性感染

6. 衣氏放线菌的特性,描述错误的是( )

  A. 革兰阳性,非抗酸阳性菌   B. 口腔内正常菌群

  C. 病灶分泌物中有硫磺样颗粒   D. 常经外伤途径感染

7. 一老年农民,因牙痛引起左颊部脓肿,流脓月余。体检发现左颊部软组织变硬,有一瘘管形成并不断排脓,经仔细检查脓汁,发现黄色颗粒,压片镜检颗粒呈菊花状,菌丝放射状排列,末端膨大呈棒状。该患者感染的可能是( )

  A. 衣氏放线菌   B. 星型诺卡菌

  C. 白色念珠菌   D. 金黄色葡萄球菌

8. 星型诺卡菌的特性,描述错误的是( )

  A. 专性需氧   B. 引起内源性感染

  C. 常经外伤途径感染   D. 足分枝菌病的病原菌

三、填空题

1. 放线菌属于_____型微生物,对人致病的主要是_____。

2. 放线菌革兰染色_____,抗酸染色_____。

3. 放线菌在组织中形成的菌落被称为_____。

(马海梅　张炳华)

第十五章 螺旋体

本章要求：

1. 熟悉回归热和伯氏疏螺旋体的致病性；梅毒螺旋体的致病性及微生物学检查。
2. 了解螺旋体的分类，一般生物学特性。钩端螺旋体的致病性。

第一节 概述(introduction)

一、概 念

螺旋体(spirochete)：是一类细长、柔软、弯曲、运动活泼的原核细胞型微生物，生物学地位介于细菌与原虫之间。

二、分 类

主要依据是其大小、螺旋数目、螺旋规则程度和螺旋间距，对人致病的螺旋体主要分布在以下三个属：

1. 钩端螺旋体属(*Leptospira*) 螺旋细密规则，一端或两端弯曲呈钩状，其中问号钩端螺旋体对人和动物致病。

2. 密螺旋体属(*Treponema*) 螺旋较为细密规则，两端尖，其中梅毒螺旋体、雅司螺旋体、品他螺旋体等对人致病。

3. 疏螺旋体属(*Borrelia*) 有3~10个稀疏不规则的螺旋，呈波状，其中伯氏疏螺旋体、回归热疏螺旋体、奋森疏螺旋体等对人致病。

三、常见螺旋体及其所致疾病

种类	生物学特性	致病物质	传染源	传播途径	所致疾病
钩端螺旋体	螺旋细密规则，一端或两端弯曲使菌体呈问号状。常用Fontana镀银染色法染成棕褐色；需氧或微需氧；常用含10%兔血清的Korthof培养基和EMJH培养基；抵抗力弱；对青霉素敏感；在中性的湿土或水中可存活数月	内毒素样物质、溶血素细胞毒性因子	鼠类和猪是主要储存宿主。钩体从宿主尿中排出，污染土壤或水源	人与污染的土壤或水接触而被感染。也可经胎盘垂直感染胎儿	钩端螺旋体病

种类	生物学特性	致病物质	传染源	传播途径	所致疾病
梅毒螺旋体	有8~14个致密规则的螺旋,两端尖直,运动活泼。用镀银染色染成棕褐色。人工培养尚未成功。抵抗力极弱,对温度和干燥特敏感,对青霉素或砷剂敏感	荚膜样物质透明质酸酶	Ⅰ、Ⅱ期患者	先天性梅毒通过胎盘传染,后天获得性梅毒通过性行为传播	获得性梅毒 先天梅毒
伯氏疏螺旋体	螺旋稀疏不规则,常用 Giemsa 或 Wright 染色法	侵袭力抗吞噬作用,内毒素样物质	鼠、鹿等野生或驯养的哺乳类动物	硬蜱	莱姆病(游走性红斑)
回归热疏螺旋体	螺旋稀疏不规则,常用 Giemsa 或 Wright 染色法	外膜蛋白(易变异),内毒素样物质	人	人虱软蜱	流行性回归热、地方性回归热

第二节 梅毒螺旋体(*Treponema pallidum*)

一、生物学特性(biological characteristics)

有8~14个致密规则的螺旋,两端尖直,运动活泼。最外层为外膜,其内为胞质膜,两层之间为内鞭毛。普通染色法不易着色,用 Fontana 镀银染色法染成棕褐色。也可用暗视野显微镜直接观察其形态及运动方式。

抵抗力极弱,对温度和干燥特别敏感,离体后干燥1~2小时或50℃加热5分钟即死亡。血液中4℃放置3天可死亡,故血库中4℃放置3天以上的血液无传染性。对化学消毒剂亦敏感。对青霉素、四环素、红霉素或砷剂敏感。

二、致病性和免疫性(pathogenicity and Immunity)

(一) 传染源和传播途径

人是唯一的传染源,后天获得性梅毒是通过性传播造成的,先天梅毒是通过母体胎盘传染给胎儿的。

(二) 致病物质

荚膜样物质、透明质酸酶。

(三) 所致疾病

1. 后天性梅毒 分为三期,表现为反复、潜伏和再发现象。

(1) 第一期梅毒(约在感染后3周),又称硬下疳期,多见于外生殖器局部出现无痛性硬性下疳,溃疡渗出液中含大量梅毒螺旋体,传染性极强。约1个月,下疳自然愈合,经

2~3 个月的潜伏后进入第二期。

（2）第二期梅毒（潜伏 2~3 个月），又称梅毒疹期，全身皮肤黏膜出现梅毒疹、周身淋巴结肿大。在梅毒疹及淋巴结中有大量的梅毒螺旋体，传染性强。若不治疗，一般 3 周至 3 个月体征消失。

（3）第三期梅毒（潜伏数年，病程长，传染性小，破坏性大，病死率高）又称晚期梅毒，出现皮肤黏膜溃疡性坏死病灶，并侵犯内脏器官或组织。此期病灶中不易找到梅毒螺旋体。

第一期梅毒和第二期梅毒称早期梅毒，此期传染性强，但破坏性小，而第三期梅毒的传染性小，破坏性大。

2. 先天性梅毒 是梅毒螺旋体通过胎盘进入胎儿体内引起胎儿的全身性感染，导致流产、早产和死胎；或出生的梅毒儿呈现锯齿形牙、鞍鼻、间质性角膜炎、先天性耳聋等症状。

（四）免疫性

1. 为传染性免疫，细胞免疫和体液免疫，以细胞免疫为主。

2. 感染后可产生两种抗体，即抗梅毒螺旋体抗体和抗心磷脂抗体（反应素）。

三、微生物学检查（microbiological diagnosis）

1. 病原学检查 最适标本是下疳渗出液，可用暗视野显微镜观察。

2. 血清学试验 有非特异梅毒螺旋体抗原试验和梅毒螺旋体抗原试验两类。

（1）非螺旋体抗原试验：用正常牛心肌的心脂质（cardiolipin）作为抗原，测定病人血清中的反应素（reagin）。国内较常用 USR 和 RPR 试验。均用于初筛，一些非梅毒疾病如红斑狼疮、类风湿关节炎、孕妇等可出现假阳性，应加以注意。

（2）螺旋体抗原试验：用梅毒螺旋体抗原检测病人血清中抗梅毒螺旋体特异性抗体，其特异性高，但其他密螺旋体感染后也可引起这类抗体的产生。

1）荧光密螺旋体抗体吸收试验（fluorescent treponemal antibody-adsorption，FTA-ABS）。

2）梅毒螺旋体制动试验（treponemal pallidum immobolizing，TPI）。

3）梅毒螺旋体血凝试验（treponmal pallidum hemagglutination，TPHA）。

4）捕获 ELISA 法（capture enzymeimmunoassay）。

第三节 强化训练

一、判断题

1. 梅毒病人血清中的反应素是指存在于梅毒螺旋体表面的异嗜性抗原，与牛心肌脂质有交叉反应。（　　）

2. 钩体病主要通过疫水传播，尤其是洪水过后易导致流行。（　　）

3. USR 和 RPR 试验是用于确诊梅毒的两个血清学试验。（　　）

4. 第一期梅毒的传染性最强。（　　）

5. 流行性回归热是通过蜱传播的。（　　）

6. 第一期梅毒和第二期梅毒的传染性强，破坏性也强，第三期梅毒的传染性小，破坏性也

小。（　　　）

二、填空题

1. 钩端螺旋体的传染源和储存宿主主要是_____和_____。
2. 钩端螺旋体感染的免疫以_____为主,梅毒螺旋体感染的免疫以_____为主。
3. 流行性回归热的传播媒介是_____,地方性回归热的传播媒介是_____。莱姆病的病原体是_____;传播媒介是_____;典型临床表现是局部的_____。
4. 梅毒螺旋体只感染_____;其唯一传染源是_____;其所致疾病分为_____和_____两种。
5. 引起人畜(兽)共患病的螺旋体有_____、_____、_____。

三、选择题

【A 型题】

1. 人畜(兽)共患的螺旋体病,应除外(　　　)
   A. 钩端螺旋体病　　　B. 梅毒　　　　　　C. 回归热　　　　　D. 莱姆病
2. 患者出现一期梅毒临床症状,病原学检查的最适标本是(　　　)
   A. 血液　　　　　　　B. 梅毒疹渗出液　　C. 硬下疳渗出液　　D. 动脉瘤组织
3. 国内较常用的检测梅毒的 USR 和 RPR 试验使用的抗原是(　　　)
   A. 梅毒螺旋体抗原　　　　　　　　　B. 雅司螺旋体抗原
   C. 变形杆菌的 OX_K 抗原　　　　　　D. 正常牛心肌的心脂质抗原
4. 获得性梅毒的传播途径是(　　　)
   A. 空气飞沫　　　　　B. 性接触　　　　　C. 粪–口途径　　　　D. 动物咬伤
5. 先天性梅毒的传播途径是(　　　)
   A. 空气飞沫　　　　　B. 性接触　　　　　C. 粪–口途径　　　　D. 胎盘
6. 莱姆病的传播媒介是(　　　)
   A. 蚊　　　　　　　　B. 鼠蚤　　　　　　C. 硬蜱　　　　　　D. 体虱
7. 流行性回归热的传播媒介是(　　　)
   A. 蚊　　　　　　　　B. 鼠蚤　　　　　　C. 硬蜱　　　　　　D. 体虱
8. 地方性回归热的传播媒介是(　　　)
   A. 软蜱　　　　　　　B. 鼠蚤　　　　　　C. 硬蜱　　　　　　D. 体虱
9. 抵抗力极弱,对温度和干燥特别敏感的螺旋体是(　　　)
   A. 钩端螺旋体　　　　B. 梅毒螺旋体　　　C. 伯氏疏螺旋体　　D. 回归热螺旋体

四、问答题

1. 简述获得性梅毒的传染源、传播途径、临床分期及各期特点。
2. 简述病原性疏螺旋体的种类、传染源、传播媒介及所致疾病。

（马海梅　张炳华）

第十六章 支原体和脲原体

本章要求：

1. 掌握支原体科的基本特点。
2. 熟悉支原体属与脲原体属引起的疾病及微生物学检查。支原体与细菌 L 型的区别。
3. 了解支原体与脲原体的一般生物学特性,分类。

第一节 支原体概述

支原体(mycoplasma)一大类无细胞壁,呈高度多形态性,能通过滤器,可在人工培养基上独立生长繁殖的最小原核细胞型微生物。

1. 体积小于细菌,结构简单。
2. 无细胞壁,可塑性大,呈高度多形性。
3. 以二分裂方式繁殖,亦可出芽,分支形成丝状后断裂呈球杆状颗粒。
4. 在高渗培养基中生长,形成油煎蛋样菌落。
5. 抵抗力弱,对热、干燥、紫外线和化学消毒剂敏感,对干扰蛋白质合成的抗生素敏感。
6. 对人致病的主要有肺炎支原体(*M. pneumoniae*)、溶脲脲原体(*U. urealyticum*)、生殖器支原体(*M. genitalium*)、穿透支原体(*M. penetraus*)和人型支原体(*M. hominis*)等。

第二节 支原体与细菌 L 型的区别(表 16-1)

表 16-1 支原体与细菌 L 型的区别

鉴别要点	细菌 L 型	支原体
培养特性	需要高渗	需要胆固醇
菌落	油煎蛋样,大	油煎蛋样,小
形态	高度多形性	高度多形性
大小	大	小
细胞膜	不含胆固醇	含大量胆固醇
细胞壁	缺乏或无	无

续表

鉴别要点	细菌 L 型	支原体
细胞壁缺失的原因	理化因素作用所致去除条件可恢复	遗传
液体培养	有一定的混浊度,可附壁	混浊度低
致病性	引起慢性感染,如骨髓炎、尿路感染和心内膜炎等	原发性非典型性肺炎,泌尿生殖道感染和机会性感染

第三节 主要病原性支原体的鉴别要点及所致疾病
(表 16-2)

表 16-2 主要病原性支原体的鉴别要点及所致疾病

支原体种类	葡萄糖	精氨酸	尿素	吸附细胞	致病性
肺炎支原体	+	−		红细胞	间质性肺炎
人型支原体	−	+	−	−	NGU、不孕症
生殖器支原体	+	−		−	NGU、不孕症
溶脲脲原体	−	−	+	−	NGU、不孕症
穿透支原体	+	+	−	CD4$^+$Tcell MΦ、Rbc	机会性感染,多见于 AIDS

一、肺炎支原体(*M.pneumoniae*, MP)

主要致病物质是黏附因子 P1 蛋白、荚膜和毒性代谢产物等,主要引起原发性非典型性肺炎(primary atypical pneumonia),是外源性感染,通过空气飞沫经呼吸道传播,多在夏末秋初季节发病,以 1~15 岁人群发病率较高,婴幼儿发病率最高,达 25%~69%,病情严重。肺部病变为间质性肺炎,亦可合并支气管肺炎,潜伏期 2~3 周,临床症状有不规则发热,体温可达 39℃,热程在 1~3 周左右,头痛,刺激性干咳。婴幼儿病情重,以呼吸困难为主。此外还可合并其他系统病变。微生物学检查可采集患者咽拭子或痰标本进行分子生物学检测核酸(PCR 检测),采集患者血清进行冷凝集试验辅助诊断,或进行 ELISA 检测抗体或抗原以明确诊断。应用大环内酯类抗生素和氯霉素治疗有效。

二、溶脲脲原体(*U.urealyticum*, UU)

溶脲脲原体是引起性传播疾病的病原体之一,是引起非淋菌性尿道炎(nongonococcal urithritis, NGU)的病原体之一。此外研究证明还与自然流产、先天性缺陷、死胎和不孕症有关。UU 引起不孕症的机制可能是:①吸附于精子表面阻碍精子运动。②产生神经氨酸酶样物质,干扰精子与卵子的结合。③与精子表面有共同抗原,刺激机体产生抗体对精子造成损伤。

三、穿透支原体（*M. penetraus*）

为条件致病性支原体，由于 AIDS 患者或 HIV 携带者免疫缺陷增加了对穿透支原体的易感性，而穿透支原体的感染又促进了 HIV 的复制，加速 HIV 感染者的病情发展。

第四节　强化训练

一、填空题

1. 支原体在结构上缺乏_____，故形态呈_____，且可通过_____。
2. 支原体在固体培养基上生长形成_____菌落。
3. 肺炎支原体主要通过_____传播，引起_____。
4. 引起非淋菌性尿道炎的支原体有_____、_____和_____。
5. 穿透支原体具有吸附_____的特性；常引起_____患者的_____感染。

二、选择题

【A 型题】

1. 能在人工培养基上独立生长的最小原核细胞型微生物是（　　　）
   A. 支原体　　　　B. 衣原体　　　　C. 细菌　　　　D. 螺旋体　　　　E. 立克次体
2. 关于支原体的特性，错误的一项是（　　　）
   A. 无细胞壁　　　B. 可通过滤菌器　　　　C. 细胞内寄生　　D. 多形态
3. 支原体与一般细菌的不同点在于（　　　）
   A. 含两种核酸　　B. 可在人工培养基上生长　　　C. 有核糖体　　　D. 无细胞壁
4. 支原体与 L 型菌的区别是（　　　）
   A. 缺乏细胞壁　　B. 多形态　　　C. 在高渗培养基上生长　　　D. 无返祖现象
5. 经性接触传播引起 NGU 的支原体，应除外（　　　）
   A. 溶脲脲原体　　　B. 肺炎支原体　　　C. 人型支原体　　　D. 生殖器支原体
6. 支原体与病毒的相同点在于（　　　）
   A. 可在无生命培养基上生长　　　　　　B. 个体微小，可通过滤菌器
   C. 细胞膜含大量胆固醇　　　　　　　　D. 对抗生素敏感
7. 常引起 AIDS 患者机会性感染的支原体是（　　　）
   A. 溶脲脲原体　B. 肺炎支原体　C. 人型支原体　D. 生殖器支原体　E. 穿透支原体
8. 具有吸附 $CD4^+T$ 细胞特性的支原体是（　　　）
   A. 溶脲脲原体　B. 肺炎支原体　C. 穿透支原体　D. 生殖器支原体　E. 人型支原体
9. 具有分解尿素特性的支原体是（　　　）
   A. 溶脲脲原体　　　B. 肺炎支原体　　　C. 人型支原体　　　D. 生殖器支原体
10. 非特异性冷凝集试验可用于诊断的疾病是（　　　）

A. 非淋菌性尿道炎　　　B. AIDS　　　C. 不孕症　　　D. 原发性非典型性肺炎

三、名词解释

1. 支原体(mycoplasma)
2. 原发性非典型肺炎(primary atypical pneumonia)

四、问答题

1. 支原体与细菌 L 型的区别。
2. 简述主要的病原性支原体及其所致疾病。

（马海梅　张炳华）

第十七章 立克次体

本章要求：

1. 掌握立克次体的共同特点。
2. 熟悉常见的立克次体及其所致疾病和传播媒介，微生物学检查。

第一节 共同特点

立克次体(rickettsia)是一类体积微小、严格细胞内寄生的原核细胞型微生物。

1. 体积大小介于细菌与病毒之间；形态以球杆状或杆状为主；革兰染色阴性，在光镜下可见。
2. 专性细胞内寄生，酶系统不完善，缺乏细胞器，以二分裂方式繁殖。
3. 节肢动物可成为寄生宿主、储存宿主和传播媒介。
4. 多数为人畜(兽)共患性疾病的病原体。
5. 对抗生素敏感；但磺胺类药物可刺激其增殖。

第二节 主要的致病性立克次体(表 17-1)

表 17-1 主要的致病性立克次体

特征	普氏立克次体	莫氏立克次体	恙虫病立克次体	贝纳柯克斯体	汉塞巴通体
生物学特性	短杆状为主，G⁻，Gimenez 染色呈红色，Giemsa 染色呈紫色，与变形杆菌 OX_{19} 有交叉抗原	与普氏立克次体相似；与变形杆菌 OX_{19}、OX_2 有交叉抗原	短杆状，与变形杆菌 OX_K 有交叉抗原。抵抗力较其他立克次体低	短杆或球状，是目前发现的最小的立克次体，在细胞吞噬溶酶体内繁殖。G⁻，抵抗力强	形态多样，多为杆状 G⁻，Giemsa 染色染成紫蓝色，镀银染色为棕黄色。有菌毛，与变形杆菌无交叉抗原
传播媒介	人虱	鼠虱和鼠蚤	恙螨	蜱	猫和狗
储存宿主	人	鼠	野鼠等	蜱	猫和狗
传播方式	人→人虱→人	鼠→鼠蚤→人→人蚤	鼠→恙螨幼虫→人	蜱→牛羊→人	猫或狗→人
所致疾病	流行性斑疹伤寒	地方性斑疹伤寒	恙虫病	Q 热	猫抓病

第三节 强 化 训 练

一、填空题

1. 立克次体以_____为传播媒介,其中普氏立克次体以_____为媒介,莫氏立克次体以_____为媒介,恙虫病立克次体以_____为媒介。
2. 外斐试验是利用立克次体与_____有共同的_____而设计的一种_____试验。
3. 恙虫病的传播媒介是_____,患者血清可与变形杆菌_____株发生凝集反应。
4. 流行性斑疹伤寒的病原体是_____,患者血清可与变形杆菌_____株发生凝集。
5. 莫氏立克次体的天然储存宿主是_____,以_____为媒介传染给人,引起病。

二、名词解释

1. 立克次体(rickettsia)
2. 外斐反应(Well-Felix reaction)

三、选择题

【A型题】

1. 立克次体与普通细菌的主要区别是(　　)
   A. 有细胞壁和核糖体　B. 严格细胞内寄生　　C. 以二分裂方式繁殖　D. 对抗生素敏感
2. 地方性斑疹伤寒的传播媒介是(　　)
   A. 蜱　　　　　　　B. 蚊　　　　　　　C. 鼠蚤　　　　　　D. 恙螨
3. 普氏立克次体主要的传播途径是(　　)
   A. 呼吸道　　　　　B. 消化道　　　　　C. 虱叮咬后入血　　D. 性接触
4. 立克次体引起的疾病,正确的一项是(　　)
   A. 梅毒　　　　　　B. 沙眼　　　　　　C. 莱姆病　　　　　D. 恙虫病
5. 贝纳柯克斯体所致的疾病是(　　)
   A. 流行性斑疹伤寒　B. 地方性斑疹伤寒　C. 恙虫病　　　　　D. Q热
6. 与立克次体有共同抗原成分的细菌是(　　)
   A. 大肠埃希菌　　　B. 绿脓杆菌　　　　C. 变形杆菌　　　　D. 产气杆菌
7. 某患者在丛林地区工作,腿部皮肤被昆虫叮咬,局部出现溃疡,伴高热、皮疹;其最可能感染的病原体是(　　)
   A. 伤寒杆菌　　　　B. 布氏杆菌　　　　C. 恙虫病立克次体　D. 普氏立克次体
8. 恙虫病的传播媒介是(　　)
   A. 鼠虱　　　　　　B. 蜱　　　　　　　C. 恙螨　　　　　　D. 蚊

【B型题】

　A. 蚊　　　　　B. 人虱　　　　　C. 鼠蚤　　　　　D. 蜱　　　　　　E. 螨

1. 莫氏立克次体的传播媒介是(　　　)
2. 普氏立克次体的传播媒介是(　　　)
3. 恙虫病立克次体的传播媒介是(　　　)
4. 贝纳柯克斯体的传播媒介是(　　　)

四、问答题

1. 简述立克次体的共同特点。
2. 简述主要病原性立克次体的传播媒介及所致疾病。

（马海梅　张炳华）

第十八章 衣 原 体

本章要点：

1. 掌握衣原体的概念、共同特点、发育周期。
2. 熟悉沙眼衣原体所致的疾病及微生物学检查。
3. 了解肺炎衣原体和鹦鹉热衣原体的致病性。

第一节 衣 原 体

一、概 述

(一) 概念

衣原体(chlamydia)是一类严格细胞内寄生，有独特发育周期，能通过细菌滤器的原核细胞型微生物。

(二) 共同特征

1. 形态　为球形革兰染色阴性；原体(elementary body)小，介于细菌和病毒之间；始体(initial body)大，大小与细菌相似。

2. 代谢　缺乏能量来源，需宿主供给，故严格细胞内寄生。以二分裂方式繁殖，发育周期包括原体和始体两个阶段，原体在感染细胞内发育长大形成始体，始体分裂成熟为子代原体，从细胞内释放出来感染新的细胞。在宿主胞质中形成包涵体(inclusion body)。

3. 核酸　有 DNA 和 RNA 两种核酸。

4. 构造　具有肽聚糖组成的细胞壁，对多种抗生素敏感。

二、沙眼衣原体(*Chlamydia trachomatis*)

(一) 生物学特性(biological characteristics)

1. 球形或椭圆形，Giemsa 染色染成紫红色，光镜下可见。

独特发育周期：原体→始体→原体。约 48~72 小时。

2. 原体→易感细胞→胞内吞噬体→始体→二分裂→包涵体→子代原体释放原体(elementary body,EB)：小，在胞外，是成熟的衣原体，具有感染性。始体(initial body)：亦称网状体(reticulate body,RB),大,在胞内,为衣原体的分裂象,一种过渡形态,无感染性。

包涵体(inclusion body):主要由原体组成。

3. 常用鸡胚卵黄囊培养和原代或传代细胞培养。

4. 抵抗力较弱,对大环内酯类和四环素类抗生素敏感。

5. 分为沙眼生物亚种(*Biovar trachoma*)、性病淋巴肉芽肿亚种(*Biovar lymphogranuloma venereum*,LGV)和鼠亚种(*Biovar mouse*)等 3 个亚种。

(二) 致病性与免疫性(Pathogenicity and immunity)

1. 致病物质　内毒素样物质、主要外膜蛋白

2. 所致疾病　沙眼衣原体不同亚种致病性有所不同。

(1) 沙眼生物亚种:分为 A~K 14 个血清型,引起不同的疾病。

1) 沙眼:由 A、B、B$_a$、C 血清型引起,通过眼—眼或眼—手—眼传播,是后天致盲的主要原因。

2) 包涵体结膜炎:分为新生儿包涵体结膜炎,通过产道感染;成人包涵体结膜炎,通过性接触经手传染至眼或经游泳池水感染。

3) 泌尿生殖道感染:为性接触传染,引起非淋菌性尿道炎、宫颈炎、盆腔炎等。

4) 沙眼衣原体肺炎:由 D-K 型引起婴幼儿沙眼衣原体肺炎。

(2) 性病淋巴肉芽肿亚种:分为 L$_1$、L$_2$、L$_{2a}$、L$_3$ 4 个血清型。通过性传播,引起性病淋巴肉芽肿。

3. 免疫性　以细胞免疫为主。

三、肺炎衣原体(*Chlamydia pneumoniae*)

通过呼吸道分泌物或飞沫传播造成青少年急性呼吸道感染。近年来发现其与冠状动脉硬化性心脏病的发生有关。

四、鹦鹉热衣原体(*Chlamydia psittaci*)

鸟类通过粪便和上呼吸道分泌物传染给人引起肺炎,亦称鹦鹉热(psittacosis)或鸟疫(ornithosis),为人畜共患病。

第二节　强化训练

一、判断题

1. 衣原体的包涵体是由原体和网状体组成的。(　　　)

2. 沙眼是后天致盲的主要原因。(　　　)

3. 人是沙眼衣原体的唯一宿主。(　　　)

4. 始体具有感染性,原体无感染性。(　　　)

5. 衣原体缺乏完整的酶系统,故其必须在细胞内寄生。(　　　)

二、名词解释

1. 原体(elementary body EB)
2. 始体(initial body)
3. 衣原体(chlamydia)
4. 发育周期(life cycle)

三、填空题

1. 衣原体的发育周期有两种形式,即_____和_____,其中有感染性的是_____,有分裂繁殖特性的是_____。
2. 沙眼衣原体有 3 个生物变种,分别是_____、_____和_____。
3. 感染后引起非淋菌性尿道炎的病原体有_____、_____、_____。
4. 主要的致病性衣原体有_____、_____和_____ 3 种。

四、选择题

【A 型题】

1. 有关衣原体发育周期,描述错误的是(　　　)
   A. 原体小、有感染性　　　　　　B. 始体无感染性
   C. 始体较原体大　　　　　　　　D. 始体小、有感染性
2. 衣原体与病毒的相同点在于(　　　)
   A. 活细胞内寄生　　　　　　　　B. 含有两种核酸
   C. 对抗生素敏感　　　　　　　　D. 有核糖体

【B 型题】

   A. 性病淋巴肉芽肿　　　　　　B. 肺炎　　　C. 泌尿生殖道感染
   D. 沙眼　　　　　　　　　　　E. 急性肠炎

1. 鹦鹉热衣原体引起(　　　)
2. LGV 生物变种引起(　　　)
3. 沙眼生物变种 D-K 血清型引起(　　　)

五、问答题

1. 简述衣原体的共同特征。
2. 试比较原体与始体的生物学性状。

(马海梅　张炳华)

第三篇 病 毒 学

第十九章　呼吸道感染病毒

本章要点：

1. 掌握流感病毒形态结构、包膜抗原、分型与变异的关系及其流行病学意义。
2. 掌握冠状病毒和SARS病毒形态结构、包膜抗原、分型与变异的关系及其流行病学意义。
3. 熟悉麻疹病毒的致病性、免疫性及特异性预防。
4. 熟悉风疹病毒的垂直感染。流感病毒的微生物学检查,麻疹病毒的形态结构。
5. 了解腺病毒、腮腺炎病毒、呼吸道合胞病毒、鼻病毒的致病性。

第一节　流感病毒(influenza virus)

流感病毒是流行性感冒的病原体,人对流感病毒普遍易感;该病毒分甲、乙、丙三型,其中甲型除了感染人外,还可引起禽类、猪等多种动物感染,其抗原性容易发生变异,20世纪曾有过多次流感大流行都是甲型流感病毒引起的。

一、生物学性状(biological characteristics)

(一)形态与结构(morphology and structure)

流感病毒属于正黏病毒科,为球形有包膜RNA病毒。

1. 核心——核糖核蛋白(RNP)

(1)单负链RNA:分节段(甲、乙型8个片段,丙型7个片段),易突变和重组。

(2)核蛋白(NP):为可溶性抗原,具有型特异性,不易变异。

(3)RNA多聚酶:包括PA,PB_1,PB_2。

2. 包膜　源于宿主胞膜,分内外两层。

(1)内层:基质蛋白M_1——可增加包膜的厚度和硬度,并促进病毒的装配。具有型特异性,稳定。

(2)外层:有两种糖蛋白刺突,由病毒基因编码的表面抗原。

1)血凝素(hemagglutinin,HA):呈柱状,为三聚体。

a. 与病毒的吸附、穿入有关。

b. 可引起红细胞凝集:HA与人、鸡、豚鼠等RBC表面相应受体结合。

c. 具有免疫原性,可刺激机体产生保护性抗体,可中和病毒感染性,也可抑制血凝。

2)神经氨酸酶(neuraminidase,NA):蘑菇状。

a. 具有酶活性,能水解感染细胞表面 *N*-乙酰神经氨酸,有利于病毒释放。

b. 促进病毒扩散,使病毒从细胞上解离。

c. 具有免疫原性,其抗体不能中和病毒能但能抑制 NA 的水解作用。

(二) 分型与变异(typing and variation)

1. 分型　根据 RNP 和 M 蛋白抗原性不同分为甲、乙、丙三型。

甲型流感病毒根据 HA、NA 的抗原性不同分为若干亚型,目前已发现 HA 有 15 种 (H1~H15);NA 有 9 种(N1~N9)。

2. 变异　甲型流感病毒包膜抗原的变异幅度与流行规模密切相关。

(1) 抗原漂移(antigenic drift):是由 HA、NA 基因点突变造成的变异,变异幅度小,属量变,不产生新亚型,仅引起流感的中小流行,感染率低。

(2) 抗原转换(antigenic shift):由于基因重组导致的变异,变异幅度大,属质变,产生新亚型,引起流感的爆发流行,流行范围大,感染率高。

(三) 培养特性

1. 初次分离　羊膜腔。
2. 传代培养　尿囊腔。

二、致病性与免疫性(pathogenicity and immunity)

(一) 致病性(pathogenicity)

1. 传染源　病人,隐性感染者,鸟类。
2. 传播途径　空气飞沫经呼吸道传播。
3. 临床疾病-流行性感冒(influenza)。

(1) 局部呼吸道症状:病毒仅在呼吸道上皮细胞内增殖,造成细胞变性、坏死、脱落,引起鼻塞、流涕、咳嗽。

(2) 全身症状:与病毒刺激机体免疫细胞产生释放的 IFNγ、IL-1 等细胞因子有关,引起畏寒、发热、肌痛、乏力。重者可致病毒性肺炎。婴幼儿、年老体弱者易继发细菌感染(肺炎),引起死亡。

(二) 免疫性(immunity)

机体感染流感病毒可产生特异性细胞免疫和体液免疫,抗-HA 为中和抗体(IgG、IgM、sIgA),对同型病毒有牢固免疫力,但亚型之间无交叉免疫。CD4$^+$T 细胞辅助 B 细胞产生抗体;CD8$^+$T 细胞可溶解病毒感染细胞,有利于机体恢复。

三、微生物学诊断(microbiological diagnosis)

(一)病毒分离与鉴定(viral isolation and identification)

取急性期患者的咽漱液或咽拭子经抗生素处理后接种 9~11 天鸡胚羊膜腔或尿囊腔,33~35℃孵育 3~4 天后,收集羊水或尿囊液进行血凝试验,若为阳性,则用已知抗体进行血凝抑制试验(hemagglutination inhibition test ,HI)鉴定型别。

(二)血清学诊断(serological diagnosis)

采取患者双份血清,用已知流感病毒 HA-Ag 做 HI 试验,检查患者血清 HI 抗体,若恢复期血清抗体效价比急性期升高 4 倍或 4 倍以上,有诊断意义。

(三)快速诊断(rapid diagnosis)

常用 ELISA 法检测患者鼻甲黏膜或咽漱液及呼吸道脱落细胞中病毒抗原。

四、特异性预防(specific prevention)

采用灭活疫苗或减毒活疫苗接种是最有效的预防方法,但必须与流行株的型别一致。目前,WHO 推荐的灭活疫苗常包含甲、乙型多种亚型病毒株的抗原。

第二节　冠状病毒(coronavirus)和 SARS 冠状病毒

冠状病毒包括人冠状病毒和多种动物冠状病毒,因为电镜下其外观像日冕,故称冠状病毒。人冠状病毒是引起普通感冒的主要病原体,症状轻,但 2002 年 11 月至 2003 年 6 月世界流行的严重急性呼吸综合征(severe acute respiratory syndrome,SARS)的病原体是一种新的冠状病毒,称为 SARS 冠状病毒。

一、冠　状　病　毒

1. 形态与结构　单正链 RNA 病毒,不分节段,有包膜,其表面有突起,电镜下病毒形如日冕或冠状。
2. 抵抗力弱,人冠状病毒分 3 个血清型。
3. 多数冠状病毒引起普通感冒和咽喉炎,少数病毒引起成人腹泻或胃肠炎,冬春两季流行,经飞沫传播,免疫力不牢固,无特异性防治方法。

二、SARS 冠状病毒

SARS 冠状病毒(SARS coronavirus)是严重急性呼吸综合征(sever acute respiratory syndrome,SARS)的病原体,SARS 是一种急性呼吸道传染病,又称为传染性非典型性肺炎,2002 年 11 月在我国广东首发,造成世界 32 个国家和地区爆发流行。

(一) 生物学性状(biological characteristics)

1. 形态与结构

(1) 形态:呈不规则形,直径 60~220nm,包膜有伸出的突起,呈花冠状。

(2) 结构:

1) 核衣壳:由单正链 RNA 核酸上结合 N 蛋白构成,N 蛋白是一种重要的结构蛋白,参与病毒转录、复制、成熟过程。

2) 包膜:表面有 S 蛋白和 M 蛋白等 2 种糖蛋白,其中 S 蛋白是刺突糖蛋白,能与细胞受体结合,使细胞融合,与病毒侵染细胞有密切关系,M 蛋白参与包膜形成。

2. 培养特性　可在 Vero-E6 和 FRhK-4 培养基内增殖

3. 抵抗力　弱,对脂溶剂敏感,可用 0.2%~0.5%过氧乙酸或 10%次氯酸钠消毒。

(二) 致病性与免疫性(pathogenicity and immunity)

1. 致病性

(1) 传染源:主要为 SARS 患者。

(2) 传播途径:近距离飞沫传播为主。

(3) 所致疾病:严重急性呼吸综合征(SARS),又称为传染性非典型性肺炎,密闭环境中易感,有家庭和医院聚集感染现象,人群普遍易感。

临床表现:潜伏期 2~10 天,发热为首发症状,一般高于 38℃,可伴有头痛乏力、关节痛等,继而有干咳、胸闷气短等症状,X 线胸片显示肺部有阴影,病情进展快,48 小时内病灶达 50%以上,同时出现呼吸困难和低氧血症,部分患者伴有严重肺渗出,出现呼吸窘迫,常伴过敏性血管炎,出现休克、DIC、心律失常等,平均死亡率 11%。有糖尿病、冠心病、肺气肿等基础病的老年人死亡率高达 40%~50%。

2. 免疫性　感染 10 天后开始产生抗体,特异性抗体有中和保护作用,可用于治疗。细胞免疫逐渐增强, 在发挥防御反应的同时也可引起免疫病理损伤,造成 T 淋巴细胞、B 淋巴细胞的迅速凋亡、降低免疫功能。

(三) 微生物学检查(microbiological diagnosis)

1. 病毒分离鉴定　取分泌物做细胞培养。

2. 核酸检测　提取 RNA 做 PCR 检测,迅速、准确。

3. 血清学检查　用免疫方法检测患者血清中特异性抗体,有免疫荧光、ELISA 等。

第三节　副黏病毒(paramyxovirus)

特点:

1. 病毒体较正黏病毒大。

2. 核酸是完整的不分节段的单负链 RNA，编码 F-蛋白和 HA 等多种蛋白。

3. 含依赖 RNA 的 RNA 多聚酶。

4. 血清型单一,抗原性稳定。

一、麻疹病毒(measles virus)

(一) 生物学性状(biological characteristics)

球形有包膜单负链 RNA 病毒,仅一个血清型,抗原性稳定。

(二) 致病性和免疫性(pathogenicity and immunity)

1. 致病性(pathogenicity)　麻疹是一种以发热、呼吸道卡他症状及全身斑丘疹为特征的急性传染病。人是麻疹病毒的唯一自然宿主。

(1) 传播途径:呼吸道,被污染的玩具、用具。

(2) CD46 为其受体,除红细胞外大多数组织细胞都有 CD46。在细胞内增殖可形成多核巨细胞,核内和细胞质内形成嗜酸性包涵体。

(3) 多为显性感染。6 个月至 5 岁儿童易感。

(4) 口腔颊黏膜上可见周围绕以红晕的灰白色小点,即 Koplik 斑,有助于早期诊断。

(5) 脑脊髓炎:发生于约 0.1% 患者,是一种迟发型超敏反应性疾病。病死率 15%。

(6) 迟发感染:亚急性硬化性全脑炎(subacute sclerosing panencephalitis, SSPE)约百万分之一的麻疹患者在恢复后数年内可发生,是由潜伏于脑组织中的缺陷麻疹病毒引起的迟发并发症,表现为大脑功能渐进性衰退,患者在 1~2 年内昏迷死亡。

2. 免疫性(immunity)　麻疹病后机体形成持久牢固的体液免疫和细胞免疫。

(三) 特异性预防(specific prevention)

对 8 个月龄婴儿采用减毒活疫苗初次免疫接种,学龄前儿童加强免疫 1 次,抗体阳转率达 90% 以上。免疫力可维持 10 年左右。对有麻疹密切接触史的易感儿童在接触 5 天后肌注麻疹患者恢复期血清或丙种球蛋白。

二、腮腺炎病毒(mumps virus)

(一) 生物学性状(biological characteristics)

球形有包膜单负链 RNA 病毒,仅一个血清型,抗原性稳定。

(二) 致病性和免疫性(pathogenicity and immunity)

1. 致病性(pathogenicity)　人是唯一感染对象,传染源是患者和病毒携带者;传染性强,潜伏期 1~3 周,主要通过空气飞沫经呼吸道传播,引起以单侧或双侧腮腺肿大,疼痛为主的流行性腮腺炎,是儿童常见的呼吸道传染病。易形成病毒血症,病毒随血流扩散至胰腺、睾丸、卵巢、肾脏等器官引起相应症状。

（1）原发感染表现为患儿一侧或双侧腮腺肿大。

（2）并发症：青春期感染者，易侵犯生殖系统（男 20%，女 5%），可导致不育（孕）；或侵犯神经系统引起无菌性脑膜炎。

2. 免疫性（immunity）　病后免疫牢固。

（三）特异性预防（specific prevention）

需用减毒活疫苗。

三、呼吸道合胞病毒（respiratory syncytial virus，RSV）

（一）生物学性状（biological characteristics）

单负链 RNA 病毒，病毒体呈球形，有包膜，表面有 F 和 G 两种糖蛋白，均为保护性免疫应答的作用靶点。目前发现 RSV 只有一个血清型。

（二）致病性和免疫性（pathogenicity and immunity）

RSV 传染性较强，是院内交叉感染的主要病原之一，主要经飞沫传播。是婴幼儿细支气管炎和细支气管肺炎的主要病原体，也可引起成人、较大儿童的鼻炎，感冒等上呼吸道感染。

RSV 的损伤机制主要是引起肺泡局部的 Ⅰ 型超敏反应，造成呼吸道局部水肿，分泌物增多，导致呼吸困难甚至窒息死亡。

RSV 感染后机体免疫力不持久，不能阻止感染再发生。

第四节　腺病毒（adenovirus）

一、生物学性状（biological characteristics）

球形双链 DNA 无包膜病毒。感染人类的腺病毒有 A～F 6 组，共 49 个血清型。

二、致病性和免疫性（pathogenicity and immunity）

腺病毒可经呼吸道、消化道、眼结膜等多种途径传播引起多种临床疾病。

1. 呼吸道感染

（1）急性发热性咽喉炎：以婴儿和儿童多见，由 C 组 1、2、5、6 型引起，出现发热、咳嗽、鼻塞和咽喉部溃疡等症状。

（2）咽结膜炎：多由 B 组 3、7 型所致。有爆发倾向，如游泳池结膜炎。

（3）急性呼吸道感染：多由 B 组 4、7、3 型病毒所致，主要表现为咽炎、发热、咳嗽和全身不适等。

（4）肺炎：占儿童期肺炎的 10%，多由 B 组 3、7 型所致。

2. 消化道感染　小儿胃肠炎，多由 F 组 40、41 引起，表现为腹痛、腹泻。

3. 眼结膜　流行性角膜结膜炎，多由 8、9、37 型引起，高传染性。

4. 泌尿生殖道感染　小儿急性出血性膀胱炎（11、12 型）；37 型可引起成人尿道炎和女性宫颈炎等，常由性传播而感染。

第五节　风疹病毒（rubella virus）

风疹的病原体，又称德国麻疹。

一、生物学性状（biological characteristics）

病毒体为不规则球形，核心为单正链 RNA，有包膜，表面含有具凝血和溶血活性的糖蛋白刺突。仅一个血清型，抗原性稳定。

二、致病性和免疫性（pathogenicity and immunity）

人是唯一感染宿主，主要通过呼吸道感染，症状多为发热、麻疹样皮疹，并伴有耳后和枕下淋巴结肿大，人群普遍易感，儿童期多感染产生持久疫免力，但 5% 左右育龄妇女未感染过，无免疫力。

风疹病毒易发生垂直传播，若孕妇早期感染风疹病毒，可经胎盘感染胎儿，引起流产或死胎，还可导致胎儿发生先天性风疹综合征（congenital rubella syndrome，CRS）临床表现为先天性心脏病、白内障、耳聋。

三、特异性预防（specific prevention）

常用风疹减毒活疫苗接种，免疫保护持续时间为 7~10 年。育龄妇女和少女为主要接种对象；国外已使用 MMR（measles、mumps、rubella）三联疫苗进行预防。

第六节　强化训练

一、判断题

1. 抗原漂移是流感病毒基因重组造成的，引起疾病的小范围流行。（　　）

2. 麻疹病毒感染易感者以隐性感染多见。（　　）

3. 甲型流感病毒表面抗原易变异，出现新亚型往往引起流感大流行。（　　）

4. 流感的病原体主要是流感病毒，其次也可由流感杆菌引起。（　　）

5. 流感病毒是普通感冒的常见病原体。（　　）

6. 病毒血凝试验是一种可定性或定量测定病毒的试验。（　　）

7. 麻疹病毒、风疹病毒、腮腺炎病毒均属于副黏病毒。( )

8. 呼吸道合胞病毒是引起婴儿下呼吸道感染的常见病原体。( )

9. 所有呼吸道病毒都有包膜。( )

10. 鼻病毒是引起普通感冒最常见的病原体。( )

11. 所有型别的冠状病毒都能引起严重的急性呼吸道综合征。( )

12. 大多数冠状病毒只引起普通感冒。( )

13. 2003 年广泛流行的 SARS 是由普通的冠状病毒引起。( )

14. 流感病毒的抗原漂移和抗原转换是量变和质变的关系。( )

15. 流行性感冒和普通感冒没有多大差别。( )

16. 风疹病毒通过垂直传播所引起的先天性风疹综合征(CRS)主要表现为死胎。( )

二、填空题

1. 甲型流感病毒的核酸类型是_____,分_____个节段。

2. 流感病毒根据其可溶性抗原分_____、_____和_____3 型,其中最易变异的是_____。

3. 流感病毒包膜刺突由_____和_____组成。

4. 流感病毒的_____能帮助病毒吸附易感细胞,_____可水解宿主细胞表面糖蛋白受体。

5. 麻疹病毒能使感染细胞与周围细胞融合,形成_____;其复制时在胞浆中和核内形成_____,有助于该病毒的鉴别。

6. 麻疹病毒主要通过_____途径侵入人体,典型患者在口腔中出现灰白色外绕红晕的黏膜斑,称为_____。

7. 风疹病毒通过垂直传播所引起的先天性风疹综合征(CRS)主要表现为_____、_____、_____。

三、名词解释

1. SARS(severe acute respiratory syndrome)

2. 抗原漂移(antigenic drift)

3. 抗原转变(antigenic shift)

4. SSPE(subacute sclerosing panencephalitis)

5. HA(hemagglutinin)和 NA(neuraminidase)

四、选择题

【A 型题】

1. 流感病毒核酸特点是( )
   A. 连续的(-)ssRNA
   B. 分节段的(-)ssRNA
   C. 分节段的 dsRNA
   D. 分节段的(+)ssRNA

2. 流感病毒分亚型的依据是( )
   A. 核酸类型　　B. 核蛋白抗原　　　C. M 蛋白抗原　　　D. HA 和 NA

3. SSPE 是哪种病毒的迟发感染(　　)

　　A. 风疹病毒　　　　B. 麻疹病毒　　　　　C. 流感病毒　　　　　D. 腮腺炎病毒

4. 预防麻疹最好的办法是(　　)

　　A. 注射丙种球蛋白　　　　　　　　　B. 注射恢复期病人血清

　　C. 注射成人全血　　　　　　　　　　D. 接种麻疹减毒活疫苗

5. 柯氏斑(Koplik 斑)有助于哪种疾病的诊断(　　)

　　A. 流感　　　　　　　　　　　　　　B. 麻疹

　　C. 流行性腮腺炎　　　　　　　　　　D. 先天性风疹综合征

6. 关于流感病毒的特性,错误的是(　　)

　　A. 常引起病毒血症　　　　　　　　　B. 可凝集红细胞

　　C. 对脂溶剂敏感　　　　　　　　　　D. 病后免疫力短暂

7. 常见的致胎儿畸形的病毒是(　　)

　　A. 乙肝病毒　　　　B. 风疹病毒　　　　　C. 麻疹病毒　　　　　D. 腺病毒

8. 造成流感病毒小范围流行的原因是(　　)

　　A. 抗原漂移　　　　B. 抗原转变　　　　　C. CPE　　　　　　　D. 耐药性变异

9. 流感的发生和流行不易有效控制主要原因是(　　)

　　A. 病毒传染性强　　　　　　　　　　B. 疾病多为显性感染

　　C. 病毒易变异　　　　　　　　　　　D. 疾病潜伏期短

10. 关于腺病毒的叙述,错误的是(　　)

　　A. 有包膜　　　　　　　　　　　　　B. 为双链 DNA 病毒

　　C. 多途径传播　　　　　　　　　　　D. 引起动物肿瘤

11. 引起传染性非典型性肺炎的病原体是(　　)

　　A. 普通冠状病毒　　　　　　　　　　B. 新型冠状病毒

　　C. 肺炎支原体　　　　　　　　　　　C. 沙眼衣原体

12. 引起普通感冒的最常见的病原体是(　　)

　　A. 流感病毒　　　　B. 鼻病毒　　　　　　C. 流感杆菌　　　　　D. 冠状病毒

13. 下列哪一项不是腮腺炎病毒感染后的症状(　　)

　　A. 一侧或双侧腮腺肿大　　　　　　　B. 无菌性脑膜炎

　　C. 导致不育　　　　　　　　　　　　D. 肺炎

14. 在麻疹的早期诊断中,哪一项最具典型性(　　)

　　A. SSPE　　　　　　B. Koplik 斑　　　　　C. 皮疹　　　　　　　D. 高热

15. 流感病毒最易发生变异的抗原是(　　)

　　A. HA　　　　　　　B. NA　　　　　　　　C. NP　　　　　　　　D. M 蛋白

【B 型题】

A. 流感病毒　　　　　1. SSPE 的病原体(　　)

B. 麻疹病毒　　　　　2. 易发生垂直感染,引起胎儿畸形(　　)

C. 风疹病毒　　　　　3. 婴幼儿喘息性细支气管炎和肺炎的病原体(　　)

D. 腺病毒　　　　　　　4. 抗原性不稳定,易变异(　　)

E. 呼吸道合胞病毒　　　5. 血清型多,多途径传播,引起多器官感染(　　)

F. 麻疹病毒　　　　　　6. 抗原性转变(　　)

G. 腮腺炎病毒　　　　　7. 肺泡局部的Ⅰ型超敏反应(　　)

H. 腺病毒　　　　　　　8. 睾丸炎或卵巢炎(　　)

I. 呼吸道合胞病毒　　　9. 小儿急性出血性膀胱炎(　　)

G. 流感病毒　　　　　　10. Koplik 斑(　　)

五、问答题

1. 试述流感病毒的结构。

2. 试述流感病毒的分型、变异和流行的关系。

3. 现已发明了多种流感病毒疫苗,为何不能有效控制流感?

4. 何谓先天性风疹综合征? 如何预防?

5. 简述人类对流感病毒和麻疹病毒的免疫性有何不同? 为什么?

6. 以流感病毒为例,说明病毒血凝试验和血凝抑制试验的原理和实际用途。

（张　韬　张炳华）

第二十章 肠道感染病毒

本章要点：

1. 掌握脊髓灰质炎病毒的形态结构、分型、致病性和免疫性，特异性预防。
2. 熟悉轮状病毒和其他肠道病毒的致病性。
3. 了解肠道病毒的种类，共同特点。

第一节 脊髓灰质炎病毒（poliovirus）

一、生物学性状（biological characteristics）

（一）形态与结构

1. 球形，无包膜病毒，直径 24~30nm。属于小 RNA 病毒科，肠道病毒属。
2. 核酸为单正链 RNA 基因组两端为保守的非编码区，中间为开放读码框架（ORF）；3′端有 polyA 尾，增强病毒的感染性；5′端有 vpg，与病毒 RNA 复制和基因组装配有关。
3. 衣壳 由 VP1~VP4 四种不同的多肽组成。

（二）抗原分型

1、2、3 型，型间中和试验无交叉。

（三）抵抗力

较强不耐热，56℃ 30 分钟灭活。污水、粪便中可存活几个月。耐胃酸、胆汁。

二、致病性与免疫性（pathogenicity and immunity）

（一）致病性

1. 传染源 病人、无症状带毒者。
2. 传播途径 粪-口途径。
3. 脊髓灰质炎病毒的受体为免疫球蛋白超家族（IGSF）的细胞黏附分子，只有很少的组织表达这种受体，如脊髓前角细胞、背根神经节细胞、运动神经元、骨骼肌细胞和淋巴细胞等。故其感染范围狭窄。
4. 病毒→局部黏膜和咽、扁桃体、肠道集合淋巴结中初步增殖→第一次病毒血症→扩

散至带有病毒识别受体的靶组织再次增殖→第二次病毒血症,产生临床症状。机体免疫力强弱显著影响感染的结局:

（1）90%的感染者为隐性感染。

（2）5%感染者为流产感染。

（3）1%~2%表现为非麻痹型脊髓灰质炎和无菌性脑膜炎。

（4）0.1%~2%产生最严重的结局:暂时性肢体麻痹,永久性弛缓性肢体麻痹,甚至延髓麻痹导致呼吸、心脏衰竭死亡。

（二）免疫性

感染后机体可获得牢固的型特异性免疫。以体液中和抗体为主。

1. 黏膜分泌液 slgA　可阻止 poliovirus 的吸附,入血。

2. 血清中和 Ab　（IgG、IgM）阻止 poliovirus 向靶组织扩散。

三、特异性预防（specific prevention）

（一）疫苗

1. IPV(灭活脊髓灰质炎疫苗,Salk 疫苗)　三价混合灭活疫苗。

（1）较安全,不会发生毒力返祖。

（2）易运输、保存。

（3）只产生血清中和 Ab,无 slgA,故不能在感染早期中和病毒。

（4）欧美国家使用改进的抗原性好的增效疫苗获得良好效果。

2. OPV(脊髓灰质炎减毒活疫苗,Sabin 疫苗)　三价混合减毒活疫苗。

（1）免疫效果优于 IPV:既可产生血清中和 Ab,又可产生 slgA。

（2）口服后类似自然感染,疫苗病毒经粪便排出,扩大免疫接种范围。

（3）不安全,有毒力返祖可能,引起 VAPP(疫苗相关麻痹型脊灰炎),新的免疫程序建议:最初 2 次免疫使用 IPV 以免发生 VAPP。

（4）热稳定性差,不易贮存,运输。

（二）接种方法

2 月龄每月一次 OPV,连续 3 次;4 岁加强一次,可保持持久免疫力。

自 1998 年以来,我国未再发现野毒株,WHO 已于 2001 年 10 月宣布我国为亚太地区消灭脊髓灰质炎的第二批国家之一。

第二节　轮状病毒（rotavirus）

一、生物学性状（biological characteristics）

1. 球形,无包膜、有双层衣壳,内衣壳壳粒呈放射状排列,病毒外形如车轮状,故名。只有双层衣壳结构的完整病毒才具感染性。

2. 核心由双链 RNA 构成,分为 11 个基因片段。每个片段含一个 ORF(open reading frame),分别编码 6 个结构蛋白(VP1~VP4、VP6、VP7)和 5 个非结构蛋白(NSP1~NSP5)。VP(viral protein)4 和 VP7 位于外衣壳,决定病毒的血清型。VP7 为糖蛋白,中和抗原;VP4 为病毒血凝素与病毒吸附易感细胞有关,亦为重要的中和抗原。

3. 对理化因素及外界环境抵抗力较强。粪便中存活数日/数周;耐乙醚、耐酸、耐碱。55℃ 30 分钟灭活。

4. 根据内衣壳 VP6 的抗原性,轮状病毒被分为 A~G 7 个组,对人致病的主要是 A、B、C 3 组。

二、致病性和免疫性(pathogenicity and Immunity)

轮状病毒呈世界性分布,A~C 组引起人类和动物腹泻,D~G 组只引起动物腹泻。A 组轮状病毒最为常见,是世界范围内婴幼儿重症腹泻最重要的病原体,是婴幼儿死亡的主要原因之一。

(一) 致病性

传染源是病人和无症状携带者,经粪-口途径传播。

1. A 组　主要引起 6 个月至 2 岁的婴幼儿急性胃肠炎,占病毒性胃肠炎的 80%。

(1) 机制:病毒在小肠黏膜绒毛细胞内增殖→微绒毛萎缩、变短、脱落;腺窝细胞增生→细胞损伤导致吸收异常→肠腔积液→水样泻。

(2) 症状:发热、腹痛、呕吐、水样泻。

2. B 组　成人腹泻,仅我国报道 1982~1983 年在我国东北、西北矿区爆发过严重的非细菌性大规模霍乱样腹泻。患者达数十万人。

(二) 免疫性

病后机体产生型特异性 IgG、IgM 和 sIgA 抗体,以肠道 sIgA 抗体最重要。但因婴幼儿免疫系统发育尚不完善,sIgA 抗体含量低,所以病愈后还可重复感染。

第三节　其他肠道病毒

一、柯萨奇病毒(coxsackievirus)

生物学性状类似于脊髓灰质炎病毒,分 A(1~22、24 型)、B(1~6)两组;临床所致疾病有麻痹症、无菌性脑膜炎、疱疹性咽峡炎、手足口病、流行性胸痛、心肌炎和心包炎和急性结膜炎等。

二、埃可病毒(enteric cytopathogenic human orphan virus,ECHO)

生物学性状类似于脊髓灰质炎病毒,包括 1~9、11~27、29~33 型;临床所致疾病有麻痹症、无菌性脑膜炎、皮疹、腹泻、流行性胸痛、心肌炎和心包炎、新生儿全身感染等。

三、肠道腺病毒(enteric adenovirus)

常见血清型是40、41、42,引起婴幼儿病毒性腹泻的重要病原体之一。主要经粪-口途径传播,夏季多见,主要侵犯 5 岁以下儿童。

四、杯状病毒(calicivirus)

表面有杯状凹陷,是引起非细菌性胃肠炎的重要病原体,冬季高发,任何年龄组均可被感染。病人、隐性感染者、健康携带者为传染源。粪-口为主要传播途径。常在食用海产品后发生。

五、星状病毒(astrovirus)

粪-口途径传播,易感者为 5 岁以下婴幼儿,引起腹泻,是医院内感染的主要病原体之一。

六、新型肠道病毒

生物学性状和传播途径类似于脊髓灰质炎病毒,包括 68、69、70、71 型,主要引起急性出血性结膜炎(70 型)、肺炎(68 型)、手足口病(71 型)和脑炎(70、71 型)等。

第四节 强化训练

一、判断题

1. 丙种球蛋白可用于脊髓灰质炎的紧急预防。(   )
2. 易感者感染脊髓灰质炎病毒后,多数发展为小儿麻痹症。(   )
3. 脊髓灰质炎减毒活疫苗在使用中给儿童服用剂量越多效果越好。(   )
4. 轮状病毒既可引起小儿腹泻,也可引起成人腹泻。(   )
5. 肠道病毒均可通过粪口途径传播。(   )
6. 儿童感染脊髓灰质炎病毒后约有 10% 患小儿麻痹症。(   )
7. 我国采用的脊髓灰质炎疫苗为 IPV。(   )
8. D 组轮状病毒是婴幼儿重症腹泻的最重要病原体之一。(   )

9. OPV 和 IPV 均为三价混合疫苗。(　　　)

10. 除脊髓灰质炎病毒外,柯萨奇病毒和埃可病毒也可引起麻痹症。(　　　)

二、填空题

1. 脊髓灰质炎病毒的传染源是_____和_____;经_____传播,侵犯_____细胞,引起肢体麻痹。

2. 脊髓灰质炎病毒是根据_____的不同分为_____个血清型。

3. 脊髓灰质炎病毒消灭后,由_____和_____引起的脊髓灰质炎更为突出。

4. 轮状病毒分 7 个组,A 组引起_____,B 组引起_____。

5. 肠道感染病毒通过_____经消化道传播;常见的肠道感染病毒有_____、_____、_____和_____。

三、选择题

【A 型题】

1. 关于脊髓灰质炎病毒的叙述,正确的一项是(　　　)
   A. 包膜病毒　　　　　　　　B. 只有一个血清型
   C. 不引起病毒血症　　　　　D. sIgA 有重要抗感染作用

2. 肠道病毒的核酸类型是(　　　)
   A. +ssRNA　　B. -ssRNA　　C. ssDNA　　D. dsRNA

3. 脊髓灰质炎病毒主要侵犯(　　　)
   A. 脑神经节　　　　　　　　B. 三叉神经节
   C. 脊髓前角神经细胞　　　　D. 神经肌肉接头处

4. 引起婴幼儿重症腹泻的病原体主要是(　　　)
   A. 葡萄球菌　　B. 轮状病毒　　C. 埃可病毒　　D. 霍乱弧菌

5. 肠道病毒的特点,错误的是(　　　)
   A. 小球形　　　　　　　　　B. 20 面体对称
   C. 对乙醚敏感　　　　　　　D. 不同病毒可引起相同症状

6. 下列哪种病毒在分类上与肠道病毒同为小 RNA 病毒科(　　　)
   A. 脊髓灰质炎病毒　　　　　B. 乙脑病毒
   C. 乙肝病毒　　　　　　　　D. 甲肝病毒

7. 关于脊髓灰质炎病毒的特点,错误的是(　　　)
   A. 经粪口途径传播　　　　　B. 口服 OPV 预防
   C. 多数感染者发生肢体麻痹症　D. 获得同型牢固免疫

8. 关于口服 OPV(三价脊髓灰质炎病毒减毒活疫苗)的优点,应排除(　　　)
   A. 诱发完全的免疫应答　　　B. 只需接种 1 次
   C. 抑制自然野毒株　　　　　D. 免疫力牢固

9. 引起急性出血性结膜炎的新型肠道病毒是(　　　)
   A. 68 型　　　　B. 69 型　　　　C. 70 型　　　　D. 71 型

10. 脊髓灰质炎病毒感染后,常见的感染类型是( )

    A. 隐性感染   B. 急性感染   C. 慢性感染   D. 潜伏感染

四、问答题

1. 试述在预防脊髓灰质炎时,接种死疫苗和活疫苗各自的优点和缺点。
2. 试述机体黏膜局部免疫和全身性免疫在抗脊髓灰质炎病毒感染中的作用。
3. 脊髓灰质炎减毒活疫苗使用过程中应注意哪些问题?可能造成的副作用是什么?
4. 常见引起幼儿腹泻的病毒有哪些?
5. 柯萨奇病毒和埃可病毒引起的疾病有哪些?

(张 韬 张炳华)

第二十一章　肝炎病毒

本章要点：

1. 掌握常见的五种肝炎病毒的致病性(传染源、传播途径和临床特点)和免疫性。

2. 掌握乙肝病毒的微生物学检查(HBV 抗原抗体检测的项目、方法、结果分析、临床意义和实际用途)。

3. 熟悉乙肝病毒的形态结构、基因结构与功能及抗原抗体组成。

4. 熟悉乙肝病毒的致病机制及其与原发性肝癌的关系。

5. 熟悉 HAV 和 HBV 特异性预防。

6. 了解其他肝炎病毒的生物学特性及微生物学诊断要点。

肝炎病毒(hepatitis virus)是指引起人类病毒性肝炎的病原体,至少包括 HAV、HBV、HCV、HDV、HEV 等五种常见的肝炎病毒,其次还有近年来新发现的 HGV 和 TTV 等与人类肝炎相关的病毒。

第一节　甲型肝炎病毒(hepatitis A virus, HAV)

HAV 是甲型肝炎的病原体,属小 RNA 病毒科肝 RNA 病毒属(Hepatornaviridae)。

一、生物学性状(biological characteristics)

(一) 形态与结构(morphology and structure)

球形、无包膜、单正链 RNA 病毒。基因结构由 5′末端非编码区、编码区和 3′末端非编码区 3 部分及 polyA 尾组成。编码区只有一个开放读码框架(open reading frame, ORF),编码一个大分子蛋白,水解后产生 HAV 的结构蛋白(SP)和非结构蛋白(NSP)。结构蛋白含 VP1、VP2、VP3 及 VP4 四种多肽,构成 HAV 的衣壳蛋白具有抗原性,即 HAV-Ag 可诱导机体产生保护性抗体(Anti-HAV)。HAV 仅有 1 个血清型,抗原性稳定不易变异。

(二) 抵抗力(resistance)

HAV 对理化因素有较强的抵抗力;较耐热,100 ℃ 5 分钟灭活;耐乙醚、氯仿和酸(pH 为 3);在淡水、海水、泥沙、毛蚶中可存活数天致数月,与其传播途径有关。

(三) 动物模型和细胞培养(animal mode and cell culture)

HAV 对灵长类动物易感,经口或静脉注射途径感染 HAV 后可发生肝炎,并可从感染动物粪便中检出病毒颗粒;血清中可检出 Anti-HAV。HAV 可在灵长类动物细胞中缓慢增殖,一般不引起 CPE。

二、致病性与免疫性(pathogenicity and immunity)

1. 传染源和传播途径(transmission)　患者和隐性感染者是传染源,主要经粪-口途径传播,通过污染的水源、食物、海产品、食具等造成散发或爆发流行。主要侵犯青壮年,潜伏期一般为 15~50 天。

2. 所致疾病(clinical findings):甲型肝炎,临床表现为急性黄疸型或无黄疸型肝炎,病毒经口侵入,首先在口咽部或唾液腺增殖,然后在肠黏膜与局部淋巴结中大量增殖,并入血,最终侵犯肝脏。为自限性疾病,不发展为慢性,预后较好。肝细胞损伤机制尚未完全明了,一般认为 HAV 诱发的免疫病理反应是肝细胞损伤的主要原因,早期是 NK 细胞作用引起的肝细胞溶解,然后是特异性 CTL 在 HLA-I 类分子的介导下杀伤肝细胞;此外免疫细胞释放的 γ-IFN 可促进肝细胞表达 HLA-I 类分子,从而增强了 HLA 介导的 CTL 对肝细胞的特异性细胞毒作用。

3. 免疫性(immunity)　HAV 的显性感染和隐性感染均可诱导机体产生 Anti-HAV,其中 HA-IgM 早期出现;急性期后期或恢复期早期 HA-IgG 出现,维持多年,对 HAV 再感染有保护作用。

三、微生物学检查(microbiological diagnosis)

1. 抗-HAV IgM　急性感染。
2. 抗-HAV IgG　既往感染。

四、特异性预防(specific prevention)

1. 主动免疫　减毒活疫苗、灭活疫苗。
2. 被动免疫　丙种球蛋白。

第二节　乙型肝炎病毒(hepatitis B virus, HBV)

属于嗜肝 DNA 病毒科正嗜肝 DNA 病毒属。乙型肝炎的病原体。HBV 感染后临床表现呈多样性,可表现为重症肝炎、急性肝炎、慢性肝炎或无症状携带者,部分慢性肝炎可演变为肝硬化、原发性肝癌。

一、生物学性状(biological characteristics)

(一) 形态与结构(morphology and structure)

病人血清标本在电镜下可见三种颗粒：

1. 大球形颗粒(Dane 颗粒) 直径 42nm，为完整的 HBV，有感染性。具有双层衣壳和核心。核心内部含双股环状 DNA(未闭合)、DNA 聚合酶；内衣壳：含 HBcAg、HBeAg 外衣壳(包膜)：含 HBsAg、Pre-sAg。

2. 小球形颗粒 最多见，直径 22nm，中空颗粒，主要成分 HBsAg，无感染性。

3. 管形颗粒 直径 22nm，长 100~500nm，由小球形颗粒聚合而成，主要成分为 HBsAg，无感染性。

(二) 基因结构与功能(gene structure and function)

HBV-DNA 为不完全双链环状 DNA 分子，包括闭合的长链(负股)和不完整的短链(正股)。长链(负股)含 4 个开放读码框架(ORF)：

(1) S 区：由 S、pre-S_1、pre-S_2 基因组成，编码 HBsAg、Pre-S_1 和 Pre-S_2 抗原。

(2) C 区：由 C、pre-C 基因组成，分别编码 HBcAg 和 Pre-C 蛋白，后者切割加工后形成 HBeAg。

(3) P 区：编码 DNA 聚合酶。

(4) X 区：编码 HBxAg，与肝癌的发生、发展有关。

(三) 抗原组成(antigenic composition)

1. 表面抗原(HBsAg，S 蛋白) 大量存在于感染者血清中，是 HBV 感染的主要标志。具有抗原性，可刺激机体产生保护性抗体(抗 HBs)和 CMI，是制备乙肝疫苗的主要成分；HBsAg 有 4 个亚型，即 adr、adw、ayr、ayw；HBsAg 亚型的分布有明显的地区和种族差异，我国汉族人群以 adr 多见，少数民族多为 ayw。因有共同的 a 抗原，故用 HBsAg 制备的疫苗有交叉保护作用。

抗-HBs(+)：见于恢复期、既往感染者或接种疫苗后，表示机体对 HBV 有免疫力。Pre-S_1Ag 和 Pre-S_2Ag 抗原性强，具有与肝细胞表面受体结合的表位，与 HBV 的吸附有关；抗 Pre-S_1Ab 和抗 Pre-S_2Ab 能通过阻断 HBV 与肝细胞结合而起抗病毒作用。

2. 核心抗原(HBcAg) HBV 内衣壳成分，血中不易直接检出。抗原性强，能刺激机体产生抗-HBc，为非保护性抗体；但可作为判断 HBV 感染的血清学指标；抗 HBc-IgM (+)：提示 HBV 处于复制状态，机体处于感染早期或慢性感染活动期；抗 HBc-IgG(+)则表明感染处于慢性期。

3. e 抗原(HbeAg) 是 Pre-C 蛋白翻译加工后的产物，为可溶性蛋白，可游离存在于血液中，其消长与 HBV 颗粒及 HBV-DNA 聚合酶水平的变化基本一致，故 HBeAg(+)可作为 HBV 复制及具有强感染性的指标。抗-HBe(+)，对机体有一定保护作用，预后良好(pre-c 基因突变株除外)。

（四）动物模型与细胞培养（animal mode and cell culture）

黑猩猩是对 HBV 最敏感的动物,常用来进行 HBV 的致病机制研究和疫苗效果及安全性评价。

（五）抵抗力（resistance）

HBV 对外界环境因素的抵抗力较强,对低温、干燥和紫外线均有耐受性;70% 酒精不能使灭活;但高压蒸汽灭菌法、100℃ 10 分钟和环氧乙烷可灭活 HBV。

二、致病性和免疫性（pathogenicity and Immunity）

（一）传染源（infectious source）

病人、HBsAg 无症状携带者。HBV 感染后潜伏期较长,一般为 30~160d。不论在潜伏期、急性期或慢性活动初期,病人血清均有传染性。

（二）传播途径（transmissive route）

1. 血液或血制品等　人对 HBV 极其敏感,只需极微量的污染血液进入即可导致感染。输血、注射、外科或牙科手术、针刺、共用剃刀或牙刷,皮肤黏膜的微小损伤均可造成传播。医院内污染的器械亦可导致医源性传播和感染。

2. 母-婴垂直传播　胎盘、产道、哺乳。

3. 性行为传播。

（三）致病与免疫机制（pathogenesis）

1. 感染特点

（1）免疫损伤为主:病毒不直接损伤肝细胞。根据病毒抗原诱导的特异性免疫应答的强弱及对肝细胞的损伤程度,感染后临床可表现为无症状携带者、急性肝炎、慢性肝炎、肝硬化和原发性肝癌等不同类型。

（2）感染后多数为无症状携带者。

（3）有症状的多为持续感染,且以慢性感染为主,表现为慢性进行性损伤。

2. 免疫病理损伤（Ⅱ、Ⅲ、Ⅳ型超敏反应）

（1）细胞免疫及其介导的免疫病理反应（Ⅳ型超敏反应）:主要由 HBV 抗原致敏的 Tc 细胞的特异性杀伤作用在清除 HBV 的同时所导致的肝细胞损伤。根据病毒感染肝细胞的数量及细胞免疫反应的强弱,可有不同的临床表现:若病毒感染的肝细胞不多,细胞免疫正常,肝细胞损伤不严重,临床表现为急性肝炎;若病毒感染肝细胞多而广泛,细胞免疫反应强烈,肝细胞损伤多而广泛,临床表现为重症肝炎;若机体对 HBV 感染的特异性免疫处于较低水平或完全缺乏时,不能及时有效的清除病毒,病毒与机体之间形成免疫耐受,临床表现为慢性持续性肝炎或无症状携带者。

（2）体液免疫及其介导的免疫病理反应（Ⅱ、Ⅲ型超敏反应）HBV 感染后诱发的抗-

HBs、抗 Pre-S$_1$ 和抗 Pre-S$_2$ 等保护性抗体可直接清除血液中的游离病毒,并可阻断病毒对肝细胞的黏附作用,但病毒抗原与相应抗体形成的免疫复合物随血流沉积于肾小球、关节滑膜等处可引起肾小球肾炎关节炎等肝外损伤,亦可因免疫复合物大量沉积于肝脏导致肝毛细血管栓塞引起急性肝坏死,临床表现为重症肝炎。

(3)自身免疫反应引起的病理损害:HBV 感染诱导正常处于隐蔽状态的肝特异性脂蛋白抗原(LSP)的异常表达,LSP 作为自身抗原诱导机体产生针对肝细胞自身成分的免疫反应造成肝细胞损伤。

(4)病毒变异与免疫逃逸:HBV-DNA 的 4 个 ORF 区均可发生变异,其中 S、pre-S$_1$、pre-S$_2$ 及 C 基因变异较为重要,可引起病毒抗原性和机体特异性免疫应答的改变,造成免疫逃逸(immunoescape)。即机体形成的特异性免疫不能有效清除病毒;病毒可逃避体液免疫的监视和中和作用;此外临床上虽有病毒感染,但用现有的诊断方法却查不到病毒即所谓的"诊断逃逸"。

(四) HBV 与原发性肝癌

X 基因编码的 HBxAg 有反式激活作用,可反式激活细胞内原癌基因、抗癌基因或生长因子基因影响细胞周期促进细胞转化,与肝癌的发生、发展有关。

三、微生物学检查 (microbiological diagnosis)

(一) HBV 抗原、抗体检测

1. 检测项目　HBsAg、HBeAg、Anti HBs、Anti-HBe、Anti-HBc,俗称"两对半"。
2. 检测方法　ELISA 和 RIA。
3. 检测结果的临床分析及意义,见教材 P291 表 22-1 和 P292 图 22-6,要求理解掌握。
4. 实际用途
(1)乙型肝炎的诊断。
(2)判断传染性及 HBV 感染的预后及转归。
(3)筛选献血员。
(4)判断疫苗接种效果。
(5)流行病学调查。

(二) HBV DNA 检测

应用核酸杂交技术和常规 PCR 技术或荧光定量 PCR 技术直接检测血清中的 HBV-DNA,可测出极微量的病毒,是病毒存在和复制的最可靠指标。

四、特异性预防 (specific prevention)

(一) 人工主动免疫

(1)第一代:乙肝 HBsAg 血源疫苗,新生儿在 0、1、6 个月分别免疫 3 次,可获得 90% 以上的 Anti-HBs 阳性率。其他人群 HBV"两对半"检测 5 项全阴性者也应接种。

（2）第二代：基因工程疫苗（酵母表达系统），可大量制备且可排除血源疫苗中可能存在的未知病毒感染。

（二）人工被动免疫

高效价 Anti-HBs 人血清免疫球蛋白（HBIG），用于紧急预防，0.08mg/kg，8 天之内有预防效果，2 个月后需重复注射 1 次。

第三节　丙型肝炎病毒（hepatitis C virus，HCV）

一、生物学性状（biological characteristics）

HCV 呈球形，有包膜；SS(+)RNA 病毒，线状基因组，仅有 1 个长 ORF；基因组由 9 个基因区组成，自 5′端开始依次为 5′端非编码区、核心蛋白区（C 区）、包膜蛋白-1 区（E-1 区）、包膜蛋白-2 区/非结构蛋白-1 区（E2 区/NS1 区）、非结构蛋白-2 区（NS2 区）、非结构蛋白-3 区（NS3 区）、非结构蛋白-4 区（NS4 区）、非结构蛋白-5 区（NS5 区）和 3′端非编码区。5′端非编码区是 HCV 基因组中最保守的序列，常用于设计诊断 HVC 感染的 PCR 引物；E1 区和 E2 区/NS1 基因具有高度变异性，常导致其编码包膜蛋白 E1 和 E2 快速变异，是导致 HCV 免疫逃逸（immunoescape），感染易于慢性化，疫苗研制困难的主要原因。22.3.2 致病性和免疫性（Pathogenicity and immunity）

二、致病性和免疫性（pathogenicity and immunity）

HCV 主要经血或血制品传播，临床过程轻重不一，可表现为急性肝炎、慢性肝炎或无症状携带者；HCV 感染极易慢性化，约 40%～50% 感染者可转变为慢性肝炎，约 20% 慢性肝炎可发展成肝硬化，HCV 感染与肝癌的发生密切相关。HCV 的致病机制与病毒的直接作用和免疫病理损伤有关。

三、微生物学检查（microbiological diagnosis）

1. 检测 HCV-RNA。
2. 检测抗 HCV。

四、特异性预防（specific prevention）

因 HCV 抗原性不强，且毒株极易变异，目前尚无疫苗用于预防。因此对献血员进行抗 HCV 检测尤为重要，以减少 HCV 的感染和传播；对血制品亦应进行 HCV 检测以防污染。

第四节 丁型肝炎病毒(hepatitis D virus，HDV)

一、生物学性状(biological characteristics)

HDV 为球形 SS(-) RNA 病毒，直径 35~37nm，核衣壳(HDV-RNA 和 HD-Ag)外是 HbsAg 组成的包膜，HDV 是缺陷病毒，不能单独复制，必须在 HBV 或其他嗜肝病毒辅助下才能复制引起感染。

二、致病性和免疫性(pathogenicity and immunity)

(一) 传染源和传播途径

同 HBV 和 HCV

(二) 感染方式

1. 联合感染 从未感染过 HBV 的正常人同时发生 HBV 和 HDV 感染。
2. 重叠感染 已受 HBV 感染的乙肝患者或 HBsAg 携带者再发生 HDV 感染。常使原有的 HBV 感染加重或恶化。在重症肝炎时应注意检测是否有 HBV 和 HDV 重叠感染。

(三) 临床特点

HDV 感染可表现为急性肝炎、慢性肝炎或无症状携带者。

三、微生物学检查(microbiological diagnosis)

1. 检测抗-HDV。
2. 检测 HDV-Ag。
3. 检测 HDV-RNA。

第五节 戊型肝炎病毒(hepatitis E virus，HEV)

一、生物学性状(biological characteristics)

HEV 为球形，无包膜，SS(+) RNA，基因组全长 7.5kb，有 3 个 ORF，分别编码病毒复制所需的依赖 RNA 的 RNA 多聚酶和病毒核衣壳蛋白。HEV 有两个基因型，其代表株为缅甸株(B)和墨西哥株(M)，中国株与缅甸株同型。HEV 可感染黑猩猩、食蟹猴、猕猴、非洲绿猴、乳猪等多种动物。细胞培养有成功的报道，但不能大量增殖。

二、致病性和免疫性(pathogenicity and immunity)

(一)传染源和传播途径

同 HAV;潜伏期末和急性期初期病人和病毒携带者是主要传染源,粪–口途径传播(水型流行)。潜伏期 10~60 天,平均 40 天。

(二)感染方式

病毒经口感染,经胃肠道入血,在肝细胞内复制,经肝细胞释放到血液和胆汁中,经粪便排出体外,污染水源、食物和周围环境发生传播。

(三)致病机制

HEV 通过对肝细胞的直接损伤和免疫病理作用造成肝细胞的炎症和坏死。

(四)临床特点

人感染后表现为临床型和亚临床型。成人感染多见临床型,潜伏期末和急性期初期排毒量最大,传染性最强,是主要传染源。临床表现为急性黄疸型或无黄疸型戊型肝炎、重症肝炎及胆汁淤积型肝炎;多于发病 6 周后好转或痊愈,一般不转为慢性肝炎,预后较好,但孕妇感染后病情较重,尤以孕 6~9 个月时为重,常导致流产或死胎,孕妇病死率可达10%~20%。

三、微生物学检查(microbiological diagnosis)

(一)病原学诊断

用电镜或免疫电镜检查粪便中 HEV 颗粒以与 HAV 区别。

(二)血清学检查

检测血清中的抗 HEV IgM/IgG。确定现症感染或既往感染。

第六节 强化训练

一、判断题

1. 甲肝病毒仅有 1 个血清型,抗原性稳定。(   )
2. 甲肝病毒感染急性期过后,常转化为慢性肝炎。(   )
3. 注射丙种球蛋白可预防甲肝。(   )
4. 检测 IgM 可用于甲肝和乙肝的早期诊断。(   )
5. 五种肝炎病毒均可单独致病。(   )

6. HAV 和 HEV 均为消化道传播。(　　)

7. 乙肝疫苗既可预防乙肝又可预防丁肝。(　　)

8. 抗-HBe(+)表明患者预后良好。(　　)

9. 乙肝病毒的 3 种颗粒均含有 HBsAg。(　　)

10. HBV 的 DNA 聚合酶具有以 RNA 为模板合成 DNA 的反转录酶作用,也具有催化合成 DNA 的 DNA 聚合酶功能。(　　)

二、填空题

1. 肝炎病毒是指_____的病原体,目前公认的人类肝炎病毒至少包括_____、_____、_____、_____和_____五种。

2. 甲肝病毒的传染源是_____和_____;传播途径是_____。

3. 在电镜下观察乙肝患者血清中有三种颗粒,即_____、_____和_____,其中完整的乙肝病毒颗粒是_____。

4. HBV 的传染源是_____和_____,传播途径是_____、_____和_____。

5. 机体感染 HDV 时,若与 HBV 同时感染称为_____,若在 HBV 感染后发生称为_____。

6. HCV 主要通过_____传播,引起_____。

三、名词解释

1. Dane 颗粒(Dane particle)

2. 免疫逃逸(immunoescape)

3. 重叠感染(superinfection)

4. 联合感染(co-infection)

四、选择题

【A 型题】

1. 属于 DNA 病毒的是(　　)
    A. HAV　　　　　B. HBV　　　　C. HCV　　　　D. HDV　　　　E. HEV

2. 属于缺陷病毒的是(　　)
    A. HAV　　　　　B. HBV　　　　C. HCV　　　　D. HDV　　　　E. HEV

3. 具有传染性的乙肝病毒颗粒是(　　)
    A. 大球形颗粒　　B. 小球形颗粒　　C. 管形颗粒　　D. 异染颗粒

4. 丁肝病毒是缺陷病毒,其辅助病毒是(　　)
    A. HAV　　　　　B. HBV　　　　C. HCV　　　　D. HEV

5. 乙肝两对半检测,应除外的一项是(　　)
    A. HBsAg　　　B. HBcAg　　　C. HBeAg　　　D. HBcAb　　　E. HBeAb

6. HEV 的传播途径是(　　)
    A. 空气飞沫　　B. 粪口途径　　C. 输血和注射　　D. 昆虫叮咬

7. 慢性乙型肝炎的血清学诊断指标是( )

    A. HBsAg(+),HBeAg(+),HBcAb-IgG(+)

    B. HBsAg(+),HBeAb(+),HBcAb-IgG(-)

    C. HBsAg(+),HBeAb(-),HBcAb-IgM(-)

    D. HBsAb(+),HBsAg(-),HBcAb-IgM(-)

8. 急性乙型肝炎的血清学诊断指标是( )

    A. HBsAg(+),HBeAg(-),HBcAb-IgG(-)

    B. HBsAg(+),HBeAb(+),HBcAb-IgG(-)

    C. HBsAg(+),HBeAb(-),HBcAb-IgM(-)

    D. HBsAg(+),HBeAg(+),HBcAb-IgM(+)

9. HBV 感染后机体获得免疫力的血清学诊断指标是( )

    A. HBsAg(+),HBeAg(-),HBcAb-IgG(-)

    B. HBsAb(+),HBeAb(+),HBcAb-IgG(-)

    C. HBsAg(+),HBeAb(-),HBcAb-IgM(-)

    D. HBsAg(+),HBeAg(+),HBcAb-IgM(+)

10. 具有保护性的乙肝病毒抗体是( )

    A. HBsAb   B. HBcAb-IgM   C. HBeAb   D. HBcAb-IgG

11. HBV 基因组中,与细胞癌变关系最密切的是( )

    A. P 基因   B. S 基因   C. C 基因   D. X 基因

12. 乙肝病人常出现肝外症状,如关节损伤等,其发生机制是( )

    A. 病毒直接损伤   B. Ⅱ型变态反应

    C. Ⅲ型变态反应   D. Ⅳ型变态反应

13. 一携带 HBsAg 12 年的中年人,突发重症肝炎,并于 10 日内死亡,该患者可能又感染了( )

    A. HAV   B. HCV   C. HDV   D. HEV   E. HGV

14. 下列不适用于 HBV 的消毒方法是( )

    A. 高压蒸汽灭菌法   B. 70%乙醇溶液

    C. 100 ℃10 分钟   D. 0.5%过氧乙酸

15. 下列哪种肝炎病毒的基因表现为高度变异性( )

    A. HAV   B. HBV   C. HDV   D. HEV   E. HGV

16. HBV 抗原抗体检测,病毒携带者的血清学诊断指标是( )

    A. HBsAg   B. HBsAb   C. HBcAg

    D. HbcAb   E. HBeAb

17. 关于 HBV 的表面抗原,描述错误的一项是( )

    A. HBsAg 有 4 个亚型   B. HBsAg(+)肯定是乙肝患者

    C. HBsAb(+)表示血液有传染性   D. HBsAg(+)可能是携带者

18. 某市流行急性甲型肝炎,为控制疫情,应紧急采取哪项措施( )

    A. 注射甲肝疫苗   B. 注射丙种球蛋白

    C. 注射 HBsAg   D. 注射 HBIgG

19. 一患者患急性乙型肝炎,治疗 2 个月未见好转,再次做 HBV 抗原、抗体检测,结果为:HBsAg(+),HBeAg(+),HBcAb-IgG(+),请解释此结果最符合下列哪项( )
    A. 病毒低水平复制,传染性小　　　　B. 进入恢复期
    C. 已转为慢性乙肝　　　　　　　　　D. 病情趋于好转

20. 关于 HCV 和 HDV 的描述,错误的一项是( )
    A. 均为 RNA 病毒　　　　　　　　　B. 均通过血液传播
    C. 均依赖 HBV 完成病毒复制　　　　D. 均可导致慢性肝炎、肝硬化

【双选题】

1. 通过粪-口途径传播的肝炎病毒是( )
    A. HAV　　　　B. HBV　　　　C. HCV　　　　D. HDV　　　　E. HEV

2. 常见的引起重叠感染的肝炎病毒是( )
    A. HAV　　　　B. HBV　　　　C. HCV　　　　D. HDV　　　　E. HEV

3. 关于 HAV 的描述,错误的两项是( )
    A. 属于小 RNA 病毒科　　　B. 不引起病毒血症　　　C. 仅一个血清型
    D. 可引起慢性感染　　　　　E. 丙种球蛋白可紧急预防

4. 感染后以急性肝炎为主的病毒是( )
    A. HAV　　　　B. HBV　　　　C. HCV　　　　D. HDV　　　　E. HEV

5. 关于 HBV 的描述,错误的两项是( )
    A. 属于嗜肝 DNA 病毒科　　B. 对 75% 乙醇溶液敏感　　C. 通过免疫反应损伤肝细胞
    D. 可引起慢性感染　　　　　E. 其抗体均具有保护性

五、问答题

1. 常见的肝炎病毒有哪 5 种? 简述其传染源和传播途径。
2. 乙肝两对半的检测项目有哪些? 试述其临床意义和实际用途。
3. 试述乙肝病毒的致病性和免疫性。
4. 试述乙肝病毒的特异性防治。
5. 哪些证据表明 HBV 感染与原发性肝癌有关?
6. 试述与肝癌发生有关的感染因素有哪些?

(陈　锋　张炳华)

第二十二章 虫媒病毒和出血热病毒

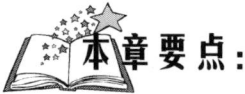

本章要点：

1. 掌握乙脑病毒的流行病学特点,致病性和免疫性。
2. 熟悉汉坦病毒和新疆出血热病毒的流行病学特点及致病性。
3. 了解其他虫媒病毒和出血热病毒的传播媒介和致病性。

第一节 虫媒病毒(arthropod-borne virus)

虫媒病毒是一大群具有包膜的 ss(+)RNA 病毒,在我国主要有乙脑病毒、森林脑炎病毒和登革病毒。

共同特征：

1. 呈小球形,单正链 RNA 病毒,有包膜,其上镶嵌有病毒基因编码的糖蛋白刺突。
2. 对热,脂溶剂,去氧胆酸钠敏感。
3. 节肢动物是传播媒介,也是贮存宿主。
4. 有明显的季节性和地方性,主要引起发热、脑炎、出血热等。

一、流行性乙型脑炎病毒

简称乙脑病毒,又称日本脑炎病毒。

(一) 生物学特性(biological characteristics)

抗原性稳定,很少变异,只有一个血清型,不同地区不同时期分离的病毒株之间无明显差异。单正链 RNA 病毒,有包膜表面嵌有病毒基因编码的糖蛋白 E 和膜蛋白 M,糖蛋白 E 为病毒血凝素能凝集禽类红细胞,亦能介导病毒与细胞表面受体的结合。

(二) 致病性与免疫性(pathogenicity and immunity)

1. 流行环节 病毒→蚊→猪,引起病毒血症→蚊→猪动物间流行
   ↓→人,人间流行
2. 传播媒介 我国主要是三带喙库蚊,南方:6~7月,华北:7~8月,东北:8~9月。
3. 传染源 家畜、家禽,主要是幼猪,动物感染后无明显症状,但有短暂病毒血症。
4. 易感人群 9 个月至 10 岁儿童。

5. 所致疾病—流行性乙型脑炎

多数隐性或轻型感染,少数引起脑炎;致病过程如图 22-1:

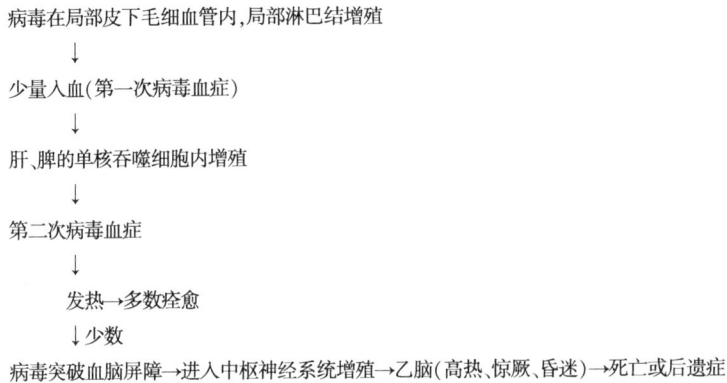

病毒在局部皮下毛细血管内,局部淋巴结增殖

↓

少量入血(第一次病毒血症)

↓

肝、脾的单核吞噬细胞内增殖

↓

第二次病毒血症

↓

发热→多数痊愈

↓少数

病毒突破血脑屏障→进入中枢神经系统增殖→乙脑(高热、惊厥、昏迷)→死亡或后遗症

图 22-1 流行性乙型脑炎致病过程

6. 感染后或病后形成的体液免疫和细胞免疫可阻止疾病的发展。

(三) 防治原则 (prevention and treatment)

1. 防蚊、灭蚊。
2. 接种乙脑灭活疫苗(流行季节给儿童和幼猪注射)。

二、登革病毒 (dengue virus)

1. 登革热的病原体　自然疫源性疾病,我国广东海南及广西等地有此病流行。
2. 人和猴是储存宿主　伊蚊为传播媒介,引起猴↔蚊↔人循环传播。
3. 临床特点

普通型登革热:轻型表现为发热、头痛、肌痛和关节酸痛、淋巴结肿大等;重型可有登革出血热/登革休克综合征。

三、森林脑炎病毒 (forest encephalitis virus)

中枢神经系统急性传染病—森林脑炎的病原体,本病以春、夏季发病为主,自然疫源性疾病。首先发现于原苏联东部林区,又称苏联春夏季脑炎病毒。我国东北和西北林区亦有发现。

传染源:野生动物。

传播途径:蜱叮咬,也是储存宿主。

第二节　出血热病毒 (hemorrhagic fever virus)

主要有汉坦病毒,新疆出血热病毒,埃波拉病毒。

一、汉坦病毒(hantavirus)

该病毒属布尼亚病毒科。

(一) 生物学性状(Biological characteristics)

圆形,椭圆形单负链 RNA 病毒,有包膜。含 4 种结构蛋白:RNA 多聚酶(L),核蛋白(N),糖蛋白(G1,G2)。其中 G1,G2 具有血凝活性,能凝集禽类红细胞,介导黏附;亦是中和抗原,能刺激机体产生中和抗体。

(二) 致病性与免疫性(pathogenicity and immunity)

1. 流行环节

(1) 传染源:鼠类;发病有明显的季节性和地区性,以 10~12 月份多见,累及我国 20 多个省、市、自治区。

(2) 传播途径:病毒随鼠类的唾液、粪便、尿液排出体外,通过呼吸道、消化道、破损皮肤侵入机体。

2. 所致疾病

(1) 汉坦病毒肾综合征出血热(hantavirus fever with renal syndrome,HFRS):病毒侵入机体后,约经 2 周潜伏期发病,临床是以肾组织的急性出血、坏死为主。主要症状为:

1) 发热期:畏寒、发热、皮肤出血点。

2) 低血压期:病后 5~7 天,体温突然下降,全身症状加重,出现低血压或休克,同时尿量下降,提示肾功能损害和休克。

3) 少尿及多尿期:病人血压恢复后,持续 3~7 天的少尿或无尿,尿量开始增多,进入多尿期。

4) 恢复期:发病 1 个月后进入恢复期。

(2) 汉坦病毒肺综合征(hantavirus pulmonary syndrome,HPS):HPS 是以肺组织的急性出血,坏死为主,病理变化为肺水肿,胸膜渗出液增多等,临床表现为高热、肌痛、缺氧和急性进行性呼吸衰竭,病死率高。

(3) 免疫性:病后可获持久的 IgG 体液免疫。

二、新疆出血热病毒(Xinjiang hemorrhagic fever Virus)

(一) 生物学特性(biological characteristics)

该病毒类似汉坦病毒,我国新疆塔里木盆地为本病毒的疫源地。

(二) 致病性与免疫性(pathogenicity and immunity)

1. 致病性

(1) 传染源和储存宿主:牛、羊、马、骆驼等家畜;子午砂鼠和塔里木兔等野生动物。

(2) 传播媒介:亚洲璃眼蜱,以动物↔蜱↔人的传播方式在疫区流行。4~5 月为流行高峰季节,正值牧区接羔育幼、剪毛和抓绒等繁忙季节,人进入疫区被蜱叮咬或经皮肤伤口感染,约经 1W 左右潜伏期发病。

（3）所致疾病——新疆出血热:临床以发热、皮肤黏膜出血点、便血、血尿和低血压休克为主要症状。

2. 免疫性:病后 1 周,机体出现 IgG 型中和抗体,维持多年,免疫力牢固。

（三）特异性预防(Specific prevention)

鼠脑灭活疫苗。

第三节　强化训练

一、判断题

1. 幼猪感染乙脑病毒后出现典型的乙型脑炎症状。（　　）

2. 人感染乙脑病毒后以隐性感染为主。（　　）

3. 预防流行性乙型脑炎常用减毒活疫苗。（　　）

4. 蚊子既是乙脑病毒的传播媒介,又是储存宿主。（　　）

5. 乙脑病毒和登革病毒都以蚊子为传播媒介。（　　）

6. 乙脑患者出现典型的 N.S 症状后一般都能痊愈,不留后遗症。（　　）

7. 新疆出血热病毒的传染源主要为鼠类。（　　）

8. 汉坦病毒主要损伤肾功能,引起肾综合征出血热。（　　）

9. 乙脑的流行具有季节性,症状主要为高热、惊厥、昏迷。（　　）

10. 虫媒病毒和出血热病毒引起的疾病均有明显的季节性和地区性。（　　）

二、填空题

1. 流行性乙型脑炎病毒的传染源主要是＿＿＿＿＿＿＿＿,主要传播媒介＿＿＿＿＿＿。

2. 乙脑病毒的流行季节,南方为＿＿＿＿＿,东北则为＿＿＿＿＿;特异性预防可采用＿＿＿＿。

3. 虫媒病毒引起的疾病具有明显的＿＿＿＿＿＿＿性和＿＿＿＿＿＿＿性。

4. 汉坦病毒属于有包膜＿＿＿＿＿＿病毒,是引起＿＿＿＿＿＿和＿＿＿＿＿＿的病原体。

5. 常见的出血热病毒有＿＿＿＿＿＿、＿＿＿＿＿和＿＿＿＿＿＿。

6. 汉坦病毒的传染源主要是＿＿＿＿＿＿＿＿,其传播途径是＿＿＿＿＿＿＿＿、＿＿＿＿＿、＿＿＿＿＿＿＿＿等。

7. 新疆出血热病毒的传染源和储存宿主是＿＿＿＿＿＿、＿＿＿＿＿＿、＿＿＿和＿＿＿＿等家畜以及＿＿＿＿＿和＿＿＿＿＿＿等野生动物;传播媒介是＿＿＿＿＿＿＿＿。

8. 森林脑炎病毒的传播媒介是＿＿＿＿＿＿,流行季节是＿＿＿＿＿＿和＿＿＿＿＿＿。

三、名词解释

1. 虫媒病毒

2. 肾综合征出血热

四、选择题

【A 型题】

1. 乙脑病毒的传播媒介是(　　)
   A. 蚊　　　　　　　B. 蜱　　　　　　C. 螨　　　　　　D. 蚤
2. 在乙脑病毒流行环节中,蚊子是(　　)
   A. 传播媒介　　　　B. 储存宿主　　　C. 两者都是　　　D. 两者都不是
3. 关于虫媒病毒的叙述,错误的是(　　)
   A. 对脂溶剂不敏感　B. 临床表现多样　C. 通过昆虫叮咬　D. 自然疫源性疾病
4. 一般不引起病毒血症的病毒是(　　)
   A. 流感病毒　　　　B. 麻疹病毒　　　C. 乙脑病毒　　　D. 脊髓灰质炎病毒
5. 流行性出血热的病原体是(　　)
   A. 乙脑病毒　　　　B. 登革病毒　　　C. 汉坦病毒　　　D. 新疆出血热病毒
6. 应用灭活疫苗预防的病毒性疾病,应排除(　　)
   A. 乙型脑炎　　　　B. 流行性出血热　C. 麻疹　　　　　D. 新疆出血热
7. 肾综合征出血热病毒的自然宿主是(　　)
   A. 蚊　　　　　　　B. 蚤　　　　　　C. 蜱　　　　　　D. 鼠
8. 新疆出血热病毒的传播媒介是(　　)
   A. 蜱　　　　　　　B. 螨　　　　　　C. 蚊　　　　　　D. 虱
9. 汉坦病毒的储存宿主有(　　)
   A. 鼠　　　　　　　B. 螨　　　　　　C. 两者都是　　　D. 两者都不是
10. 汉坦病毒感染后,患者多死于下列哪一期(　　)
    A. 发热期　　　　　B. 低血压期　　　C. 少尿及多尿期　D. 恢复期

五、问答题

1. 常见的虫媒病毒有哪几类? 分别引起哪些疾病?
2. 常见的出血热病毒有哪几类? 分别引起哪些疾病?

(张　韬　张炳华)

第二十三章　人类疱疹病毒

本章要点：

1. 熟悉人类疱疹病毒的共性；HSV、VZV、HCMV、EBV 的致病性和免疫性。

2. 了解 HSV、VZV、HCMV、EBV 的生物学特性。

HHV 的共同特性：

（1）中等大小、球形、有包膜 DNA 病毒。

（2）除 EBV、HHV-6 和 HHV-7 外，均能在 2 倍体细胞内增殖，产生明显的 CPE，并形成核内嗜酸性包涵体。

（3）病毒通过细胞间桥扩散，感染细胞与邻近未感染细胞融合，形成多核巨细胞。

（4）感染类型：显性感染、潜伏感染、整合感染、先天性感染。

第一节　单纯疱疹病毒（herpes simplex virus, HSV）

一、生物学特性（biological characteristics）

1. 血清型　HSV-Ⅰ和 HSV-Ⅱ，两型病毒的 DNA 有 50% 同源性。

2. 包膜表面有 10~11 种糖蛋白，其中 g^B、g^D 与病毒吸附细胞有关。g^D 还与 HSV 包膜与细胞膜融合有关，促进病毒穿入。g^D 是 HSV-Ⅰ和 HSV-Ⅱ的共同抗原决定簇，诱导机体产生中和抗体能力最强，是研制亚单位疫苗的最佳选择。116K 的 g^C 为 HSV-Ⅰ的型特异性抗原，94K 的 g^G 为 HSV-Ⅱ型特异性抗原，据此可将两型病毒加以区别。g^E~g^I 和 g^M 通过与其细胞间连接处的受体结合而促进病毒的扩散，并能与 IgG 的 FC 段结合，是 HSV 免疫逃避机制的组成成分；g^H 和 g^L 是 HSV 重要的致病蛋白。

3. HSV 对动物的感染范围相当广泛，常用实验动物有家兔、豚鼠和小鼠等。

二、致病性与免疫性（pathogenicity and immunity）

（一）传染源和传播途径

患者及健康带毒者是传染源；经直接密切接触与两性接触传播。病毒经口腔、呼吸道、生殖器黏膜及破损皮肤、眼结膜侵入体内。孕妇有生殖道感染可于分娩时传给胎儿。

人类对 HSV 普遍易感。HSV-Ⅰ感染婴幼儿;HSV-Ⅱ感染成人。感染者多为隐性感染（80%~90%）。

（二）所致疾病

1. 原发感染　两型病毒感染部位及引起的疾病不同。

（1）HSV-I:主要感染婴幼儿,引起龈口炎、疱疹性角结膜炎和疱疹性脑炎。

（2）HSV-Ⅱ:感染成人,引起生殖器疱疹。

2. 潜伏感染和复发　少数病毒可躲过免疫系统的攻击。

（1）潜伏部位:HSV-Ⅰ潜伏于三叉神经节和颈上神经节;HSV-Ⅱ潜伏于骶神经节。

（2）诱因:发热、日晒、月经来潮、情绪紧张、其他病毒感染等。

（3）复发:病毒沿神经走向回到原发感染部位→显性感染。

3. 先天性感染

（1）胎盘:畸形、智力低下、流产等。

（2）产道:新生儿疱疹。

4. HSV-Ⅱ与宫颈癌有密切的病因学联系,其根据如下

（1）患过生殖器疱疹的妇女,宫颈癌发病率高。

（2）宫颈癌患者抗 HSV-Ⅱ抗体阳性率高,效价也高。

（3）宫颈癌脱落细胞涂片检查可见 HSV-Ⅱ抗原。

（4）HSV-Ⅱ作用与地鼠胚层纤维细胞培养可引起细胞转化,将转化细胞注射于地鼠可引起肿瘤。

（5）宫颈疱疹与宫颈癌发病部位相似,都在鳞状上皮与柱状上皮交界处。

（6）分子杂交实验证明宫颈癌细胞中有 HSV-Ⅱ的基因片段并有特异性 mRNA 存在。

三、微生物学检查法

1. 病毒分离。

2. 快速诊断。

3. 血清学诊断。

四、防治原则

1. 尚无特异预防方法。

2. 剖宫产可有效预防新生儿疱疹。

3. 药物治疗:无环鸟苷及其衍生物脱氧鸟苷。

第二节　水痘-带状疱疹病毒

（Varicella-Zoster virus，VZV）

1. 生物学性状与 HSV 相似,仅一个血清型。人是 VZV 唯一自然宿主,皮肤是病毒的主要靶细胞。

2. 传染源　患者,急性期水痘患者水疱内容物及上呼吸道分泌物或带状疱疹患者水疱内容物都含有病毒。

3. 传染途径　空气飞沫经呼吸道或接触传播。

4. 原发感染　主要感染儿童,引起水痘。少数免疫缺陷病儿可死亡。成人患水痘时,20%~30%并发肺炎,病情较重,病死率较高。孕妇感染水痘病情亦较重,并可引起胎儿畸形、流产或死产。

5. 潜伏感染　潜伏于脊髓后根神经节和颅神经的感觉神经节。当机体免疫力下降时,引起成人带状疱疹,常发于身体一侧,以躯干中线为界,好发部位为胸、腹、面部。

6. 水痘病后,患儿可获得持久性细胞免疫和体液免疫。极少再感染。但体内中和抗体不能清除潜伏在神经节中的病毒,故不能阻止带状疱疹的发生。

7. VZV 减毒活疫苗用于特异性预防。

第三节　人巨细胞病毒（human cytomegalo virus，HCMV）

HCMV 只感染人,只能在人的成纤维细胞中缓慢增殖,引起细胞变圆、膨胀、核增大,形成巨大细胞和"猫头鹰眼"状核内嗜酸性包涵体。

致病性与免疫性（pathogenicity and immunity）

（一）传染性

1. 传染源　患者及隐性感染者。
2. 传播途径　密切接触、胎盘、输血、器官移植等。
3. 易感人群　人类普遍易感,以隐性感染为主。

（二）疾病类型

1. 先天性感染　最常见的胎盘传播病毒。发生率 0.5%~2.5%。
表现为黄疸、肝脾肿大、贫血、畸形、弱智、耳聋等。
2. 围生期感染　妊娠后期,病毒在产道分布。新生儿经产道感染,症状轻。
3. 免疫功能低下的病人感染　易发生肺炎、视网膜炎、食管炎、结肠炎和脑膜脑炎。
4. 输血感染　输血后肝炎、单核细胞增多症。

5. 接触感染　密切接触。

6. 细胞转化与致癌潜能　可能与宫颈癌、结肠癌和前列腺癌等有关。

第四节　EB 病毒（Epstein-Barr virus，EBV）

嗜 B 淋巴细胞疱疹病毒，主要侵犯 B 细胞，也侵犯上皮细胞。

一、EBV 抗原

（一）病毒潜伏感染时表达的抗原

1. EBV 核抗原（EB nuclear antigen，EBNA）　由 EBV 基因决定，位于感染的 B 细胞核内；与细胞转化和细胞永生化有关。并与诱导 LMP 和 CD_{23} 合成有关。

2. 潜伏感染膜蛋白（latent membrane protein，LMP）　潜伏感染 B 细胞出现的膜抗原。其中 LMP-1 是诱导 B 细胞转化的主要因子，转化的细胞可以永生。

（二）病毒增殖性感染时相关的抗原

1. EBV 早期抗原（early antigen，EA）　病毒增殖早期诱导的非结构蛋白。EA（＋）是表示 EBV 活跃增殖、感染细胞进入溶解性周期的标志。

2. EBV 衣壳抗原（viral capsid antigen，VCA）　病毒增殖后期合成的结构蛋白，位于胞质和核内。VCA 与病毒 DNA 组成核衣壳。

3. EBV 膜抗原（membrane antigen，MA）　EBV 中和性抗原，其中的糖蛋白 gp320/220 能诱导生成中和抗体。

二、致病性与免疫性（pathogenicity and immunity）

（一）传染性

1. 传染源　患者、隐性感染者和 EBV-抗体阳性而仍排毒的健康人。

2. 传播途径　唾液感染，输血也可。

（二）感染类型

1. 增殖性感染。

2. 非增殖性感染　包括潜伏感染和恶性转化。

（三）所致疾病

1. 传染性单核细胞增多症（infectious mononucleosis）　是一种急性的全身性淋巴细胞增生性疾病；青少年初次感染大量 EBV，潜伏期约 40d，临床表现为发热、咽炎、颈淋巴腺炎、脾肿大、肝功能紊乱和以异形淋巴细胞为特征的单核细胞明显增多。病程可持续数周，预后较好。但 AIDS 患者,器官移植者病死率较高。

　　2. 非洲儿童恶性淋巴瘤(Burkitt lymphoma)。

　　3. EBV 与鼻咽癌(nasopharyngeal carcinoma,NPC)　主要发生在东南亚、北非和北极爱斯基摩地区。我国广东、广西、福建、湖南、江西、浙江和台湾等地为高发区,尤以广东为著。多发生在 40 岁以上中老年人。EBV 与 NPC 的发生密切相关。

第五节　强化训练

一、填空题

1. 疱疹病毒引起的感染类型有 _____, _____, _____ 和 _____。

2. HSV-Ⅰ潜伏于 _____, HSV-Ⅱ潜伏于 _____。

3. VZV 初次感染儿童引起 _____,潜伏感染复发时引起 _____。

4. 与 EBV 感染有关的疾病有 _____, _____ 和 _____。

二、选择题

【A 型题】

1. HSV-2 常潜伏于(　　)
　　A. 三叉神经节　　　　B. 骶神经节　　　　C. 颈神经节　　　　D. 肋间神经节

2. 生殖器疱疹常由下列哪一种病毒引起(　　)
　　A. HSV-1　　　　　　B. HSV-2　　　　　C. CMV　　　　　D. VZV

3. VZV 的主要传播途径是(　　)
　　A. 皮肤接触　　　　　B. 呼吸道　　　　　C. 消化道　　　　D. 泌尿生殖道

4. 引起小儿口唇疱疹的病毒主要是(　　)
　　A. HSV-1　　　　　　B. HSV-2　　　　　C. 风疹病毒　　　D. VZV

5. 感染细胞后,形成巨大细胞和特殊核内包涵体的病毒是(　　)
　　A. CMV　　　　　　　B. EBV　　　　　　C. 狂犬病病毒　　D. 麻疹病毒

6. 与鼻咽癌关系密切的病毒是(　　)
　　A. HSV-1　　　　　　B. HSV-2　　　　　C. CMV　　　　　D. EBV

7. 下列病毒中,与输血后肝炎无关的病毒是(　　)
　　A. HBV　　　　　　　B. HCV　　　　　　C. CMV　　　　　D. HEV

8. EBV 感染的靶细胞是(　　)
　　A. T 细胞　　　　　　B. B 细胞　　　　　C. 红细胞　　　　D. 巨噬细胞

9. HSV-2 可引起(　　)
　　A. Kaposi 肉瘤　　　　B. 宫颈癌　　　　　C. 原发性肝癌　　D. 鼻咽癌

10. 一中等大小有包膜的 DNA 病毒,感染方式有增殖性感染和潜伏感染,最有可能的是(　　)
　　　A. HBV　　　　　　　　　　　　B. VZV

C. 脊髓灰质炎病毒   D. 狂犬病病毒

11. 易发生潜伏感染的病毒是( )

  A. HBV   B. 麻疹病毒

  C. 流感病毒   D. 水痘-带状疱疹病毒

12. 下列不能在 2 倍体细胞中增殖的疱疹病毒是( )

  A. CMV   B. EBV   C. HSV   D. VZV

13. 在宿主细胞内增殖可形成猫头鹰状嗜酸性包涵体的病毒是( )

  A. 麻疹病毒   B. EBV   C. CMV   D. 狂犬病病毒

14. 下列有关疱疹病毒描述不正确的是( )

  A. 球形,有包膜   B. 核酸为双股线性 DNA

  C. 均可在二倍体细胞中增殖   D. 可引起潜伏感染和整合感染

15. 潜伏在三叉神经节的病毒是( )

  A. HSV-1   B. HSV-2   C. CMV   D. VZV

16. 传染性单核细胞增多症的病原体是( )

  A. HSV   B. CMV   C. EBV   D. VZV

17. 在儿童初次感染时表现为水痘,成年复发则引起带状疱疹的病毒是( )

  A. HSV   B. CMV   C. EBV   D. VZV

18. VZV 的潜伏部位是( )

  A. 三叉神经节   B. 骶神经节

  C. 脊髓后根神经节   D. 肋间神经节

19. 与非洲儿童恶性淋巴瘤发病有密切关系的病毒是( )

  A. HSV   B. CMV   C. EBV   D. VZV

20. 引起细胞转化和具有致癌潜能的病毒,应除外( )

  A. VZV   B. CMV   C. EBV   D. HSV

【双选题】

1. HSV-1 常潜伏于( )

  A. 三叉神经节   B. 骶神经节   C. 颈上神经节

  D. 肋间神经节   E. 脊髓后根神经节

2. 与宫颈癌发生有关的病毒是( )

  A. HSV-1   B. HSV-2   C. EBV

  D. HPV   E. VZV

3. 下列病毒中,属于 DNA 病毒的是( )

  A. HSV   B. 流感病毒   C. 脊髓灰质炎病毒

  D. HBV   E. HIV

4. EBV 的靶细胞是( )

  A. 上皮细胞   B. 神经细胞   C. T 细胞

  D. B 细胞   E. MΦ

5. 下列不属于 DNA 病毒的是(　　　)

　　A. HSV　　　　　　B. HIV　　　　　　C. EBV　　　　　　D. HPV　　　　E. VZV

三、问答题

1. 试述疱疹病毒的共同特点。

2. 简述单纯疱疹病毒的感染特点。

3. 简述 CMV、VZV 和 EBV 的潜伏部位及所致疾病。

（陈　峰　张炳华）

第二十四章 反转录病毒

本章要点：

1. 掌握 HIV 的致病性和免疫性；微生物学诊断要点。
2. 熟悉 HIV 生物学特性（形态结构、基因组和基因复制特点）。
3. 了解反转录病毒的共同特性：
(1) 有包膜、球状病毒，直径为 80~120nm。
(2) 病毒基因组由两个相同的正链 RNA 组成。
(3) 病毒含有反转录酶（reverse transcriptase）和整合酶（integrase）。
(4) 基因复制通过 DNA 中间体，并与细胞染色体整合。
(5) 具有编码 gag、pol 和 env 的基因。
(6) 细胞受体决定病毒的组织亲嗜性，成熟病毒以芽生方式释放。

第一节 人类免疫缺陷病毒
（human immunodeficiency virus，HIV）

HIV 是艾滋病（acquired immunodeficiency syndrome，AIDS）的病原体。属于反转录病毒科（retrovirus）慢病毒亚科（lentivirinae）。

一、生物学特性（biological characteristics）

（一）形态结构（morphology and structure）

HIV 主要有I和II型，大多数 AIDS 由 HIV-I引起。HIV 是球状有包膜病毒，其核心含有 +ssRNA和反转录酶；衣壳蛋白：p24；内膜蛋白：p17；包膜：糖蛋白：gp120（表面蛋白）和 gp41（跨膜蛋白）。gp120：与病毒吸附有关（与 CD4 分子及辅助受体结合）；刺激机体产生中和抗体；易发生变异。gp41：膜融合活性。

（二）基因组（genome）

HIV-RNA 基因组在反转录酶催化下，反向转录为 DNA，形成 DNA 复制中间体，在整合酶作用下，与细胞染色体结合，形成前病毒 DNA（provirus-DNA）。前病毒基因组两端均有长末端重复序列（Long terminal repeat，LTR），包括 3 个结构基因：gag、pol、env；6 个调节基因：tat、rev、 nef 等,LTR 含有启动子和其他元件,参与病毒复制。

(三) 病毒复制(viral replication)

1. 吸附　HIV gp120→靶细胞表面 CD4 分子,然后与辅助受体结合,辅助受体分两种:$CXCR_4$是 HIV 的亲 T 细胞病毒株的辅助受体,CCR_5是 HIV 的亲巨噬细胞病毒株的辅助受体。

2. 穿入　膜融合。

3. 脱壳。

4. 生物合成　+ssRNA → dsDNA(provirus-DNA)→整合于宿主细胞 DNA→病毒基因被活化→转录 mRNA→产生子病毒。

5. 装配释放　出芽释放。

(四) 抵抗力

该病毒对理化因素抵抗力较弱。

二、致病性与免疫性(pathogenicity and Immunity)

(一) 传染源

HIV 感染者和艾滋病人。

(二) 传播途径

性接触、血液、垂直传播(胎盘、产道、哺乳、人工授精)。

(三) 致病机理

1. gp120→吸附 CD4 细胞(Th、单核-巨噬细胞、树突状细胞等)→$CD4^+T$ 细胞破坏→$CD4^+T$ 细胞明显减少→严重免疫系统损伤→机会感染、肿瘤的发生。

2. $CD4^+T$ 细胞损伤机制

(1) 直接杀伤作用。

(2) 细胞融合作用。

(3) 诱导细胞凋亡。

(4) 免疫病理损伤。

(四) 临床表现及分期

1. 急性感染期　常在感染后 2~4 周开始,表现为单核细胞增多症样发热、嗜睡、咽痛和全身淋巴腺病(lymphadenopathy);躯干部皮肤出现斑丘疹。WBC 增多,P24 抗原(+),HIV-抗体可为阴性。但 CD4T 细胞正常。此期持续约 2 周左右,症状自行消退。但病毒血症可持续 8~12 周,病毒向全身淋巴组织广泛扩散。

2. 临床潜伏期　可持续 10 年左右,HIV-抗体阳性;病人一般无症状,亦可发生 AIDS 相关综合征(AIDS-related complex,ARC),主要表现为疲劳、体重减轻、淋巴腺病和发热等。病毒血症低下或缺乏,但 HIV 感染细胞在淋巴结中持续存在,并有病毒大量复制。随着病程进展,最终导致 CD4T 细胞大量丧失;CD4$^+$T 细胞∶CD8$^+$T 细胞比值下降。[正常为 CD4$^+$T 细胞∶CD8$^+$T细胞=(1.5~2)∶1]CD4$^+$T 细胞数低于正常。

3. 免疫缺损期——AIDS 期　病人血浆中能持续稳定的检出高水平的 HIV-p24 抗原;外周血 CD4$^+$T 细胞明显下降(<400/mm^3 血液)。此期患者常因免疫力下降导致机会性感染和肿瘤。未治疗病人,通常在临床症状出现 2 年后死亡。

常见的机会性感染有:

(1) 真菌:白假丝酵母菌、新生隐球菌、荚膜组织胞浆菌、肺孢子菌等。

(2) 细菌:结核分枝杆菌、鸟-胞内分枝杆菌、李斯特菌、穿透支原体等。

(3) 病毒:CMV、HSV、VZV 等。

常见的肿瘤有:

(1) AIDS 相关肿瘤:多克隆 B 细胞恶变产生的非霍奇金淋巴瘤(non-Hodgkin)和霍奇金(Hodgkin)淋巴瘤。

(2) EBV 所致的 Burkitt 淋巴瘤和 HHV-8 诱变的 Kaposi 肉瘤。

(五) 免疫性

HIV 感染可诱导机体产生特异性体液和细胞免疫,但随着感染的进展和 AIDS 的发生,对特异性病毒抗原的免疫亦发生改变,一般保留抗包膜糖蛋白 gp41、gp120 和 gp160 的抗体水平,而抗衣壳蛋白 p24 抗体水平趋于下降。p24 抗体水平下降预示临床症状的开始。抗 gp41、gp120 和 gp160 等包膜蛋白的中和抗体与 HIV 结合能诱导 ADCC 作用。包膜蛋白特异性细胞毒性 T 细胞能直接杀伤 HIV 感染的靶细胞。

HIV 诱导的免疫反应可限制病毒感染,但不能清除病毒。感染能使机体丧失免疫应答能力。HIV 抗原性的改变可使病毒逃避免疫清除作用,影响疾病的恢复。

三、微生物学检查(microbiological diagnosis)

(一) 检测抗 HIV-Ab

1. 常规筛选 HIV 感染者　ELISA、胶乳凝集试验。

2. 确诊 HIV 感染者或 AIDS 病人　采用蛋白质印迹法(Western blot)检测 p24 抗体和 gp120 抗体。

(二) 检测病毒抗原或核酸

1. 感染早期可用 ELISA 法检测低水平的 p24 抗原用于诊断。但应注意 p24 抗体出现后,p24 抗原常为阴性,是为窗口期(window period)。但在感染后期,可再现 p24 抗原。

2. 检测病毒核酸　采用逆转录聚合酶链式反应(reverse transcriptase-polymerase chain reaction,RT—PCR)法测定 HIV 核酸不仅可用于诊断,亦可预测疾病进展和检测药物治疗效果。

(三) 病毒分离

共培养法　病人或感染者单核细胞与未感染单核细胞混合培养,7~14 天后,可检测培养液中反转录酶活性或 p24 抗原。特征性细胞病变为融合细胞。

四、防治(prevention and treatment)

(一) 一般预防措施

1. 献血、献器官、献精液者必须做 HIV-Ab 检测。
2. 禁止共用注射器,注射针、牙刷和剃须刀等。针刺器具要消毒灭菌。
3. 提倡安全性生活。
4. HIV-Ab 阳性妇女应避孕或避免哺乳婴儿。

(二) HIV 疫苗

目前该疫苗正在研制。

(三) 药物治疗

核苷类反转录酶抑制剂, AZT, DDI, DDC, 3TC 等;非核苷类反转录酶抑制剂:Nevirapine 等;蛋白酶抑制剂:Saquinavir 等。

第二节　人类嗜 T 细胞病毒
(human T lymphotropic virus,HTLV)

HTLV 属于反转录病毒科 RNA 肿瘤病毒亚科,与人类肿瘤有关的主要有 HTLV-I、Ⅱ和Ⅴ型。其中已证实 HTLV-I 主要通过输血、注射、性接触、垂直传播方式传播,亦可经胎盘、产道和哺乳等途径传播,除引起成人 T 细胞白血病外,亦能引起热带下肢痉挛性瘫痪和 B 细胞淋巴瘤。HTLV-Ⅱ 则引起毛细胞性白血病和慢性 $CD4^+T$ 细胞淋巴瘤。

HTLV-I 感染 $CD4^+$ T 细胞,常为无症状感染,少数感染者可发生急、慢性成人 T 细胞白血病。主要表现为 WBC 增高,全身淋巴结和肝、脾肿大、皮肤损伤等症状。

第三节　强 化 训 练

一、判断题

1. HIV 只能侵犯表达 CD4 的 Th 细胞。(　　)
2. HIV 抵抗力较弱,但是对75%的乙醇溶液不敏感。(　　)
3. HIV 抗体阳性表明机体感染了 HIV。(　　)
4. gp120 和 gp41 在 HIV 吸附、穿入过程中起重要作用。(　　)
5. 为防止疾病蔓延,艾滋病患者必须隔离治疗。(　　)

二、填空题

1. HIV 称为_____,破坏人的_____,引起_____。

2. HIV 的传播途径有_____,_____和_____。

3. HIV 的传染源是_____和_____。

4. 根据 RNA 同源性,可将 HIV 分为_____和_____两型,其中_____型呈世界性流行,大多数_____由其引起。

5. 常见的垂直传播病毒包括_____、_____、_____和_____。

6. HIV 感染的初筛可采用_____和_____法,检测血清中的_____。

7. HIV 感染的确诊可采用_____和_____法,检测血清中的_____和_____。

三、名词解释

1. 反转录病毒(retrovirus)

2. AIDS

3. AIDS 相关综合征(AIDS-related complex,ARC)

4. 前病毒 DNA(provirus-DNA)

四、选择题

【A 型题】

1. HIV 主要侵犯( )

  A. B 细胞   B. CD4$^+$T 细胞   C. CD8$^+$T 细胞   D. 红细胞

2. 与 HIV 吸附有关的结构是( )

  A. gp41   B. gp120   C. p24   D. p7

3. HIV 的核酸类型是( )

  A. ds($\pm$)RNA   B. ds(+)RNA   C. ss(+)RNA   D. dsDNA

4. HIV 中,容易发生抗原性变异的结构是( )

  A. gp41   B. gp120   C. p24   D. p7

5. 下列哪种途径不能感染 HIV ( )

  A. 性接触   B. 血液传播   C. 器官移植   D. 握手

6. 有关艾滋病患者的免疫功能,描述正确的是( )

  A. 体液免疫功能下降   B. 细胞免疫功能下降

  C. 两者都下降   D. 两者都未下降

7. 灭活冷冻血制品中可能存在的 HIV,正确的措施是( )

  A. 56℃ 加热 30 分钟   B. 100℃ 加热 15 分钟

  C. 121.3℃ 加热 10 分钟   D. 68℃ 加热 72 小时

8. 有关 AIDS 的描述,错误的一项是( )

  A. 潜伏期短   B. 破坏免疫功能

  C. 易并发机会感染   D. 易并发肿瘤

9. 对 AIDS 进行诊断,诊断意义最小的是( )

  A. HIV 抗体(+)   B. 体重减轻 30%

  C. CD4/ CD8 比例倒置   D. 机会性感染

10. 某患者,34 岁,五年前曾劳务输出到国外,在当地有过性接触。近三个月来,持续腹泻、低热,体重明显减轻;口腔部位出现溃疡,系统用抗生素治疗无效。颈部和腋下淋巴结肿大,背部皮肤上可见大片散在的红斑样丘疹。该患者最可能感染的病原体是(　　)

  A. HPV   B. HSV   C. HIV   D. CMV

【双选题】

1. HIV 的结构蛋白,与其吸附和穿入靶细胞有关的是(　　)

  A. p24   B. gp41   C. p17   D. p7   E. gp120

2. 具有反转录复制过程的病毒是(　　)

  A. HPV   B. HBV   C. HSV   D. HIV   E. HDV

3. HIV 侵犯的免疫细胞有(　　)

  A. Th   B. B 细胞   C. NK   D. MΦ   E. Tc

4. HIV 的非结构蛋白,与其复制和感染细胞有关的是(　　)

  A. 反转录酶 B. p24   C. gp160   D. 整合酶   E. p17

5. AIDS 免疫缺损期最常合并发生的机会性感染真菌是(　　)

  A. 新生隐球菌 B. 毛癣菌   C. 絮状表皮癣菌 D. 白假丝酵母菌

  E. 石膏样小孢子菌

五、问答题

1. 简述反转录病毒的共同特征。

2. 简述 HIV 的复制过程。

3. 反转录病毒为 RNA 病毒,为何其与肿瘤关系密切?

4. 简述 HIV 感染的一般预防措施。

5. 为何至今仍无法有效预防艾滋病的发生?

(陈　锋　张炳华)

第二十五章 其他病毒

本章要点:

1. 掌握狂犬病毒的致病性与免疫性。
2. 熟悉狂犬病毒的生物学特性和特异性防治;人类乳头瘤病毒的致病性。
3. 了解人类乳头瘤病毒的生物学特点。

第一节 狂犬病病毒(rabies virus)

一、生物学性状(biological characteristics)

1. 病毒外形似子弹状,75nm×180nm。核心含-SS RNA,衣壳呈螺旋对称,有包膜。只有一个血清型。近来发现,病毒包膜 G 蛋白的变异可使毒力和抗原性发生改变。

2. 内基小体(Negri body) 病毒在易感动物或人的中枢神经细胞内增殖时,在胞质内形成嗜酸性、圆形或椭圆形的包涵体。

3. 抵抗力 不强。易被常用理化因素灭活。

二、致病性与免疫性(pathogenicity and immunity)

(一)传染源

患病动物(犬、猫、野生动物如狼、狐狸等)。

(二)传播途径

动物咬伤。

(三)潜伏期

1~3 个月。取决于伤口部位与头部的远近及伤口内感染的病毒量。

(四)所致疾病-狂犬病(rabies)

常见的人(畜)兽共患病(zoonosis)之一。在我国和世界其他大部分地区均有流行。是一种对人类健康威胁较大的致死性传染病。

病毒(唾液)→神经末梢→中枢神经系统→神经细胞内增殖→传出神经→唾液腺和泪

腺、视网膜、角膜、鼻黏膜皮肤及肾脏等组织器官。

　　人发病后的典型临床表现是神经兴奋性升高,吞咽或饮水时喉头肌肉痉挛,甚至闻水声或其他轻微刺激均可引起痉挛发作,故又称为恐水病(Hydrophobia)。典型症状过后病人转入麻痹期,最后患者因昏迷、呼吸及循环衰竭而死亡。病死率几乎达100%。

三、防治原则(prevention and treatment)

　　1. 伤口处理　20%肥皂水、清水反复冲洗→碘酒、70%乙醇溶液涂擦。
　　2. 人工被动免疫　于可疑动物咬伤后紧急采用高效价抗狂犬病病毒血清,于伤口周围与底部行浸润性注射和肌注。剂量为40IU/kg。
　　3. 人工自动免疫　接种灭活狂犬病毒疫苗,于可疑动物咬伤后第1、3、7、14、28d各肌注1ml。免疫效果良好。

第二节　人乳头瘤病毒(human papillomavirus,HPV)

　　1. 属乳多空病毒科的乳头瘤病毒属,为DNA肿瘤病毒。
　　2. dsDNA,无包膜。
　　3. 血清型别多,有100多型。
　　4. HPV具有宿主和组织特异性,只感染人的皮肤和黏膜上皮细胞。
　　5. 通过直接或间接接触而感染。
　　6. 致病特点:不同型别侵犯的部位不同,引起的疾病也不同。如:
　　(1) HPV-6,11型可引起尖锐湿疣。
　　(2) HPV-3,10型可引起扁平疣。
　　(3) HPV-16,18,33型可引起宫颈的瘤样变,宫颈癌。

第三节　强化训练

一、判断题

1. 内基小体是狂犬病病毒在神经细胞胞浆内形成的嗜酸性包涵体。(　　　)
2. 狂犬病病毒只感染狗和人。(　　　)
3. HPV只感染人的皮肤和黏膜上皮细胞。(　　　)

二、填空题

1. 狂犬病病毒主要通过＿＿＿＿途径感染人,引起＿＿＿＿,该病又称为＿＿＿＿。
2. 狂犬病病毒在神经细胞内增殖形成的包涵体称为＿＿＿＿＿＿。
3. 狂犬病病毒形态呈＿＿＿＿,核酸类型是＿＿＿＿。
4. HPV全称为＿＿＿＿,主要感染＿＿＿＿细胞,引起＿＿＿＿。
5. HPV-6主要通过＿＿＿途径传播,引起＿＿＿＿。与HPV-16相关的肿瘤是＿＿＿＿＿＿。

三、名词解释

1. 内基小体(Negri body)
2. 尖锐湿疣(Condylomata acuminata)
3. 恐水病(Hydrophobia)

四、选择题

【A 型题】

1. 内基小体在下列哪种组织中检出( )
   A. 神经细胞　　　　B. 淋巴结　　　　C. 血液　　　　D. 皮肤黏膜
2. 下列关于狂犬病典型临床表现的描述,最正确的一项是( )
   A. 吞咽困难　　　　B. 恐水症　　　　C. 全身肌肉痉挛　D. 循环衰竭
3. 内基小体可用于辅助诊断( )
   A. 麻疹　　　　　　B. 破伤风　　　　C. 乙型脑炎　　　D. 狂犬病
4. 下列病毒中,核酸类型不是 DNA 的病毒是( )
   A. HSV　　　　　　B. HBV　　　　　C. HPV　　　　　D. HIV
5. 宫颈癌的发生与下列哪种病毒感染有关( )
   A. EBV　　　　　　B. HPV　　　　　C. HBV　　　　　D. HIV

五、问答题

如何防治狂犬病?

（陈　锋　张炳华）

★ 第二十六章 朊 粒

本章要点:

1. 熟悉朊粒对人和动物的致病性。
2. 了解朊粒的生物学特点。

第一节 朊粒(prion)

朊粒又称传染性蛋白粒子或朊病毒,本质为由正常宿主细胞基因编码的、构象异常的蛋白质,称为朊蛋白(PrP),未检出任何核酸成分。

一、生物学性状(biological characteristics)

Prion 是一种不含核酸和脂类的疏水性糖蛋白,分子量为 $(27 \sim 30) \times 10^3$;朊蛋白(prion protein,PrP)存在两种分子构型:细胞朊蛋白(cellular prion protein,PrP^c):对蛋白酶 K 敏感,在通常情况下是无害的;羊痒疫朊蛋白(scrapie prion protein,PrP^{sc})对蛋白酶 K 有抗性,与致病和传染有关。

二、致病性与免疫性(pathogenicity and Immunity)

Prion 是一类完全不同于细菌、真菌、病毒、类病毒及卫星病毒等微生物的病原因子。Prion 病是一种人和动物的致死性中枢神经系统慢性退行性疾病。

(一) 共同特征

潜伏期长,可达数年至数十年之久,一旦发病即呈慢性进行性发展,最终死亡。

(二) 病理特点

中枢神经细胞空泡化、弥漫性神经细胞缺失、胶质细胞增生、淀粉样斑块形成、脑组织海绵状改变等。

(三) 临床表现

痴呆、共济失调、震颤等中枢神经系统症状。

（四）所致疾病

1. 动物 Prion 病　羊瘙痒病（scrapie of sheep and goat）、水貂传染性脑病、鹿慢性消瘦症、牛海绵状脑病（bovine spongiform encephalopathy，BSE），俗称疯牛病（mad cow disease）、猫海绵状脑病。

2. 人类 Prion 病　统称为人类传染性海绵状脑病（human transmissible spongiform encephalopathy）。临床有以下几种类型：库鲁病（Kuru disease）、克雅病（CJD）及克雅病变种（v-CJD）、格斯特曼综合征（GSS）、致死性家族失眠症（FFI）。

第二节　强 化 训 练

一、名词解释

朊粒（Prion）

二、问答题

简述朊粒的致病性。

（陈　锋　张炳华）

第四篇　真　菌　学

第二十七章 皮肤与皮下组织感染真菌

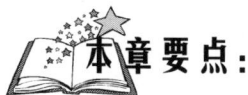

本章要点:

1. 掌握皮肤癣菌属的致病性。
2. 了解皮肤癣菌属的分类及微生物学检查方法。

第一节 皮肤感染真菌(cutaneous mycoses)

皮肤感染真菌常引起表面角化组织如皮肤、毛发、指(趾)甲等浅部真菌感染,简称为癣(tinea),包括体癣、股癣、手癣、甲癣、头癣等。

一、皮肤癣菌(dermatophytes)

皮肤癣菌是寄生于皮肤的浅部真菌,具有嗜角质蛋白的特性,是引起浅部真菌病最重要的病原菌。仅侵犯角化的皮肤、毛发或指(趾)甲。通过接触污染的土壤及用品、患者、患畜感染皮肤癣菌。

(一) 表皮癣菌属(*Epidermophyton*)

表皮癣菌属只有1种,即絮状表皮癣菌(*E. floccossum*)感染皮肤及指(趾)甲。形态特点是形成壁薄光滑梨状大分生孢子,球拍状、结节状及螺旋状有隔菌丝,无小分生孢子。

(二) 毛癣菌属(*Trichophyton*)

毛癣菌属有21种,感染皮肤、毛发和指(趾)甲。形态特点是形成细长、棒状、壁薄光滑的大分生孢子以及散在、侧生、葡萄状的小分生孢子。

(三) 小孢子菌属(*Microsporum*)

小孢子菌属有15种,感染皮肤、毛发。形态特点是形成梭形、壁厚的大分生孢子,菌丝侧枝末端有卵圆形的小分生孢子,梳状、结节状或球拍状有隔菌丝。

二、角层癣菌

角层癣菌是寄生于皮肤表层及毛干表面的浅部真菌,具有嗜角质性。引起角质型和毛发型病变。主要包括秕糠状鳞斑癣菌(*Malassezia furfur*)和何德毛结节菌(*Piedraia hortae*)。秕糠状鳞斑癣菌可引起皮肤表面出现黄褐色的花斑癣,好发于颈、胸、腹、背和上臂皮肤,形如汗渍斑点,俗称汗斑。患处标本直接镜检可见短粗、分枝状有隔菌丝及成丛状的酵母样细胞。何德毛结节菌可引起硬的黑色结节,使毛干上形成砂粒状结节。

第二节　皮下组织感染真菌(subcutaneous mycoses)

一、申克孢子丝菌(*Sporotrichum schenckii*)

申克孢子丝菌广泛存在于土壤、各种植物及木材上,多因创伤侵入皮下组织,沿淋巴管分布,产生亚急性或慢性肉芽肿,使淋巴管形成链状硬结,称为孢子丝菌下疳(sporotrichotic chancre)。也可经口或呼吸道侵入人体,沿血行扩散引起深部感染。

二、着色真菌(*Chromofungus*)

着色真菌广泛存在与土壤及植物中,经外伤侵入人体,感染多发于颜面、肢体等暴露部位。病损皮肤变成暗红色或黑色,故称为色真菌病(Chromomycosis)。

第三节　强化训练

一、判断题

1. 所有皮肤癣菌都可以侵犯皮肤、毛发和指(趾)甲。(　　　)
2. 常见深部真菌病多为内源性感染,浅部真菌病则多为外源性感染。(　　　)
3. 皮肤癣菌具有嗜角质蛋白的特性。(　　　)
4. 沙保弱培养基是分离真菌常用的培养基。(　　　)
5. 儿童患头癣是因为孢子丝菌感染。(　　　)

二、填空题

1. 皮肤癣菌包括_____、_____和_____三个属。
2. 着色真菌主要侵犯部位是_____和_____。
3. 皮肤癣菌感染的直接镜检标本需首先用_____处理。
4. 引起皮下组织感染的真菌有_____和_____。

三、名词解释

癣

四、选择题

【A 型题】

1. 真菌的细胞结构中,细菌缺乏的一项是(　　)
　　A. 细胞壁　　　　　　B. 细胞膜　　　　　　C. 核蛋白体　　　　　D. 核仁

2. 真菌引起的疾病,应除外(　　)
　　A. 手足癣　　　　　　B. 脚气病　　　　　　C. 菌群失调症　　　　D. 脑膜炎

3. 目前真菌感染的防治措施不包括(　　)
　　A. 注意清洁卫生　　　B. 提高机体免疫力　　C. 接种真菌疫苗　　　D. 合理使用抗生素

4. 引起皮肤表面花斑癣的病原性真菌是(　　)
　　A. 秕糠状鳞斑癣菌　　B. 毛霉菌　　　　　　C. 絮状表皮癣菌　　　D. 铁锈色小孢子菌

5. 人类最多见的真菌病是(　　)
　　A. 体癣　　　　　　　B. 头癣　　　　　　　C. 手癣　　　　　　　D. 足癣

6. 皮肤癣菌侵犯部位仅限于表皮、毛发和指(趾)甲是与其哪种特性有关(　　)
　　A. 嗜油脂　　　　　　B. 嗜角质蛋白
　　C. 嗜干燥　　　　　　D. 这些部位易通过接触传染

7. 引起肢体象皮肿病变的真菌是(　　)
　　A. 申克孢子丝菌　　　B. 组织胞浆菌　　　　C. 厌酷球孢子菌　　　D. 着色真菌

8. 申克孢子丝菌属于(　　)
　　A. 致病性真菌　　　　B. 正常菌群　　　　　C. 皮肤癣菌　　　　　D. 腐生性真菌

9. 能引起汗斑的真菌是(　　)
　　A. 秕糠状鳞斑癣菌　　B. 絮状表皮癣菌　　　C. 铁锈色小孢子菌　　D. 着色真菌

10. 不能侵害指甲的皮肤癣菌是(　　)
　　A. 毛癣菌属　　　　　B. 表皮癣菌属　　　　C. 小孢子癣菌属　　　D. 絮状表皮癣菌

11. 关于皮肤癣真菌的致病特点,错误的是(　　)
　　A. 一种皮肤癣菌可引起不同部位感染
　　B. 同一部位感染也可由不同皮肤癣菌引起
　　C. 为一种条件致病性真菌
　　D. 常侵犯角质蛋白丰富的部位

12. 不能侵犯毛发的皮肤癣菌属(　　)
　　A. 絮状表皮癣菌　　　B. 须毛癣菌　　　　　C. 铁锈色小孢子菌　　D. 许兰毛癣菌

13. 表皮癣菌属不能引起哪种癣病(　　)
　　A. 体癣　　　　　　　B. 甲癣　　　　　　　C. 足癣　　　　　　　D. 毛发癣

14. 关于着色真菌的特点,下列叙述哪项不正确(　　)
　　A. 其分生孢子分 4 型　　　　　　　　　B. 在沙保培养基上生长缓慢
　　C. 菌落表面有菌丝　　　　　　　　　　D. 主要侵犯肢体皮肤

(马秀敏　张炳华)

第二十八章 深部感染真菌

本章要点：

1. 掌握白假丝酵母菌、新生隐球菌的致病性。
2. 熟悉白假丝酵母菌、新生隐球菌的形态染色特点。
3. 了解曲霉菌、毛霉菌、卡氏肺孢菌的致病性。

第一节 白假丝酵母菌(Saccharomyces albicans)

白假丝酵母菌俗称白色念珠菌(Candida albicans)。

一、生物学性状(biological characteristcs)

1. 形态与结构 菌体圆形或卵圆形,革兰染色阴性,以出芽方式繁殖,可形成厚膜孢子。
2. 培养特性 营养要求不高,在沙保弱培养基上形成灰白色、表面光滑的类酵母型菌落。

二、致病性和免疫性(pathogenicity and immunity)

白假丝酵母菌是条件致病菌,广泛存在于人的皮肤、口腔、上呼吸道、阴道与肠道黏膜,当机体出现菌群失调或免疫力下降引起各种念珠菌病(candidasis)。

1. 皮肤和黏膜感染 危险因素是 AIDS、妊娠、糖尿病、服用避孕药、皮肤损伤、长期应用皮质激素和抗生素治疗、细胞免疫缺陷等。感染多发于皮肤潮湿和皱褶处,如腋窝、腹股沟、会阴等处,引起皮肤湿疹样症、肛门周围瘙痒症、指间糜烂症等。口腔黏膜可发生鹅口疮(thrush),表面为白膜(易误诊白喉),下有溃疡;阴道黏膜感染可发生霉菌性阴道炎。

2. 内脏及中枢神经系统感染 危险因素是长期应用皮质类固醇和其他免疫抑制剂、白血病、淋巴瘤、再生障碍性贫血、慢性肉芽肿病等。病菌可经插管、外科手术、静脉注射等途径侵入血流,随血流扩散至全身,引起肺炎、脑膜炎、心内膜炎等。婴幼儿患者常因全身性白假丝酵母菌感染而死亡。

三、微生物学检查法(microbiological diagnosis)

病灶分泌物涂片染色镜检,观察假菌丝及芽生孢子。

第二节 新生隐球菌(*Cryptococcus neoformans*)

一、生物学性状(biological characteristcs)

(一) 形态与结构

墨汁负染色镜检可见圆形或卵圆形透亮的菌体,外围以肥厚荚膜,菌体芽生,但不形成假菌丝。

(二) 培养特性

营养要求不高,在沙保弱(SDA)培养基上形成黏稠致密、表面光滑的酵母型菌落。

二、致病性和免疫性(pathogenicity and immunity)

本菌在鸟粪尤其是鸽粪中大量存在,鸽是主要的传染源,但鸽对此菌不易感染。人经呼吸道吸入感染,AIDS患者、血液系统恶性肿瘤和应用皮质激素治疗的病人对此菌高度易感染。本菌亦属于人体正常菌群,在机体抵抗力降低时引起机会性感染。临床表现为肺和脑的急性、亚急性或慢性感染,称为隐球菌病(cryptococcosis)。大约5%~8%的AIDS患者伴有隐球菌性脑膜炎。

三、微生物学检查法(microbiological diagnosis)

脑脊液涂片墨汁负染色镜检,观察肥厚荚膜。荧光免疫法、乳胶凝集试验检查新生隐球菌荚膜抗原。

第三节 其他深部感染真菌

一、曲霉菌(*Aspergillus*)

广泛分布在自然界中,对人致病主要有烟曲霉、黄曲霉、黑曲霉和土曲霉,以烟曲霉最常见,引起过敏反应、肺曲霉病及全身性曲霉病(aspergillosis)。有些曲霉能产生毒素,引起中毒,损伤肝、肾、神经等组织,与肝癌的发生密切相关。

二、毛霉菌(mucor)

广泛分布在自然界中,常引起食物霉变,在机体免疫力下降时引起感染,是一种条件感染性真菌。

三、卡氏肺孢菌(pneumocystis)

广泛分布,可引起健康人的亚临床感染,对 AIDS 等免疫力低下者引起肺孢子菌肺炎(pneumocystis pneumonia,PCP)。对多种抗真菌药物均不敏感,治疗首选甲氧苄氨嘧啶-磺胺甲基异恶唑或戊烷脒气雾吸入。

第四节 强化训练

一、判断题

1. 新生隐球菌荚膜抗原检测可用于该病的诊断和判断预后。( )
2. 鹅口疮是初生婴儿常见的菌群失调症。( )
3. 引起食物霉变的主要真菌是曲霉。( )
4. 曲霉能产生强毒性、有明显致癌作用的毒素。( )
5. 新生隐球菌常引起内源性感染。( )
6. 吸入真菌孢子可能迅速发生真菌变态反应性疾病。( )

二、填空题

1. 新生隐球菌需用_____染色法观察。
2. 白色念珠菌是在机体出现_____和_____时,引起各种念珠病。
3. _____是艾滋病患者最常见的继发性感染。
4. 常见的机会性感染真菌有_____和_____。

三、名词解释

PCP

四、选择题

【A 型题】

1. 新生隐球菌的特点不包括( )
   A. 单细胞真菌　　　B. 有较厚的荚膜　　　C. 呼吸道吸入感染　　　D. 粪-口途径传播
2. 新生隐球菌用一般染色法难以着色,是因为有( )
   A. 荚膜　　　　B. 鞭毛　　　　C. 芽孢　　　　D. 孢子
3. 白色念珠菌的常见感染类型不包括( )
   A. 鹅口疮　　　B. 阴道炎　　　C. 湿疹　　　D. 脑膜炎

4. 与原发性肝癌发病有关的是( )

    A. 黄曲霉毒素　　B. 灰黄霉素　　　　　C. 黄褐毒素　　　　　　D. 串珠镰刀菌毒素

5. 下列哪项是新生隐球菌的特有的鉴定指标( )

    A. 细胞形态　　　B. 肥厚荚膜　　　　　C. 芽生孢子　　　　　　D. 培养特征

6. 真菌区别于细菌的本质特征是( )

    A. 具有包括核膜、核仁在内的高分化的细胞核

    B. 有多种繁殖方式

    C. 有单细胞或多细胞等不同形态

    D. 对抗生素不敏感

7. 关于新生隐球菌的致病性,下列哪一项是错误的( )

    A. 一般是外源性感染　　　　　　　B. 不易侵犯神经系统

    C. 推测鸽子是本菌的自然宿主　　　D. 主要经呼吸道感染

8. 关于白色念珠菌的致病性,下列哪一项是错误的( )

    A. 外源性感染　　B. 侵犯神经系统　　C. 侵犯内脏　　　　　　D. 引起脑膜炎

9. 新生隐球菌与白色念珠菌的主要区别在于后者( )

    A. 为出芽增殖　　B. 形成假菌丝　　　C. 于37℃才生长　　　　D. 对抗生素不敏感

10. 常用墨汁负染色法检查的病原体是( )

    A. 钩端螺旋体　　B. 白色念珠菌　　　C. 皮肤丝状菌　　　　　D. 新生隐球菌

11. 取毛发、甲屑等标本做微生物学检查诊断癣病时,常用于标本处理的方法是( )

    A. 用10% H_2SO_4 溶液溶解消化　　　　B. 用10% KOH 溶液溶解消化

    C. 用放线菌酮消毒处理　　　　　　D. 用95%乙醇溶液溶解消化

12. 白色念珠菌所致鹅口疮多见于( )

    A. 初生婴儿　　　B. 幼儿　　　　　　C. 成年　　　　　　　　D. 青少年

13. 培养物带有浓厚的酵母气味的真菌是( )

    A. 曲霉　　　　　B. 白色念珠菌　　　C. 毛霉　　　　　　　　D. 新生隐球菌

14. 新生隐球菌通过血行扩散最易侵犯的组织器官是( )

    A. 皮肤　　　　　B. 骨骼　　　　　　C. 心脏　　　　　　　　D. 中枢神经系统

15. 白色念珠菌侵入机体引起感染的主要原因是( )

    A. 致病力增强　　B. 对抗生素不敏感　C. 侵入数量多　　　　　D. 机体免疫力下降

16. 新生隐球菌致病物质主要是( )

    A. 荚膜多糖　　　B. 芽生孢子　　　　C. 假菌丝　　　　　　　D. 侵袭性酶

五、问答题

    有一可疑脑膜炎患者脑脊液标本离心后取沉渣涂片墨汁负染色镜检,镜下可见直径 $4 \sim 12 \mu m$ 透亮圆形菌体,外围以透明肥厚荚膜,你认为该患者脑膜炎是由何种病原体引起的? 还需做哪些微生物学检查以确定诊断?

(马秀敏　张炳华)

参考文献

贾文祥.2001.医学微生物学.北京:人民卫生出版社

周正任.2003.医学微生物学.第 6 版.北京:人民卫生出版社

Warren Levinson. 2004. Medical Microbiology and Immunology. 8ed. New York: Lange Medical Books/McGraw-Hill Medical publishing Division

本书各章强化训练参考答案

第一章 参 考 答 案

一、名词解释

1. 微生物：microorganism 是一类肉眼不能直接看见，必须借助光学显微镜或电子显微镜放大几百倍或几千倍甚至几万倍才能观察到的微小生物。具有形体微小，结构简单，繁殖迅速，容易变异，种类繁多，分布广泛等特点。
2. 正常菌群(normal flora)：是指寄居于人体的体表及人体与外界相同的腔道内的对人体无害的微生物丛，包括细菌、病毒和真菌。习惯上称之为正常菌群。
3. 条件致病菌(opportunistic pathogen)：是指正常情况下寄居于人体各部位，在一定条件下(机体抵抗力下降，正常寄居部位改变，菌群失调等)引起人类疾病的微生物。习惯上称之为条件致病菌(Conditioned pathogen)或机会致病菌(Opportunistic pathogen)。
4. 病原微生物(pathogenic microorganisms)：是指存在于自然界，以各种方式侵入人体，引起人类疾病的微生物，包括细菌、病毒和真菌。

二、选择题

【A 型题】

1. C 2. D 3. D 4. D

三、填空题

1. 原核细胞型微生物、真核细胞型微生物、非细胞型微生物
2. 细菌、支原体、衣原体、螺旋体、立克次体、放线菌

四、问答题

略。

第二章 参 考 答 案

一、断判题

1. √ 2. × 3. × 4. × 5. √ 6. × 7. × 8. √ 9. √ 10. √
11. × 12. √ 13. × 14. × 15. √ 16. √ 17. √ 18. × 19. × 20. ×

二、名词解释

1. 原核细胞型微生物(prokaryote):一般为单细胞,细胞核分化程度低,无核模核仁,细胞器不完整,细菌(bacterium),衣原体(chlamydia),支原体(mycoplasma),螺旋体(spirochete),立克次体(rickettsia),放线菌(actinomycetes)属之。

2. 非细胞型微生物(non-cellular microorganisms):无细胞结构,缺乏产生能量酶系统,由单一核酸(DNA/RNA)和蛋白质构成,必须在活细胞内增殖,病毒属之。

3. 真核细胞型微生物 Eukaryote:单细胞或多细胞微生物,具有完整的细胞结构,细胞核分化程度高,有核膜核仁,细胞器完整,真菌(fungus)属之。

4. 周浆间隙 periplasmic space:G^-菌的胞膜与外膜脂质双层之间有一间隙,称为周浆间隙。该间隙含有许多种蛋白酶,核酸酶,解毒酶及特殊结合酶,与细菌对抗生素的耐药性,获得营养,解除有害物质毒性等有关。如:β-内酰胺酶(BLA)和超广谱 β-内酰胺酶(ESBL)等。

5. 磷壁酸 teichoic acid:由核糖醇(ribitol)或甘油(glycerol)残基借磷酸二脂键互相连接成多聚物,约30个或更多的 teichoic acid 分子组成长链,穿插于黏肽层中,按其结合部位不同可分为:壁磷壁酸(wall teichoic acid)其长链一端与粘连分子上的胞壁酸共价联结,另一端则有利于胞壁外。膜磷壁酸(membrane techoic acid)又称脂磷壁酸(Lipotechoic acid,LTA)。其长链末端带有糖酯相联结,向外穿透黏聚糖层的网格而伸出胞壁表面。

6. 肽聚糖:肽聚糖(peptidoglycan)又称黏肽(mucopeptide)为原核生物细胞所特有。
   肽聚糖的结构由聚糖骨架、四肽侧链和五肽交联桥三部分组成。

7. 脂多糖(lipopolysaccharide):即 G^-菌的内毒素,由以下三部分组成:脂质 A、核心多糖、特异多糖。LPS 是 G^-菌的重要成分,有多种生物学效应,它能使机体中毒致死,引起发热(热原质),促进淋巴细胞分裂增殖,刺激骨髓细胞增生,激活补体和凝血因子,有免疫佐剂作用,在致病性和免疫性上均有重要意义。

8. 核衣壳:病毒 Core 和 Capsid 组成核衣壳(nucleocapsid),是病毒的基本结构单位。

9. 感染性核酸:有的 Viral nuclear acide 在除去 Capsid protein 后,可进入易感细胞,复制增殖,具有感染性,是为感染性核酸(infectious nuclear acide)。感染性核酸不受衣壳蛋白和宿主细胞表面受体的限制,易感细胞范围较广,但易被体液中核酸酶破坏,其感染性低于完整的病毒体。

10. L 型细菌(L-form of bacterium):在某些情况下,如细菌的细胞壁受溶菌酶或青霉素作用,黏肽结构可遭破坏,或其合成受到抑制,细菌胞壁受损后在普通环境中大多数细菌不能耐受菌体内部的高渗透压而裂解死亡,但在高渗透环境下,多数细菌仍可存活而成为细胞壁缺损细菌,不能维持其固有形态,呈现高度多型性。

11. 代时(generation time):细菌分裂繁殖一代所需要的时间。

12. 复制周期(replication cycle):病毒以其核酸分子为模板 在宿主细胞内自我复制(self replication)的过程,包括吸附(adsorption)、穿入(penetration)、脱壳(uncoating)、生物合成(biosynthesis)、组装、成熟和释放(assembly maturation and release)。

13. 培养基(medium):人工合成的用于细菌培养的营养基质。

14. 结构蛋白(structural protein)：是构成 Virus capsid，Envelop，Matrix 的主体成分。包括
①Capsid：一般由多个多肽亚单位组成，具有良好的抗原性和吸附特性，对 Viral nuclear
acid 有保护作用。②Envelop protein：由 viral genome 编码，多突出在病毒体表面，为糖蛋
白，亦具有抗原性和吸附特性。③Matrix protein：是连接 Capsid 和 Envelop protein 的部
分，多具有跨膜和锚定功能。

15. 非结构蛋白(non-structure protein)：是由 viral genome 编码，但不参与病毒体构成部分的
蛋白多肽。它可以存在于病毒体(virion)内，也可以只存在于感染细胞内。它包括病毒
基因组编码的酶类，如蛋白水解酶(Proteinase)，DNA 聚合酶(DNApolymerase)，胸腺嘧
啶核苷激酶(Thymidinkinase)，反转录酶(Reversetranscriptase) 及其他具有特殊功能的
蛋白，如抑制宿主细胞生物合成的蛋白，抑制病毒抗原经 MHC 分子递呈的蛋白。Non-
structure protein 常作为抗病毒药物的靶而有重要意义。有些 Non-structure protein 具有
转化宿主细胞的作用，有些还具有抗 CKs 和抗 Apoptosis 作用。

16. 二相型真菌(dimorphic fungus)：某些二相型真菌在 37℃生长良好，形成酵母型菌落(体
内)，而在 25℃体外培养则形成丝状菌落。

17. 异染颗粒(metachromatic granule)：多见于白喉杆菌、鼠疫杆菌、结核杆菌，主要成分为
RNA 和多偏磷酸盐，嗜碱性强，用美蓝染色，着色深，与菌体其他部位不同，故名之。

18. 对数生长期(log phase)：细菌在人工培养基中迅速生长，数量呈几何级数增长，达到顶
峰，形态结构、生化反应最典型，对抗生素最敏感的时期。

19. 隐蔽期(eclipse phase)：指病毒在进入细胞后到生物合成释放之前，在这段时期检测不
出病毒，称为隐蔽期。

20. 质粒(plasmid)：是细菌染色体外的遗传物质，为闭合环状的双股 DNA，大小不等，带有
遗传信息，控制细菌某些特定的遗传性状。

三、填空题

1. 球菌、杆菌、螺旋菌
2. 细胞壁、细胞膜、细胞质、核质
3. 荚膜、芽孢、鞭毛、菌毛
4. 聚糖骨架、四肽侧链、五肽交联桥
5. 外膜、脂蛋白、脂质双层、脂多糖
6. 物质转运、细胞呼吸、分泌作用、生物合成
7. 保持细菌固有外形、抵抗胞外低渗环境、参与物质交换、决定细菌的抗原性
8. 热原质、毒素、色素、抗生素、维生素、细菌素
9. 糖发酵、吲哚试验、甲基红试验、VP 试验、尿素酶试验、硫化氢试验
10. 营养物质、酸碱度、温度、气体环境
11. 迟缓期、对数期、稳定期、衰退期
12. 专性需氧菌、微需氧菌、专性厌氧菌
13. 基础培养基、营养培养基、鉴别培养基、选择培养基、厌氧培养基
14. 沉淀生长、混浊生长、表面生长

15. 核心、衣壳、核衣壳、包膜

16. DNA 病毒、RNA 病毒

17. 复制周期、吸附、穿入、脱壳、生物合成、装配与释放

18. 顿挫感染、缺陷病毒

19. 单细胞真菌、多细胞真菌

20. 酵母型菌落、类酵母型菌落、丝状菌落

四、选择题

【A 型题】

1. D   2. B   3. A   4. A   5. B   6. D   7. C   8. B   9. B   10. C

11. D   12. A   13. D   14. B   15. A   16. B   17. A   18. C   19. D   20. B

【双选题】

1. AE   2. BD   3. AD   4. BC   5. BC   6. DE   7. AC   8. CD   9. BC   10. AB

五、问答题

略。

第三章 参考答案

一、判断题

1. ×   2. √   3. √   4. ×   5. √   6. √   7. √   8. ×   9. √   10. √

11. √   12. √   13. √   14. ×   15. ×   16. √   17. ×   18. √   19. √   20. ×

二、填空题

1. 侵袭力、毒素、毒力因子

2. LD_{50}、ID_{50}、毒力

3. 黏附与定植、侵入、繁殖与扩散

4. 神经毒素、肠毒素、细胞毒素

5. 发热、白细胞增多、微循环障碍、休克、DIC

6. 强、强、甲醛、类毒素

7. 相似的致病作用、弱、甲醛、类毒素

8. 病人、带菌者、患病和带菌动物

9. 正常菌群、潜伏微生物

10. 呼吸道、消化道、皮肤、血液、人畜共患病、性传播

11. 隐性感染、显性感染

12. 急性感染、慢性感染

13. 局部感染、全身感染

14. 毒血症、脓毒血症、内毒素血症、败血症、菌血症

15. 杀细胞效应、稳定状态效应、包涵体形式、细胞凋亡、基因整合与细胞转化

16. 水平传播、垂直传播

17. 胎盘、产道、哺乳和密切接触

18. 急性病毒感染、持续性病毒感染

19. 慢性感染、潜伏感染、慢发病毒感染、急性病毒感染的迟发并发症

20. 浅表真菌感染、真菌机会性感染、深部真菌感染、真菌毒素中毒症

三、名词解释

1. 菌群失调(dysbacteriosis):是指机体特定部位的正常菌群比例失衡,常见于长期大量使用抗生素导致的机体正常微生物之间平衡状态的破坏。

2. 微菌落(microcolony):是细菌在黏膜表面黏附和定植的方式之一,由许多散在吸附的单个细菌形成。

3. 生物膜(biological membrane):由许多微菌落相互粘连形成,是细菌抵抗不利的环境,营造合适的微生境(niche)以利于其在环境中和机体内黏附和定植的群体生存方式。

4. 毒力因子:细菌的毒力(bacterial virulence)包括侵袭力和毒素(invasiveness and toxin),统称为毒力因子(virulent factors),是细菌致病性的物质基础。

5. 带菌者(carrier):指机体感染病原菌后没有或者仅有轻度临床症状,但可通过一定途径将病原体排出体外,是重要的传染源。包括恢复期带菌者(convalescent ~),健康带菌者(Health ~),潜伏期带菌者(Incubatory ~) 。

6. 侵袭力:是指细菌黏附与定植,侵入以及繁殖与扩散的能力。

7. 黏附素 adhesin:原核细胞型微生物的黏附物质,主要由其表面结构组成,如细菌的普通菌毛,荚膜、微荚膜、支原体的顶端结构等,统称为黏附因子(adhesive factors)或黏附素(adhesin)。化学成分主要为蛋白质、糖蛋白、多糖或脂多糖等。

8. 外毒素(exotoxin):主要由 G^+ 菌和少数 G^- 菌合成和分泌到细胞外发挥毒性作用的。蛋白质,不耐热,易被甲醛脱毒成为类毒素(toxoid)。

9. 内毒素(endotoxin):G^- 菌细胞壁外膜的结构成分,即 LPS,当菌体裂解释放出来对机体组织器官发挥毒性作用。LPS,耐热,不易被甲醛脱毒成为类毒素。毒性作用广泛,所有 G^- 菌感染释放的 Endotoxin 都有相似的毒性作用。

10. 垂直传播(vertical transmission):由亲代(parent)传染给子代(offspring)的传播方式,是病毒特有的传播方式,主要有胎盘(placenta)、产道(birth canal)、哺乳(breast-feed)三种途径。

11. LD_{50}:导致一定体重和年龄的实验动物半数死亡的最小细菌或毒素量。

12. ID_{50}:导致一定体重和年龄的实验动物半数感染的最小细菌或毒素量。

13. DIC:弥散性血管内凝血,指内毒素可以破坏微循环系统,导致微循环系统内的广泛凝血。

14. CPE:体外组织细胞培养时,病毒感染细胞可见细胞变圆、聚集、融合、裂解或脱落等现

象,称为细胞病变效应(cytopathic effect,CPE)。

15. SSPE:指患者在儿童时期患麻疹痊愈后,到成年时期发生的一种进行性脑功能退化,是由潜伏于中枢的缺陷麻疹病毒所致。属于急性病毒感染的迟发并发症。

16. 潜伏感染(latent infection):经急性或隐性感染后,病毒基因组潜伏在特定组织或细胞内,但不能产生有感染性的病毒体,用常规方法无法分离到病毒。

17. 持续性感染(persistent infection):病毒(virus)在体内持续存在数月,数年甚至数十年,可有症状也可不出现症状,但病毒在体内存在时间长,成为长期带毒者(viral carrier),既为重要的传染源也可引起慢性进行性疾病。

18. 杀细胞效应(cytocidal effect):是指病毒感染细胞后导致宿主细胞损伤或者死亡。

19. 细胞凋亡(apoptosis):是由凋亡基因控制的程序性细胞死亡,属机体正常的生物学现象。

20. 真菌中毒症(mycotoxicosis):是指人或动物在食用了被真菌或真菌毒素污染的食物后产生肝、肾、脑等脏器损害为主的中毒症状。

四、选择题

【A 型题】

1. C　2. A　3. B　4. C　5. D　　6. A　7. C　8. B　9. B　10. C
11. C　12. A　13. B　14. C　15. A　　16. B　17. C　18. C　19. C　20. D

【双选题】

1. AC　2. BD　3. AC　4. AE　5. CE

五、问答题

略。

第四章　参 考 答 案

一、判断题

1. √　2. ×　3. √　4. √　5. ×　　6. ×　7. ×　8. ×　9. ×　10. √

二、填空题

1. 非特异性免疫、特异性免疫、非特异性免疫、特异性免疫
2. 屏障作用、吞噬作用、Nkcell、体液因素
3. 趋化、接触、吞入、杀伤与消化
4. 第一、皮肤黏膜屏障、血脑屏障、胎盘屏障
5. 补体、溶菌酶、防御素
6. 抑制病原体黏附、调理吞噬、中和外毒素、抗体和补体的联合溶菌、ADCC
7. CTL、TH1、胞内寄生菌、病毒、真菌

8. IFN-α、IFN-β、IFN-γ、IFN-α、IFN-β、抗病毒作用

9. Ⅱ型干扰素、免疫干扰素、免疫调节、抑制肿瘤细胞

10. 杀病毒、AVP

三、名词解释

1. 单核吞噬细胞系统(MPS):指血液中的单核细胞和组织中的巨噬细胞所构成的非特异性细胞免疫系统。

2. 不完全吞噬(incompletely phagocytosis):是指某些胞内寄生菌被吞噬细胞吞噬后,吞噬细胞内不能形成吞噬溶酶体以至于病原菌未被杀死,反而在胞内寄生存活的状态。

3. 黏膜免疫系统(MIS):由分布在呼吸道,消化道,泌尿生殖道以及外分泌腺黏膜组内的淋巴组织,免疫细胞和免疫分子组成。

4. 抗病毒蛋白(antiviral protein):是由干扰素诱导细胞产生的具有阻止病毒复制和装配作用的酶蛋白,主要有 $2'\sim5'A$ 合成酶和蛋白激酶。

5. 中和抗体(neutrilizing antibody):病毒感染后机体产生的针对病毒衣壳蛋白或包膜蛋白的抗体,具有阻止病毒吸附终止病毒感染的保护作用。

6. 干扰素(interferon,IFN):是由病毒感染细胞或免疫细胞在病毒抗原或干扰素诱生剂刺激下产生的具有非特异性间接抗病毒作用的糖蛋白。

7. 自然杀伤细胞(natural killing cell,NK):是指既不需要抗原预先刺激也不需要抗体协助既能在感染早期非特异性杀伤抗原靶细胞的淋巴细胞。

8. 调理吞噬(opsonphagocytosis):吞噬细胞表面具有抗体 Fc 段和补体 C_3b 受体,体液抗体或补体可通过其与吞噬细胞结合,发挥促进吞噬、杀伤靶细胞功能的作用。

9. ADCC:抗体依赖细胞介导的细胞毒作用,是指 NK、Mφ 等免疫细胞通过其表面的抗体 Fc 段受体与已经与抗原靶细胞结合的抗体结合,通过抗体的桥梁作用,更加有效地发挥杀伤抗原靶细胞的作用。

10. 防御素(defensin):体液中存在的由免疫细胞产生具有非特异性防御作用的抗感染物质。

四、选择题

【A 型题】

1. B　2. A　3. B　4. C　5. D　　6. D　7. A　8. D　9. B　10. A
11. B　12. A　13. D　14. D　15. B　　16. D　17. B　18. C　19. C　20. B

【双选题】

1. DE　2. BC　3. AD　4. BC　5. BD

五、问答题

略。

第五章 参考答案

一、判断题

1. ×   2. √   3. √   4. √   5. ×   6. √   7. ×   8. √   9. ×   10. √

二、填空题

1. 基因型变异、表型变异
2. 染色体、质粒、噬菌体、转座子
3. 转化、接合、转导、溶原性转换、原生质体融合
4. 形态结构变异、菌落变异、毒力变异、耐药性变异
5. 白喉杆菌、BCG
6. 表型变异、毒力、抗原性、生化反应
7. 条件致死性突变株、缺陷性干扰突变株、耐药突变株、条件致死性突变株
8. 温和噬菌体、毒性噬菌体
9. F 质粒、R 质粒、毒力质粒、细菌素质粒、代谢质粒
10. 前噬菌体、溶原性细菌

三、名词解释

1. 基因型变异(genotypic variation):是指微生物遗传基因发生改变所引起的变异,新获得的遗传性状可稳定的遗传给后代。

2. 表现型变异(phenotypic variation):是指由于外界环境因素作用而引起的表型变异,不能遗传。

3. 耐药性变异 (resistant variation):是指由于 R-factor 的转移和扩散导致对抗生素的敏感株(sensitive strain)变为耐药株 resistant strain。

4. 毒力变异(virulent variation):是指病原微生物由于获得或失去外源性毒力基因而变为有毒株或无毒株的现象。

5. 质粒(plasmid):是存在于细菌染色体外的小分子的,闭合的,双股 DNA 片段,带有控制细菌某些性状的基因组,可在细菌体内自行复制,传代,也可在细菌之间转移,是细菌生命活动非必需的遗传物质。

6. 噬菌体(bacteriophage):是侵袭或感染细菌的病毒,必须在活的细菌体内寄生,有严格的宿主特异性,取决于其吸附器官和宿主菌表面受体结构的互补性。

7. 转位因子(transposable elemnet):是指一类不依赖于同源重组可以在细菌染色体(chromosome)质粒(plasmid)和噬菌体(phage)基因组中转移位置的独立的 DNA 序列,也被称为跳跃基因或可移动基因(jumping genes or movable genes)。TE 通过位置移动可以改变宿主菌遗传基因的核苷酸序列,产生插入突变,基因重排或插入点附近基因表达的改变,在赋予细菌新的生物学性状,改变和促进细菌进化过程中具有重要作用。

8. 温度敏感突变株(temperature sensitive strain):是利用诱发突变的原理通过提高或降低温

度,关闭或开启微生物某一基因产物的活性达到制备突变株的目的。一般来讲,Ts 株的许可温度为 30℃左右,而非许可温度为 42℃左右。Ts 株常被用来研究必需基因在细菌生存和生长条件中的作用以及疫苗的制备。

9. 转化(transformation):受体菌(recipient)直接摄取供体菌(donor)释放的游离 DNA 使自身获得新的遗传性状的过程。

10. 转导(transduction):是以温和噬菌体(temperate phage)为媒介,将供体菌(donor)DNA 转移到受体菌(recipient)体内,使其获得新的遗传性状。

11. 接合(conjugation):指细菌通过 sex pilus 相互连接沟通,将遗传物质(plasmid, chromosomeDNA)从 Donor→Recipient 的过程。与 F-plasmid(又称为 sex factor or fertility factor)有关。

12. 溶原性转换(lysogenic conversion):携带某种特定基因的温和噬菌体将其所携带的基因即前噬菌体(prophage)整合到溶原性细菌(lysogenic bacterium)的染色体上而使后者获得新的遗传性状。

四、选择题

【A 型题】

1. B   2. C   3. D   4. A   5. B   6. D   7. C   8. A   9. D   10. C

五、问答题

略。

第六章 参 考 答 案

一、判断题

1. ×   2. ×   3. √   4. ×   5. √   6. √   7. ×   8. √   9. √   10. √

二、填空题

1. 胃、脑、胸腔、腹腔
2. 使用抗生素、正常菌群寄居部位的改变、免疫力下降
3. 大肠杆菌、乳酸杆菌、双歧杆菌
4. 免疫细胞缺陷、糖尿病、肝硬化、心瓣膜病
5. 大肠杆菌、克雷伯菌、铜绿假单胞菌、变形杆菌
6. 宿主、正常菌群、外界环境
7. 消毒灭菌、隔离预防、合理使用抗生素
8. 患者、携带者、医护人员、医疗用品
9. 内源性感染、外源性感染
10. 老人、婴幼儿

三、名词解释

1. 正常菌群(normal flora):指存在于正常人体表及与外界相通的眼结膜、口腔、鼻咽部、肠道、泌尿生殖道等腔道黏膜表面的数量巨大种类繁多的对人无害而有益的微生物群。

2. 机会致病菌(opportunistic pathogen):正常情况下对人体无害的微生物群或正常菌群,在特定条件下,可转化为能引起条件致病性(conditioned infection)或机会性感染(opportunistic infection)的病原菌,对人体造成严重的危害。

3. 医院内感染(nosocomial infection):又称为医院感染(hospital infection)或医院获得性感染(hospital acquired infection),系指医院内各类人员所获得的感染。具有如下特点:
   (1) 感染对象为一切在医院内活动的人群,主要为住院患者和医务人员。
   (2) 感染发生地点必须在医院内,感染发生的时间界限指患者在住院期间和出院不久发生的感染,不包括入院前已发生或已处于潜伏期的感染。

4. 微生态调节剂:是指具有调整微生态失调,保持微生态平衡,提高人体健康水平的制品。通常由双歧杆菌、乳杆菌、肠球菌等(又称为益生菌)活菌制剂和乳糖、蔗糖及麦芽糖等10多种能促进正常微生物菌群生长繁殖的寡聚糖制剂(又称为益生元)制成。

5. 生物医学植入物(biomedical implants):是指用于临床替代治疗的人工心脏瓣膜、人工关节以及动脉导管等人工材料。

6. 微生态平衡(microeubiosis):是指正常微生物群与其宿主生态环境在长期进化过程中形成的生理性组合的动态平衡,是由微生物群、宿主与环境三方面因素决定的。

7. 重叠感染(superinfection):是指长期大量的使用广谱抗生素治疗原发性细菌感染,导致敏感菌被抑制或杀灭,耐药菌或真菌大量繁殖成为优势菌而发生的感染,也叫菌群失调症(dysbacteriosis)。

四、选择题

【A 型题】

1. D　2. B　3. B　4. C　5. A

五、问答题

略。

第七章　参　考　答　案

一、名词解释

1. 消毒(disinfection):是用物理或化学的方法杀死物体上或环境中病原微生物的方法。

2. 灭菌(sterilization):是指用物理或化学的方法杀死物体上所有微生物包括病原微生物和非病原微生物及细菌的芽孢。

3. 抑菌(bacteriostasis):是指抑制人体内部或外部微生物生长繁殖的方法。常用抗生素类作为抑菌剂。

4. 防腐（antisepsis）：体外防止或抑制微生物生长繁殖的方法。用于防腐的药品称为防腐剂。

5. 无菌（asepsis）：是指通过灭菌处理使物体上或环境中没有活的微生物存在。

6. 无菌操作（aseptic technique）：是防止微生物进入人体或物体的操作方法。

7. 高压蒸汽灭菌法（autoclaving）：是医疗实践中最常用的灭菌效果最好的湿热消毒灭菌法。是利用高压蒸汽灭菌器(autoclave)，在 103.4 kPa(1.05kg/cm²) 蒸汽压下，121.3℃，维持 15～30 分钟，可杀灭包括细菌芽孢在内的所有微生物。

8. 巴氏消毒法(pasterization)：用较低温度杀死液体中的病原微生物，保持物品中所含不耐热成分不被破坏的方法。此法由法国微生物和免疫学家路易·巴斯德（Louis Pasteur,1822—1885)创建。用于牛乳、酒类的消毒。

二、填空题

1. 巴氏消毒法、沸煮法、流通蒸汽灭菌法、间歇蒸汽灭菌法、高压蒸汽灭菌法
2. 繁殖体、浓度、作用时间
3. DNA、变异、死亡
4. 穿透力弱、空气、表面
5. 酒精、碘酒
6. 103.4kPa、121.3℃、15～30分钟
7. 牛奶、酒类
8. 焚烧、烧灼
9. 1%硝酸银、2%红汞
10. 25%过氧乙酸、焚烧深埋

三、选择题

【A 型题】

1. C　2. A　3. D　4. B　5. B　6. C　7. B　8. B　9. B　10. D

四、问答题

略。

第八章　参考答案

一、判断题

1. ×　2. √　3. √　4. ×　5. √　6. √　7. ×　8. √　9. √　10. √

二、填空题

1. 革兰染色、抗酸染色、特殊结构染色法

2. 分离培养、生化反应、血清学鉴定

3. 直接凝集试验、补体结合试验、乳胶凝集试验、酶联免疫吸附试验

4. 动物接种、鸡胚胎培养、细胞培养

5. 中和试验、补体结合试验、血凝抑制试验

6. 蚀斑测定法、ID50、TCID50

7. 死疫苗、减毒活疫苗、基因工程疫苗、新型活疫苗

8. 抗毒素、抗菌血清、丙种球蛋白、细胞因子

9. 人工主动免疫、人工被动免疫

10. 沙保弱(SDA)

三、名词解释

1. 肥达试验(Widal test):是用已知的伤寒杆菌 O-Ag 和 H-Ag 及副伤寒杆菌的 H-Ag 检测可疑病人血清中相应抗体的直接试管内定量凝集试验,用于伤寒杆菌和副伤寒杆菌引起的肠热症的辅助诊断。

2. 酶联免疫吸附试验(enzyme-linked immunosorbent assay,ELISA):是利用抗原抗体特异性结合和酶对底物专一性作用的原理,用酶标记的抗原或抗体检测临床标本中各种病原体抗体或抗原的快速诊断方法。

3. 中和试验(neutralizing test):是用已知的病毒抗原检测患者血清中能中和病毒感染性的抗体,将倍比稀释的被测血清与病毒抗原混合物分别接种在培养的组织细胞上,不出现细胞病变为中和抗体阳性。根据不出现细胞病变培养管的被测血清最高稀释度,可确定被测血清中和抗体的效价。

4. 血凝抑制试验(hemagglutination test):是用病毒血凝素抗原检测倍比稀释的病人血清中相应的抗体,以动物红细胞为指示细胞,以能完全抑制红细胞凝集的血清最高稀释度作为病人血清血凝抑制抗体效价。

5. 人工主动免疫(artificial active immunization):是用人工的方法给人体接种疫苗或类毒素等抗原物质,使机体产生特异性获得性免疫力的措施,常用于传染病的特异性预防。

6. 人工被动免疫(artificial passive immunization):是给人体输入现成的免疫物质如含有特异性抗体的免疫血清、纯化的免疫球蛋白抗体或细胞因子等免疫制剂,使机体立即获得特异性免疫力的方法。常用于某些急性传染病或毒素性疾病的紧急预防或特异性治疗。

四、问答题

略。

第九章 参 考 答 案

一、名词解释

1. 葡萄球菌蛋白 A:存在于金黄色葡萄球菌细胞壁的一种表面抗原,能与人和多种哺乳动物 IgG 的 Fc 段非特异性结合,与吞噬细胞的 Fc 受体争夺 Fc 段,从而降低了抗体的调理

吞噬作用,起到了协助细菌抗吞噬的作用。

2. 血浆凝固酶:由金黄色葡萄球菌合成及分泌的胞外酶,能使周围血液或血浆中的纤维蛋白沉积于菌体表面或集聚于菌体周围,能抵抗机体内吞噬细胞和其他杀菌物质的破坏作用,并使感染病灶局限化。

3. 链激酶:又称链球菌溶纤维蛋白酶(streptococcal fibrinolysase),能使血液中的溶纤维蛋白酶原转化成溶纤维蛋白酶,可溶解血块或阻止血浆凝固,有利于细菌扩散。

4. 链道酶:又称链球菌 DNA 酶(streptococcal deoxyribonuclease)。主要由 A、C、G 群产生。能分解脓汁中黏稠的 DNA,使脓汁变稀薄,促进细菌扩散。

5. 假膜性肠炎:菌群失调性肠炎。当肠道内脆弱类杆菌、大肠杆菌等优势菌因长期大量使用广谱抗生素被抑制或杀灭后,耐药的金黄色葡萄球菌趁机大量繁殖产生肠毒素,引起以腹泻为主的临床症状。

6. 抗"O"试验(ASO test):检测机体产生的抗"O"抗体,以辅助诊断由链球菌感染引起的风湿热。

7. 致热外毒素:是引起猩红热的主要毒素。有致热作用、细胞毒作用,可使病人出现皮疹。抗原性强,可刺激机体产生抗毒素。

8. 毒性休克综合征毒素-1:可致机体发热,休克及脱屑性皮疹;增加宿主对内毒素的敏感性,诱导产生 IL-1、IFN、TNF 等,引起机体多个系统功能紊乱或毒性休克综合征(TSS)。

9. 透明质酸酶:又称扩散因子(spreading factor),可溶解细胞间质中的透明质酸,使细菌在组织中易于扩散。

10. 烫伤样皮肤综合征(剥脱性皮炎):由金黄色葡萄球菌产生的表皮溶解毒素引起,临床表现为皮肤红斑,表皮起皱、脱落。多见于幼儿或免疫功能低下者。

二、判断题

1. ×　2. ×　3. √　4. ×　5. √　　6. ×　7. ×　8. ×　9. √　10. √

三、填空题

1. 葡萄球菌、链球菌、肺炎链球菌、脑膜炎奈瑟菌、淋病奈瑟菌

2. 葡萄球菌溶血素、杀白细胞素、肠毒素、表皮剥脱毒素、毒性休克综合征毒素-1

3. 血浆凝固酶

4. 正常菌群、亚急性细菌性心内膜炎、龋齿

5. 食物中毒、假膜性肠炎、烫伤样皮肤综合征、毒性休克综合征

6. 甲型溶血性链球菌、乙型溶血性链球菌、丙型链球菌

7. 细菌细胞壁成分、外毒素类、侵袭性酶类

8. 急性化脓性炎症、毒素性疾病、超敏反应性疾病

9. 胆汁溶菌试验、菊糖分解试验、optochin 试验

10. 氧化酶试验和触酶试验均为阳性、巧克力色血平板

11. 菌毛、荚膜、内毒素

12. 肾形、中性粒细胞、阴性

13. 脑脊液、血液、刺破出血斑取其渗出物、鼻咽拭子

14. 干燥、寒冷、热

15. 甲型溶血性链球菌

16. 葡萄球菌

17. 透明质酸酶、链激酶、链道酶

18. 性接触、淋病、淋球菌性结膜炎

19. 肺炎链球菌、脑膜炎球菌

20. 新生儿败血症、新生儿化脓性脑膜炎

四、选择题

【A 型题】

1. D　　2. E　　3. D　　4. C　　5. B　　　　6. C　　7. B　　8. E　　9. E　　10. C
11. E　　12. A　　13. C　　14. A　　15. B　　　　16. E

【B 型题】

1. D　　2. B　　3. E　　4. A　　5. C　　　　6. B　　7. A　　8. D　　9. C　　10. E
11. B　　12. E　　13. A　　14. A　　15. C

五、问答题

1. 葡萄球菌引起化脓性感染的特点一般是病灶比较局限,并且同周围组织界限清楚,脓汁黄而黏稠。主要由于其产生的血浆凝固酶。链球菌引起化脓性感染的特点是化脓灶与周围正常组织界限不清,脓汁稀薄、带血色。这是由于其产生多种侵袭性酶。

2. 脑膜炎球菌致病物质是菌毛、荚膜和内毒素。通过空气飞沫传播,引起急性化脓性脑脊髓膜炎。临床有普通型、暴发型和慢性败血症型等三种类型。
   致病性葡萄球菌的鉴定指标:
   (1) 金黄色色素。
   (2) 血平板上菌落周围有透明的溶血环。
   (3) 分解甘露醇产酸。
   (4) 血浆凝固酶试验阳性。
   (5) 耐热核酸酶试验阳性。

3. 略。

4. 主要通过性接触传播,引起淋病。男性表现为急性化脓性尿道炎、前列腺炎、精囊、精索炎及附睾炎;女性表现为阴道炎、子宫颈炎,进一步发展为盆腔炎,易导致不孕。因病后免疫力短暂,可反复感染。

5. 机理:SLO 抗原性强,多数人感染 A 群链球菌后血清中产生抗 SLO 抗体,并可持续至病愈后数月至数年才消失。用致活 SLO 检测患者血清抗"O"抗体的效价,因抗 SLO 可中和 SLO 的溶血活性,属于中和试验。用于诊断由链球菌感染引起的风湿热等疾病。

6. 金黄色葡萄球菌的致病物质包括血浆凝固酶、葡萄球菌溶血素、杀白细胞素、肠毒素、表

皮剥脱性毒素、毒性休克综合征毒素-1 等。

所致疾病：

(1) 侵袭性感染：局部感染：毛囊炎、痈、脓疱疮、伤口化脓、气管炎、肺炎、中耳炎、尿路感染、脓胸及其他脏器感染等。全身感染：败血症或脓毒血症。

(2) 毒素性疾病：食物中毒、假膜性肠炎、烫伤样皮肤综合征（剥脱性皮炎）、毒性休克综合征。

7. 致病物质包括细菌细胞壁成分，如脂磷壁酸、M 蛋白、肽聚糖；外毒素类，如致热外毒素、链球菌溶血素；侵袭性酶类，如透明质酸酶、链激酶、链道酶。

所致疾病：

1) 急性化脓性炎症：可引起丹毒、疏松结缔组织炎、扁桃体炎、气管炎、肺炎等。

2) 毒素性疾病：猩红热。

3) 超敏反应性疾病：风湿热和肾小球肾炎。

8. B 群链球菌为人畜共患病原菌，引起牛乳房炎；亦可感染人类，常引起早期发病的新生儿败血症和晚期发病的新生儿化脓性脑膜炎。

D 群链球菌属机体正常菌群，对免疫功能下降者，常引起尿路感染、化脓性腹部感染、败血症和心内膜炎。

9. 凝固酶阴性葡萄球菌，绿脓杆菌，D 群链球菌等。

10. 本菌为常见的条件致病菌，是医院内感染的病原菌之一；临床感染多见于皮肤黏膜受损部位如烧伤、创伤等处以及白血病、肿瘤患者、糖尿病等免疫力低下的患者的继发感染。也可引起败血症和婴儿的流行性腹泻。

第十章　参　考　答　案

一、名词解释

1. Vi 抗原：存在于新分离的伤寒沙门菌和丙型副伤寒沙门菌表面之毒力（virulence）抗原，抗原性弱，性质不稳定。刺激机体产生的抗体效价低。当体内有病菌存在时有一定量的 Vi 抗体；病菌清除后抗体很快消失，故测定 Vi 抗体有助于检出带菌者。

2. 肥达反应（Widal test）：用已知的伤寒杆菌 O-Ag 和 H-Ag 以及副伤寒杆菌（甲、乙、丙型）H-Ag 检测病人血清中相应抗体的含量，作为肠热症的辅助诊断。是试管定量凝集实验。

3. 肠热症：由伤寒杆菌引起的伤寒和甲、乙、丙型副伤寒杆菌引起的副伤寒。传染源为病人和带菌者，粪–口途径传播。临床表现初期为发热、不适、全身疼痛，继而出现持续达7~10天的稽留高热，同时出现相对缓脉，肝脾肿大，皮肤出现玫瑰疹，外周血白细胞下降。

4. Sereny test：豚鼠眼结膜囊接种，测定志贺菌属毒力试验。

5. ETEC：是儿童和旅游者腹泻的主要病原菌。能产生不耐热肠毒素（LT）和耐热肠毒素（ST）。前者为蛋白质，其致病机制类似于霍乱肠毒素，其致腹泻机制是 ST 活化鸟苷酸环化酶，LT 活化腺苷酸环化酶，分别使肠黏膜细胞内 cGMP 和 cAMP 升高，导致肠黏膜细胞分泌功能亢进，大量的水和电解质离子（H_2O、Cl^-、K^+、Na^+、HCO_3^-）分泌到肠腔内，Na^+ 的重吸收减少，从而引起持续性腹泻，严重者可致脱水和代谢性酸中毒。

6. EPEC:是婴幼儿腹泻的主要病原菌,具有高度传染性,严重者可致死。主要黏附在十二指肠、空肠和回肠上段微绒毛,在局部繁殖导致刷状缘被破坏、微绒毛萎缩、上皮细胞排列紊乱和功能受损,引起严重水样腹泻。

7. EIEC:致病因子为质粒编码的侵袭素和内毒素。多侵犯较大儿童和成人,引起类似菌痢的腹泻。主要黏附和侵袭结肠黏膜上皮细胞,在局部定居,生长繁殖,产生内毒素,引起炎症和溃疡。

8. EHEC:为出血性肠炎和溶血性尿毒综合征(hemolytic uremic syndrome,HUS)的病原体,常见血清型为 O157:H7。致病因子为志贺毒素 I 和 II(Shiga toxins,Stx-1,Stx-2)。5 岁以下儿童易感染,夏季多见。临床表现为轻度腹泻或伴有剧烈腹痛的血便。约 10% 10 岁以下患儿可并发有急性肾功能衰竭,血小板减少、溶血性贫血的 HUS。死亡率达 3% ~ 5%。污染食品(肉类、奶制品、水果、蔬菜等)是重要的传染源。

9. EAggEC:引起婴幼儿持续性腹泻、脱水、偶有血性便。

10. 溶血尿毒综合征(HUS):由 A 群志贺菌 1 型和 2 型产生为志贺毒素(shiga toxin,Stx),引起肠黏膜上皮细胞损伤,亦可引起肾小球内皮细胞的损伤,导致溶血性尿毒综合征。

二、填空题

1. 乳糖发酵

2. 吲哚试验、甲基红试验、VP 试验、枸橼酸盐利用试验

3. H 抗原、O 抗原、K 抗原

4. 肠外、ETEC、EIEC、EPEC、EHEC、EaggEC

5. 痢疾杆菌、伤寒杆菌、副伤寒杆菌、霍乱弧菌

6. 胃炎、胃溃疡、尿素酶

7. 产酸、鞭毛、鞭毛

8. 侵袭力、内毒素、肠毒素

9. 肠热症、胃肠炎、败血症

10. 鞭毛、黏附素、尿素酶、内毒素

11. 血液、粪便、尿液

12. 细菌性痢疾、痢疾志贺菌、福氏志贺菌、鲍氏志贺菌、宋内志贺菌、菌毛、内毒素、外毒素

13. O_1、O_{139}

14. 病人、带菌者、粪-口

15. 米泔水样、鱼群状、穿梭样

16. EMB 平板、SS-培养基、双糖铁培养基

17. 唯一宿主、水、食物、霍乱肠毒素、鞭毛、菌毛

18. 沙门菌、变形杆菌、副溶血弧菌

19. H 抗原、O 抗原、H 抗原、抗体、伤寒、副伤寒

20. G^-杆菌、鉴别培养、生化反应、血清学鉴定

三、选择题

【A 型题】

1. B 2. C 3. D 4. B 5. E   6. B 7. E 8. D 9. C 10. D
11. E 12. B 13. C 14. B 15. C   16. E 17. A 18. C 19. D 20. B

【B 型题】

1. B 2. A 3. E 4. C 5. D   6. E 7. C 8. D 9. B 10. A

四、问答题

略。

第十一章 参 考 答 案

一、名词解释

1. 牛乳培养基中分解乳糖可使酪蛋白凝固同时产生大量气体,冲破凝固的酪蛋白,可将覆盖在培养基上层的凡士林冲至试管顶部,甚至冲开管口棉塞,气势凶猛,称为"汹涌发酵"。

2. 由 A 型产气荚膜梭菌引起,其产生的毒素和酶的分解破坏作用,构成强大的侵袭力,侵入病灶四周正常组织,发酵糖类,产生大量气体,造成高度气肿。局部组织胀疼剧烈,水肿严重。病变蔓延迅速,最后造成大块组织坏死。细菌产生的毒素和组织坏死的毒性产物被吸收入血,引起毒血症、休克。死亡率较高 。

3. 是肉毒梭菌产生的外毒素,是目前已知最剧烈的神经外毒素。此毒素在菌体崩解后以前体毒素释放,经肠道中的胰蛋白酶或细菌产生的蛋白酶作用后,解离出有毒性的肉毒毒素,吸收入血作用于颅神经核、外周神经肌肉接头处,抑制乙酰胆碱的释放,导致肌肉麻痹。

4. 破伤风梭菌的芽孢在局部发芽转变为繁殖体,生长繁殖产生破伤风痉挛毒素,毒素经末梢神经轴索从神经纤维的间隙逆行至脊髓前角运动神经元、脑干。毒素也可经血液或淋巴液进入中枢神经系统。毒素的作用机制是与抑制性神经元的神经节苷脂结合,使之不能释放抑制性介质(甘氨酸、γ-氨基丁酸),从而阻断上下神经元间正常抑制性冲动的传递,致使屈肌与伸肌同时强烈收缩,兴奋性异常增高,骨骼肌强直性痉挛,产生破伤风特有的临床表现。

二、填空题

1. 破伤风芽孢梭菌、产气荚膜梭菌、肉毒梭菌
2. 顶端、鼓槌状、次极端、网球拍状
3. 伤口厌氧微环境的形成、破伤风痉挛毒素
4. 破伤风类毒素、破伤风抗毒素

5. 气性坏疽、食物中毒、坏死性肠炎

6. 肉毒毒素、毒性最强的神经外毒素、食用前加热食物

7. 正常菌群、正常寄居部位的改变、宿主免疫力下降、菌群失调

8. 牛奶培养基、卵黄培养基、血琼脂培养基

三、选择题

【A 型题】

1. A　2. B　3. C　4. C　5. E　　　6. E　7. A　8. C　9. A　10. D

四、问答题

略。

第十二章　参　考　答　案

一、名词解释

1. 卡介苗(Bacilli Calmette-Guerin, BCG):就是将有毒的牛型结核分枝杆菌培养于含有甘油、胆汁、马铃薯的罗氏培养基中,经 13 年 230 次传代培养而获得的减毒活疫苗。现广泛用于人类结核病的预防。

2. 结核分枝杆菌先经 10% 苯酚复红加温染色后能抵抗 3% 盐酸乙醇的脱色作用,故被染成红色,而其他非抗酸菌及背景则被美蓝复染成蓝色,该染色称为抗酸染色。

3. 索状因子(cord factor):为分枝菌酸和海藻糖结合的糖脂。可破坏线粒体膜,抑制白细胞游走,与慢性肉芽肿形成有关。

4. 结核菌素试验:用结核菌素测定机体是否具有特异性抗结核细胞免疫的皮肤实验。

5. 纯蛋白衍生物(purified protein derivative, PPD):是 OT 经三氯醋酸沉淀后的纯化物。PPD 有两种,即 PPD-C 和 PPD-BCG,均为 0.1ml/5U。

6. 感染免疫:感染结核杆菌或接种卡介苗后,机体可产生对该菌的特异性免疫力,由于此种免疫力随结核杆菌或其抗原成分在体内存在而存在,一旦体内结核杆菌或其抗原成分全部消失,免疫力也随之消失,故称感染免疫或有菌免疫。

7. 锡克试验:是调查人群对白喉是否有免疫力的试验,其原理是体内毒素和抗毒素中和反应。

8. 将流感嗜血杆菌与金黄色葡萄球菌共同培养在血平板上,则可见金葡菌菌落周围的流感杆菌菌落较大,离金葡菌菌落越远的越小,是为卫星现象(satellite phenomenon)。此因金葡菌能合成较多的 V 因子,促进流感杆菌生长之故。此现象有助于流感杆菌的鉴定。

二、填空题

1. 结核分枝杆菌、白喉棒状杆菌、百日咳鲍特菌、流感嗜血杆菌

2. 结核分枝杆菌、麻风分枝杆菌、非结核分枝杆菌

3. 75%乙醇溶液、紫外线、湿热

4. 内毒素、外毒素、侵袭性酶类、菌体成分、代谢产物的毒性、免疫病理损伤

5. 呼吸道、肺结核、消化道、破损的皮肤黏膜、肠结核、皮肤结核

6. 用来测定机体能否引起迟发型超敏反应、免疫力、迟发型超敏反应、有免疫力和超敏反应、无免疫力、卡介苗

7. 军团菌病、医院内感染、夏秋季节、飞沫

8. β-棒状噬菌体、白喉外毒素、致病性

9. 皮内毒素和抗毒素中和反应、体内无抗毒素对白喉无免疫力、对白喉有免疫力、对毒素有免疫力和超敏反应、对白喉无免疫力但对毒素有超敏反应

10. 白百破三联疫苗、白喉抗毒素

11. 飞沫、卡他期、痉咳期、恢复期、白百破三联疫苗

12. 美蓝、奈瑟、异染颗粒

三、选择题

【A 型题】

1. E 2. A 3. B 4. D 5. C   6. C 7. B 8. B 9. D 10. B

四、问答题

略。

第十三章　参考答案

一、名词解释

1. 动物源性细菌对人类和动物引起的疾病。

2. 在含 0.05~0.5μ/ml 青霉素的培养基中,炭疽杆菌菌体肿大呈球状,镜下似串珠,称为串珠试验。

3. 由保护性抗原、致死因子和水肿因子三种蛋白组成。是造成感染者发病和死亡的重要原因。

4. 即人类布氏菌病。布氏杆菌多途径侵入机体,反复形成菌血症,使患者呈波浪型发热,同时伴有关节痛、全身乏力、肝、脾肿大等症状。

5. 炭疽芽孢杆菌菌体多糖抗原可与相应的抗体发生沉淀反应,称 Ascoli 热沉淀反应,用于对炭疽芽孢杆菌的流行病学调查。

二、填空题

1. 布氏杆菌、炭疽杆菌、鼠疫杆菌

2. 荚膜、炭疽毒素、皮肤炭疽、肺炭疽、肠炭疽

3. 自然疫源性、直接接触、鼠蚤叮咬、剥食染有鼠疫的动物、腺鼠疫、肺鼠疫、败血型鼠疫

4. 牛型布氏菌、羊型布氏菌、猪型布氏菌、羊型布氏菌、牛型布氏菌

5. 传染性流产、病畜分泌物、被污染的畜产品、皮肤、消化道、呼吸道、眼结膜

三、选择题

【A 型题】

1. D　2. A　3. A　4. B　5. C　　　6. B　7. A　8. D　9. B　10. D

四、问答题

1. 致病物质是荚膜、炭疽毒素。人可通过多种途径被感染,引起皮肤炭疽、肺炭疽、肠炭疽。

2. 致病物质是内毒素　荚膜、透明质酸酶等。动物感染引起母畜传染性流产;睾丸炎、附睾炎、乳腺炎、子宫炎等。人类主要通过接触病畜分泌物或被污染的畜产品经皮肤、消化道、呼吸道、眼结膜等多种途径感染,引起波浪热,表现为波浪型发热,同时伴有关节痛、全身乏力、肝、脾肿大等症状。

3. 波浪热　传染源是病畜,传播途径是皮肤、消化道、呼吸道、眼结膜等多种途径。
   (1) 炭疽:传染源是患病的草食动物,传播途径是皮肤、消化道、呼吸道等多种途径。
   (2) 鼠疫:传染源是啮齿类动物,传播途径是鼠蚤叮咬、呼吸道等多种途径。

第十四章　参　考　答　案

一、名词解释

1. 放线菌(Actinomycetes)属于类似于细菌的原核细胞型微生物,对人类致病的主要有放线菌属中的衣氏放线菌和诺卡菌属中的星形诺卡菌和巴西诺卡菌。此外,放线菌也是用于治疗人和动物、植物疾病的多种抗生素和其他活性物质的产生菌,许多医学上重要的抗生素,如氨基糖苷类、β-内酰胺类、大环内酯类等都是由放线菌产生的。

2. 在患者病灶组织和瘘管中流出的脓汁中,可找到肉眼可见的黄色小颗粒,称为硫磺样颗粒(sulfur granule),是放线菌在组织中形成的菌落。将颗粒制成压片作革兰染色或组织切片经苏木精伊红染色,压片镜检可见颗粒呈菊花状,核心部分有分枝的菌丝交织组成,呈革兰阳性,周围为长丝排列呈放射状,呈革兰阴性。组织切片镜检颗粒中央部为紫色,末端膨大部为红色。硫磺样颗粒的检出对放线菌病有辅助诊断意义。

二、选择题

【A 型题】

1. B　2. A　3. A　4. D　5. D　　　6. D　7. A　8. B

三、填空题

1. 原核细胞、衣氏放线菌
2. 阳性、阴性

3. 硫磺样颗粒

第十五章 参 考 答 案

一、判断题

1. × 2. √ 3. × 4. √ 5. ×   6. ×

二、填空题

1. 鼠类、猪
2. 特异性体液免疫、细胞免疫
3. 人虱、软蜱、伯氏疏螺旋体、硬蜱、游走性红斑
4. 人类、患者、先天梅毒、获得性梅毒
5. 伯氏疏螺旋体、钩端螺旋体、回归热螺旋体

三、选择题

【A 型题】

1. B 2. C 3. D 4. B 5. D   6. C 7. D 8. A 9. B

四、问答题

略。

第十六章 参 考 答 案

一、填空题

1. 细胞壁、多形性、细菌滤器
2. 油煎蛋样
3. 呼吸道、原发性非典型性肺炎
4. 溶脲脲原体、人型支原体、生殖器支原体
5. CD4$^+$T 细胞、AIDS、机会感染

二、选择题

【A 型题】

1. A 2. C 3. D 4. D 5. B   6. B 7. E 8. C 9. A 10. D

三、名词解释

1. 支原体(mycoplasma)一大类无细胞壁,呈高度多形态性,能通过滤器,可在人工培养基上

生长繁殖的最小原核细胞型微生物。

2. 是外源性感染,通过空气飞沫经呼吸道传播,多在夏末秋初季节发病,以 1~15 岁人群发病率较高,婴幼儿发病率最高,达 25%~69%,病情严重。肺部病变为间质性肺炎,亦可合并支气管肺炎,潜伏期 2~3 周,临床症状有不规则发热,体温可达 39℃,热程在 1~3W 左右,头痛,刺激性干咳。婴幼儿病情重,以呼吸困难为主。

四、问答题

略。

第十七章　参　考　答　案

一、填空题

1. 节肢动物、人虱、鼠蚤和鼠虱、恙螨
2. 变形杆菌、抗原决定基、非特异性直接凝集
3. 恙螨、OX_K
4. 普氏立克次体、OX_{19}
5. 鼠、鼠虱和鼠蚤、地方性斑疹伤寒

二、名词解释

1. 立克次体(rickettsia)是一类体积微小,严格细胞内寄生的原核细胞型微生物。
2. 立克次体的脂多糖成分与变形杆菌菌体抗原有共同的抗原成分。可引起交叉反应,利用这一原理用易于制备的变形杆菌 O 抗原代替立克次体抗原建立一种非特异直接凝集试验,用于检测患者体内是否有抗立克次体抗体以辅助诊断斑疹伤寒、斑点热和恙虫病。

三、选择题

【A 型题】

1. B　2. C　3. C　4. D　5. D　　　6. C　7. D　8. C

【B 型题】

1. C　2. B　3. E　4. D

四、问答题

略。

第十八章　参　考　答　案

一、判断题

1. √　2. √　3. ×　4. ×　5. √

二、名词解释

1. 原体(elementary body)是衣原体在胞外的感染形式。体积小,大小介于细菌和病毒之间。

2. 始体(initial body)是衣原体在胞内的分裂形式,无感染性。体积大,大小与细菌相似。

3. 衣原体(chlamydia)是一类严格细胞内寄生,有独特发育周期,能通过细菌滤器的原核细胞型微生物。

4. 发育周期(life cycle)包括原体和始体两个阶段,原体在感染细胞内发育长大形成始体,始体分裂成熟为子代原体,从细胞内释放出来感染新的细胞。

三、填空题

1. 原体、始体、原体、始体
2. 沙眼生物亚种、性病淋巴肉芽肿亚种、鼠亚种
3. 沙眼衣原体、人型支原体、溶脲脲原体
4. 沙眼衣原体、肺炎衣原体、鹦鹉热衣原体

四、单选题

【A 型题】

1. D　　2. A

【B 型题】

1. B　　2. A　　3. B

五、问答题

略。

第十九章　参考答案

一、判断题

1. ×　　2. ×　　3. √　　4. ×　　5. ×　　　　6. √　　7. ×　　8. √　　9. ×　　10. √
11. ×　　12. √　　13. ×　　14. √　　15. ×　　　　16. ×

二、填空题

1. RNA、8
2. 甲、乙、丙、甲型
3. HA、NA
4. HA、NA
5. 多核巨细胞、嗜酸性胞浆体

6. 呼吸道、柯氏斑

7. 先天性心脏病、白内障、耳聋

三、名词解释

1. SARS(severe acute respirtory syndrome):SARS 是一种急性呼吸道传染病,又称为传染性非典型性肺炎,SARS 冠状病毒(SARS coronavirus)是严重急性呼吸综合征(SARS)的病原体,密闭环境中易感,有家庭和医院聚集感染现象,人群普遍易感。

2. 抗原漂移(antigenic drift):是由 HA、NA 基因点突变造成的变异,变异幅度小,属量变,不产生新亚型,仅引起流感的中小流行,感染率低。

3. 抗原转变(antigenic shift):由于基因重组导致的变异,变异幅度大,属质变,产生新亚型,引起流感的爆发流行,流行范围大,感染率高。

4. SSPE(subacute sclerosing panencephalitis):亚急性硬化性全脑炎约百万分之一的麻疹患者在恢复后数年内可发生,是由潜伏于脑组织中的缺陷麻疹病毒引起的迟发并发症,表现为大脑功能渐进性衰退,患者在1~2年内昏迷死亡。

5. HA (hemagglutinin) 和 NA(neuraminidase):HA 呈柱状,为三聚体,与病毒的吸附、穿入有关。可引起红细胞凝集:HA 与人、鸡、豚鼠等 RBC 表面相应受体结合。具有免疫原性,可刺激机体产生保护性抗体,可中和病毒感染性,也可抑制血凝。NA 蘑菇状。具有酶活性,能水解感染细胞表面 N-乙酰神经氨酸,有利于病毒释放。促进病毒扩散,使病毒从细胞上解离。具有免疫原性,其抗体不能中和病毒,但能抑制 NA 的水解作用。

四、选择题

【A 型题】

1. B   2. B   3. B   4. D   5. B   6. A   7. B   8. A   9. C   10. A

11. B   12. A   13. D   14. B   15. A

【B 型题】

1. B   2. C   3. E   4. A   5. D   6. E   7. D   8. B   9. C   10. A

五、问答题

略。

第二十章　参考答案

一、判断题

1. √   2. ×   3. ×   4. √   5. √   6. ×   7. ×   8. ×   9. √   10. √

二、填空题

1. 病人、隐性感染者、粪-口、脊髓前角运动神经

2. 交叉中和试验、三个

3. 柯萨奇病毒、ECHO 病毒

4. 婴幼儿腹泻、成人腹泻

5. 污染的饮食物、脊髓灰质炎病毒、轮状病毒、柯萨奇病毒、ECHO 病毒

三、选择题

【A 型题】

1. D 2. A 3. C 4. B 5. C   6. D 7. C 8. B 9. C 10. A

四、问答题

略。

第二十一章　参　考　答　案

一、判断题

1. √ 2. × 3. √ 4. √ 5. ×   6. √ 7. √ 8. × 9. √ 10. √

二、填空题

1. 人类病毒性肝炎、HAV、HBV、HCV、HDV、HEV

2. 患者、隐性感染者、粪-口途径

3. 大球形颗粒、小球形颗粒、管形颗粒、大球形颗粒

4. 病人、HBsAg 无症状携带者、血液或血制品、母-婴垂直传播、性行为传播

5. 联合感染、重叠感染

6. 血液、丙型肝炎

三、名词解释

1. 即大球形颗粒,直径 42nm,为完整的 HBV,具有双层衣壳和核心,有感染性。

2. 由于病毒基因发生突变,导致病毒抗原性和机体特异性免疫应答的改变,机体形成的特异性免疫不能有效清除病毒;病毒可逃避体液免疫的监视和中和作用。

3. 发生在 HBV 感染后 HDV 的感染称为重叠感染。

4. 机体感染 HDV 时,若与 HBV 同时感染称为联合感染。

四、选择题

【A 型题】

1. B 2. D 3. A 4. B 5. B   6. B 7. A 8. D 9. B 10. A
11. D 12. C 13. C 14. B 15. C   16. A 17. C 18. B 19. C 20. C

【双选题】

1. AE   2. BD   3. BD   4. AE   5. BE

五、问答题

1. 常见的肝炎病毒包括 HAV、HBV、HCV、HDV、HEV 等五种。HAV 和 HEV 均为粪-口途径传播,其余均为血液传播。

2. 检测项目有 HBsAg、HBeAg、Anti-HBs、Anti-HBe、Anti-HBc。检测结果的临床分析及意义。

实际用途:

(1) 乙型肝炎的诊断。

(2) 判断传染性及 HBV 感染的预后及转归。

(3) 筛选献血员。

(4) 判断疫苗接种效果。

(5) 流行病学调查。

3~6. 略。

第二十二章　参考答案

一、判断题

1. × 2. √ 3. × 4. √ 5. √　　6. × 7. × 8. √ 9. √ 10. √

二、填空题

1. 猪、三节吻库蚊

2. 6~7月、8~9月、灭活乙脑疫苗

3. 季节性、地方性

4. SSRNA、HFRS、HPS

5. 汉坦病毒、新疆出血热病毒、埃博拉病毒

6. 鼠、呼吸道、消化道、接触

7. 羊、牛、马、骆驼、子午砂鼠、塔里木兔、亚洲璃眼蜱

8. 蜱、春季、夏季

三、名词解释

1. 虫媒病毒:是一大群具有包膜的 ss(+)RNA 病毒,在我国主要有乙脑病毒,森林脑炎病毒,登革病毒。呈小球形,有包膜,其上有刺突;为单正链 RNA 病毒,在细胞质内增殖;对热,脂溶剂,去氧胆酸纳敏感;节肢动物是传播媒介,也是贮存宿主。有明显的季节性和地方性。

2. 肾综合征出血热:汉坦病毒可引起肾综合征出血热(HFRS),主要症状:发热、皮肤出血

点—低血压(肾脏损伤)—休克期(多死于此期)—少尿期—多尿期—恢复期。致病机制:病毒直接损伤全身小血管和毛细管,造成血管通透性上升,微循环障碍。免疫损伤,以此为主(Ⅲ型)。

四、选择题

【A 型题】

1. A　2. A　3. A　4. A　5. C　　6. C　7. D　8. A　9. A　10. B

五、问答题

略。

第二十三章　参考答案

一、填空题

1. 显性感染、潜伏感染、整合感染、先天性感染
2. 三叉神经节和颈上神经节、骶神经节
3. 水痘、带状疱疹
4. 传染性单核细胞增多症、非洲儿童恶性淋巴瘤、鼻咽癌

二、选择题

【A 型题】

1. B　2. B　3. B　4. A　5. A　　6. D　7. D　8. B　9. B　10. B
11. D　12. B　13. C　14. C　15. A　　16. C　17. D　18. C　19. C　20. A

【双选题】

1. AC　2. BD　3. AD　4. AD　5. BD

三、问答题

1. (1) 中等大小、球形、有包膜 DNA 病毒。
　(2) 除 EBV、HHV-6 和 HHV-7 外,均能在 2 倍体细胞内增殖,产生明显的 CPE,并形成核内嗜酸性包涵体。
　(3) 病毒通过细胞间桥扩散,感染细胞与邻近未感染细胞融合,形成多核巨细胞。
　(4) 感染类型:显性感染、潜伏感染、整合感染、先天性感染。
2. (1) HSV-Ⅰ 和 HSV-Ⅱ感染部位及引起的疾病不同:HSV-Ⅰ主要感染婴幼儿,引起龈口炎、疱疹性角结膜炎和疱疹性脑炎;HSV-Ⅱ感染成人,引起生殖器疱疹。
　(2) 感染后易发生潜伏感染和复发:HSV-Ⅰ潜伏于三叉神经节和颈上神经节;HSV-Ⅱ潜伏于骶神经节。

（3）可引起先天性感染。

（4）HSV－Ⅱ与宫颈癌有密切的病因学联系。

3.（1）VZV潜伏于脊髓后根神经节和颅神经的感觉神经节。原发感染主要感染儿童,引起水痘;成人引起带状疱疹。

（2）HCMV引起的疾病:先天性感染,围生期感染,免疫功能低下的病人易发生肺炎、视网膜炎、食管炎、结肠炎和脑膜脑炎,输血后肝炎,另外可能与宫颈癌、结肠癌和前列腺癌等有关。

（3）EBV引起传染性单核细胞增多症、非洲儿童恶性淋巴瘤、鼻咽癌。

第二十四章 参 考 答 案

一、判断题

1. × 2. × 3. × 4. √ 5. ×

二、填空题

1. 人类免疫缺陷病毒、免疫系统、获得性免疫缺陷综合征

2. 性接触、血液、垂直传播

3. HIV感染者、艾滋病人

4. HIV-Ⅰ、HIV-Ⅱ、HIV-Ⅰ、AIDS

5. HIV、HBV、CMV、风疹病毒

6. ELISA、胶乳凝集试验、抗HIV-Ab

7. 蛋白质印迹法、免疫荧光染色法、p24抗体、gp120抗体

三、名词解释

1. 一组含反转录酶,具有包膜的RNA病毒,可引起人和动物白血病和AIDS等严重疾病。

2. 由HIV引起的疾病,主要破坏机体免疫系统,导致机体免疫缺陷,病人最终因机会感染、肿瘤而死亡。

3. 在HIV感染的潜伏期后期所出现的与AIDS有关的症状和体征,主要表现为疲劳、体重减轻、淋巴腺病和发热等。

4. HIV-RNA基因组在反转录酶催化下,逆向转录为DNA,形成DNA复制中间体,在整合酶作用下,与细胞染色体结合,形成前病毒DNA。

四、选择题

【A型题】

1. B 2. B 3. B 4. B 5. D   6. C 7. C 8. A 9. B 10. C

【双选题】

1. BE 2. BD 3. AD 4. AD 5. AD

五、问答题

1. （1）有包膜、球状病毒，直径为 $80\sim120nm$。
  （2）病毒基因组由两个相同的正链 RNA 组成。
  （3）病毒含有反转录酶（reverse transcriptase）和整合酶（integrase）。
  （4）基因复制通过 DNA 中间体，并与细胞染色体整合。
  （5）具有编码 gag、pol 和 env 的基因
  （6）细胞受体决定病毒的组织亲嗜性，成熟病毒以芽生方式释放。

2. （1）吸附：HIV gp120→靶细胞表面 CD4 分子，然后与辅助受体结合，辅助受体分两种：$CXCR_4$ 是 HIV 的亲 T 细胞病毒株的辅助受体，CCR_5 是 HIV 的亲巨噬细胞病毒株的辅助受体。
  （2）穿入：膜融合。
  （3）脱壳。
  （4）生物合成：+ssRNA → dsDNA（provirus-DNA）→整合于宿主细胞 DNA→病毒基因被活化→转录 mRNA→产生子病毒。
  （5）装配释放：出芽释放。

3. 因 HIV 感染 $CD4^+$ 细胞（Th、单核-巨噬细胞、树突状细胞等），破坏机体免疫系统，导致机体免疫监视功能下降，引起肿瘤。

4. （1）献血、献器官、献精液者必须做 HIV-Ab 检测。
  （2）禁止共用注射器、注射针、牙刷和剃须刀等。针刺器具要消毒灭菌。
  （3）提倡安全性生活。
  （4）HIV-Ab 阳性妇女应避孕或避免哺乳婴儿。

5. 因 HIV gp120（可刺激机体产生中和抗体）易发生变异。

第二十五章　参　考　答　案

一、判断题

1. √　2. ×　3. √

二、填空题

1. 动物咬伤、狂犬病、恐水病
2. 内基小体
3. 子弹状、ss RNA
4. 人乳头瘤病毒、人的皮肤和黏膜上皮细胞、增生性病变
5. 性接触、尖锐湿疣、宫颈癌

三、名词解释

1. 病毒在易感动物或人的中枢神经细胞内增殖时，在胞质内形成嗜酸性、圆形或椭圆形的

包涵体。

2. HPV-6 通过性接触引起的疾病。

3. 狂犬病病毒通过动物咬伤引起的狂犬病,典型临床表现是神经兴奋性升高,吞咽或饮水时喉头肌肉痉挛,甚至闻水声或其他轻微刺激均可引起痉挛发作,故又称为恐水病。

四、选择题

【A 型题】

1. A 2. B 3. D 4. D 5. B

五、问答题

1. 伤口处理:20%肥皂水、清水反复冲洗→碘酒、70%乙醇溶液涂擦。

2. 人工被动免疫:于可疑动物咬伤后紧急采用高效价抗狂犬病病毒血清,于伤口周围与底部行浸润性注射和肌注。剂量为 40IU/kg。

3. 人工自动免疫:接种灭活狂犬病毒疫苗,于可疑动物咬伤后第 1、3、7、14、28 天各肌注 1ml。免疫效果良好。

第二十六章　参　考　答　案

一、名词解释

又称传染性蛋白粒子或朊病毒,本质为由正常宿主细胞基因编码的、构象异常的蛋白质,称为朊蛋白(PrP),未检出任何核酸成分。

二、问答题

引起人和动物 Prion 病,是一种人和动物的致死性中枢神经系统慢性退行性疾病,潜伏期长,可达数年至数十年之久,一旦发病即呈慢性进行性发展,最终死亡。

第二十七章　参　考　答　案

一、判断题

1. × 2. √ 3. √ 4. √ 5. ×

二、填空题

1. 表皮癣菌属、毛癣菌属、小孢子菌属
2. 皮肤、皮下组织
3. 10% KOH 溶液
4. 着色真菌、孢子丝菌

三、名词解释

浅部真菌引起表面角化组织如皮肤、毛发、指(趾)甲等感染,包括体癣、股癣、手癣、甲癣、头癣等。

四、选择题

【A 型题】

1. D　2. B　3. C　4. A　5. D　　6. B　7. D　8. D　9. A　10. C
11. C　12. A　13. D　14. A

第二十八章　参 考 答 案

一、判断题

1. √　2. √　3. ×　4. √　5. ×　6. √

二、填空题

1. 墨汁负染色　2. 菌群失调、抵抗力下降　3. 鹅口疮　4. 新生(型)隐球菌、白色念珠菌

三、名词解释

卡氏肺孢菌肺炎:卡氏肺孢菌经呼吸道入肺,在机体免疫力下降时,大量繁殖感染,引起肺孢子菌肺炎(pneumocystis pneumonia,PCP),是艾滋病患者常见的并发症。

四、选择题

【A 型题】

1. D　2. A　3. C　4. A　5. B　　6. A　7. B　8. A　9. B　10. D
11. B　12. A　13. B　14. D　15. D　　16. A

五、问答题

略。

(张炳华　王红英)

模拟试卷及答案

医学微生物学模拟试卷 A 卷

一、选择题

【A₁ 型题】

1. 专性细胞内寄生的原核细胞型微生物是(　　　)

　　A. 病毒　　　　　　B. 支原体　　　　　　C. 衣原体　　　　　　D. 细菌　　　　　E. 螺旋体

2. 维持细菌固有外形,参与菌体内外物质交换的细菌基本结构成分是(　　　)

　　A. 细胞质　　　　B. 中介体　　　　　C. 细胞膜　　　　　　D. 细胞壁　　　　　E. 核质

3. 杀灭细菌芽孢最有效的物理消毒灭菌法是(　　　)

　　A. 紫外线照射　　B. 滤过除菌　　　　C. 巴氏消毒法

　　D. 高压蒸汽灭菌法　　　　　E. 煮沸法

4. 常见的引起婴幼儿出血性结肠炎的大肠杆菌致病菌株是(　　　)

　　A. O1　　　　　　B. O111:B4　　　　C. O139　　　　　　D. O157:H7　　　E. O114

5. 肥达反应的结果,用于伤寒的诊断指标是(　　　)

　　A. TO-Ab≤1:80、TH-Ab≤1:160、PA(H)-Ab≤1:80、PB(H)-Ab≤1:80

　　B. TO-Ab≥1:80、TH-Ab≤1:160、PA(H)-Ab≤1:80、PB(H)-Ab≤1:80

　　C. TO-Ab≤1:80、TH-Ab≥1:160、PA(H)-Ab≤1:80、PB(H)-Ab≤1:80

　　D. TO-Ab≥1:80、TH-Ab≥1:160、PA(H)-Ab≤1:80、PB(H)-Ab≤1:80

　　E. TO-Ab≥1:80、TH-Ab≤1:160、PA(H)-Ab≤1:80、PB(H)-Ab≥1:80

6. 产气荚膜梭菌特有的生长现象是(　　　)

　　A. 卫星现象　　　　　　B. 油煎蛋样菌落　　　　　　C. 汹涌发酵现象

　　D. 迁徙生长现象　　　　E. 钟乳石状下沉

7. 除 O1 群霍乱弧菌外,引起霍乱的病原体还有(　　　)

　　A. O2 群霍乱弧菌　　　B. O138 群霍乱弧菌　　　　　C. O139 群霍乱弧菌

　　D. O149 群霍乱弧菌　　　E. O155 群霍乱弧菌

8. 多细胞真菌的菌落类型是(　　　)

　　A. 酵母型　　　　　　B. 类酵母型　　　　　　C. 丝状型

　　D. 光滑型　　　　　　E. 粗糙型

9. 细胞壁中含脂量最多的细菌,正确的一项是(　　　)

　　A. 结核杆菌　　　　　B. 白喉杆菌　　　　　　C. 嗜肺军团菌

  D. 流感嗜血杆菌   E. 百日咳杆菌

10. 流感嗜血杆菌的鉴别特征,正确的一项是(　　)

  A. 异染颗粒   B. 卫星现象   C. 抗酸染色呈红色

  D. 革兰染色阳性   E. 分解乳糖产酸产气

11. 炭疽杆菌最易感染的动物是(　　)

  A. 草食动物   B. 肉食动物   C. 啮齿类动物

  D. 原生动物   E. 节肢动物

12. 波浪热的发病机制是(　　)

  A. 反复发作的菌血症 B. 反复发作的败血症 C. 反复发作的毒血症

  D. 反复发作的脓毒血症 E. 速发型超敏反应

13. 镜下形态呈两端钝圆,两极浓染的卵圆形小杆菌是(　　)

  A. 布氏杆菌   B. 炭疽杆菌   C. 百日咳杆菌

  D. 鼠疫杆菌   E. 流感嗜血杆菌

14. 在放线菌感染的病灶组织中出现的肉眼可见的黄色颗粒称为(　　)

  A. 硫磺样颗粒   B. 异染颗粒   C. Much 颗粒

  D. Dane 颗粒   E. 大球形颗粒

15. 获得性梅毒的传播途径是(　　)

  A. 空气飞沫   B. 性接触   C. 粪口途径

  D. 动物咬伤   E. 消化道

16. 流感病毒核酸特点是(　　)

  A. 完整的($-$)ssRNA   B. 分节段的($-$)ssRNA

  C. 分节段的 dsRNA   D. 分节段的($+$)ssRNA

17. 属于缺陷病毒的是(　　)

  A. HAV   B. HBV   C. HCV   D. HDV   E. HEV

18. 乙脑病毒的传播媒介是(　　)

  A. 蚊   B. 蜱   C. 螨   D. 蚤   E. 人虱

19. 能够在无生命培养基中生长繁殖的最小的原核细胞型微生物是(　　)

  A. 支原体 B. 衣原体 C. 立克次体 D. 真菌   E. 螺旋体

20. 结核杆菌的致病物质是(　　)

  A. 内毒素 B. 外毒素 C. 侵袭性酶 D. 菌体成分 E. 肠毒素

21. 破伤风特异性治疗可应用(　　)

  A. 青霉素 B. 抗毒素 C. 类毒素 D. 细菌素 E. 干扰素

22. 三型流感病毒中最易变异的是(　　)

  A. 甲型 B. 乙型 C. 丙型 D. 甲型+乙型 E. 均不易变异

23. 新型隐球菌特有的鉴别指标是(　　)

  A. 有隔菌丝 B. 肥厚荚膜 C. 叶状孢子 D. 丝状菌落 E. 分生孢子

24. 细菌的增殖方式是(　　)

  A. 二分裂 B. 孢子 C. 复制 D. 出芽 E. 有丝分裂

25. 具有传染性的乙肝病毒颗粒是(　　)
    A. 大球形颗粒　　B. 小球形颗粒　　C. 管形颗粒　　　　D. 异染颗粒　　　　E. 硫磺颗粒

【A₂型题】

26. 下列各种微生物,不属于原核细胞型微生物的是(　　)
    A. 肺炎支原体　B. 沙眼衣原体　C. 梅毒螺旋体　D. 噬菌体　　　　E. 立克次体

27. 专性细胞内寄生的微生物,应除外(　　)
    A. 噬菌体　　　　B. 螺旋体　　　C. 衣原体　　　D. 立克次体　　E. 病毒

28. 关于质粒的描述错误的一项是(　　)
    A. 由 DNA 构成　　　　B. 非细菌生长所必须　　　　　C. 可在细菌之间转移
    D. 控制细菌的某些性状　E. 不能自我复制

29. G⁻菌的细胞壁组成,应排除(　　)
    A. 肽聚糖　　　　　　　B. 脂多糖　　　　　　　C. 磷壁酸
    D. 脂质双层　　　　　　E. 脂蛋白

30. 关于铜绿假单胞菌的描述错误的一项是(　　)
    A. 为 G⁻杆菌　　　　　B. 有鞭毛　　　　　　　C. 可产生脂溶性色素
    D. 为条件致病菌　　　　E. 易产生耐药性

31. 关于链球菌的描述错误的一项是(　　)
    A. 不同链球菌溶血现象不同　B. 需在含血清、血液的培养基上生长
    C. 易产生耐药性　　　　　　D. 可引起变态反应性疾病
    E. 可引起猩红热

32. 关于脑膜炎奈瑟菌的描述错误的一项是(　　)
    A. G⁻双球菌　　　　　　B. 需用血液琼脂培养基培养
    C. 经呼吸道传播　　　　D. 主要致病物质是内毒素
    E. 用荚膜多糖疫苗可预防

33. 不能垂直传播的病毒是(　　)
    A. 风疹病毒　　　　　　B. 乙肝病毒　　　　　　C. 巨细胞病毒
    D. HIV　　　　　　　　E. 流感病毒

34. 下列细菌引起食物中毒,无明显胃肠道症状的是(　　)
    A. 金黄色葡萄球菌　　　B. 肉毒梭菌　　　　　　C. 产气荚膜梭菌
    D. 变形梭菌　　　　　　E. 沙门菌

35. 关于结核菌素试验,错误的一项是(　　)
    A. 用来选择卡介苗接种对象　　　　B. 检测机体体液免疫功能
    C. 作为婴幼儿结核病的辅助诊断　　D. 红肿硬结直径大于 0.5cm 为阳性
    E. 试验阳性说明感染过结核菌

36. 下列关于水平传播途径错误的一项是(　　)
    A. 呼吸道　　　　　　　B. 消化道　　　　　　　C. 胎盘
    D. 泌尿生殖道　　　　　E. 蚊虫叮咬

37. 结核杆菌的生物学特点,描述错误的一项是(　　)
　　A. 抗酸染色呈红色　　　　B. 专性需氧　　　　　　　C. 耐酸碱
　　D. 易产生耐药性　　　　　E. 营养要求不高

38. 下列哪种方法不适用于 HBV 的消毒(　　)
　　A. 高压蒸汽灭菌法　　　　B. 70%乙醇溶液　　　　　C. 100℃ 10 分钟
　　D. 0.5%过氧乙酸溶液　　　E. 环氧乙烷

39. HIV 的传播途径不包括(　　)。
　　A. 性接触　　　　　　　　B. 血液传播　　　　　　　C. 器官移植
　　D. 母婴垂直传播　　　　　E. 日常生活接触

40. 仅有一个血清型的病毒应除外(　　)
　　A. 甲肝病毒　　　　　　　B. 流感病毒　　　　　　　C. 麻疹病毒
　　D. 狂犬病病毒　　　　　　E. 腮腺炎病毒

【B₁ 型题】

　　A. 转化　　　　　　　　　B. 接合　　　　　　　　　C. 转导
　　D. 溶原性转换　　　　　　E. 原生质体融合

41. 受体菌直接摄取供体菌游离的 DNA 片段而使自身获得新的遗传性状,称为(　　)

42. 通过性菌毛使供体菌与受体菌接触进而使供体菌的遗传物质导入受体菌体内称为(　　)

　　A. 罗氏培养基　　　　　　B. 沙保弱培养基　　　　　C. 碱性蛋白胨水
　　D. 血液琼脂培养基　　　　E. 巧克力培养基

43. 培养淋病奈瑟菌常用(　　)

44. 培养真菌常用(　　)

　　A. gp120　　　　B. p24　　　　C. gp41　　　　D. p17　　　　E. p7

45. 与 HIV 吸附细胞有关的结构蛋白是(　　)

46. 与 HIV 穿入细胞有关的结构蛋白是(　　)

　　A. 光滑型菌落　　　　　　B. 粗糙型菌落　　　　　　C. 黏液型菌落
　　D. 油煎蛋样菌落　　　　　E. 酵母型菌落

47. 支原体形成(　　)

48. 新分离的炭疽杆菌形成(　　)

　　A. 毒血症　　B. 病毒血症　　C. 菌血症　　D. 脓毒血症　　E. 败血症

49. 病原菌在局部生长繁殖,不进入血流,但其产生的毒素进入血流,引起特殊的中毒症状,此全身感染称为(　　)

50. 化脓性细菌侵入血流后,在其中大量繁殖并通过血流扩散到其他组织或器官,引起新的化脓性病灶,此全身感染称为(　　)

    A. 大叶性肺炎   B. 流行性斑疹伤寒   C. 慢性脑膜炎

    D. 猩红热   E. 肠热症

51. 肺炎链球菌引起(　　)

52. 沙门菌引起(　　)

    A. ETEC   B. D 族链球菌   C. EHEC   D. 变形杆菌   E. HPV

53. 引起婴儿和旅游者腹泻的是(　　)

54. 引起出血性结肠炎的是(　　)

    A. 流感病毒   B. 甲肝病毒   C. 麻疹病毒

    D. 狂犬病病毒   E. 腮腺炎病毒

55. 经消化道传播的病毒是(　　)

56. 在细胞内增殖形成内基小体的病毒是(　　)

    A. 蚊   B. 人虱   C. 鼠蚤   D. 蜱   E. 螨

57. 莫氏立克次体的传播媒介是(　　)

58. 普氏立克次体的传播媒介是(　　)

    A. 气性坏疽   B. 巨细胞包涵体病   C. 尖锐湿疣

    D. 传染性单核细胞增多症   E. 生殖器疱疹

59. 产气荚膜梭菌引起(　　)

60. 人乳头瘤病毒引起(　　)

二、判断题

1. 紫外线只用于空气和物品表面消毒。(　　)

2. 抗原漂移是流感病毒基因重组造成的,引起疾病的小范围流行。(　　)

3. 沙门菌可分解乳糖。(　　)

4. HPV 只感染人的皮肤和黏膜上皮细胞。(　　)

5. 甲肝病毒可引起病毒血症,也可引起慢性肝炎。(　　)

6. 衣原体的始体具有感染性,原体无感染性。(　　)

7. 易感者感染麻疹病毒后多为显性感染。(　　)

8. SARS 冠状病毒是普通冠状病毒的变异株。(　　)

9. 白喉杆菌的典型形态特征具有异染颗粒。(　　)

10. 第一期梅毒和第二期梅毒的传染性强,第三期梅毒的传染性小,破坏性大。(　　)

三、填空题

1. 光镜下可以观察的细菌特殊结构是_____,_____和_____。

2. HIV 的传染源是_____和_____,引起的疾病是_____。

3. 破伤风梭菌的感染条件是＿＿＿＿＿,致病物质是＿＿＿＿＿。

4. 常见的人畜共患病原菌有＿＿＿＿＿、＿＿＿＿＿和＿＿＿＿＿。

5. 风疹病毒通过垂直传播所引起的先天性风疹综合征(CRS)主要表现为＿＿＿＿、＿＿＿＿、＿＿＿＿。

6. HSV-1潜伏于＿＿＿＿＿和＿＿＿＿＿,HSV-2潜伏于＿＿＿＿＿。

7. 狂犬病病毒主要通过＿＿＿＿＿途径感染人,引起＿＿＿＿＿,该病又称为＿＿＿＿＿。

四、问答题

1. 列举6种细菌外毒素引起的疾病。

2. 简述的AIDS临床分期及各期特点。

3. 简述革兰染色的方法、结果观察及实际意义。

五、论述题

乙型肝炎的微生物学诊断及特异性防治。

六、病例分析题

有一可疑败血症患者,25岁,青年男性,建筑工人。入院前1周搬运建筑材料时颈部软组织皮肤被擦伤,有一长约5cm的开放性伤口。门诊医生进行了简单的清创缝合处理,并给与青霉素注射液240万U/d,静脉滴注。3天前开始发热,门诊查体温达39℃,外周血白细胞总数升高,分类计数中性粒细胞升高,肝脾肿大。患者呈急性重病容,急诊入住新医大第一附属医院创伤外科诊治。

问题:

1. 常见的引起败血症的病原菌有哪些?

2. 如何针对上述病原菌进行微生物学检查?

3. 如何确定可行性治疗方案?

医学微生物学模拟试卷 B 卷

一、选择题

【A₁ 型题】

1. 结构最简单,体积最小需用电镜观察的微生物是(　　　)

    A. 病毒　　　　B. 支原体　　　　C. 衣原体　　　　D. 细菌　　　　E. 螺旋体

2. 维持细菌固有外形,参与菌体内外物质交换的细菌基本结构成分是(　　　)

    A. 细胞质　　　B. 中介体　　　　C. 细胞膜　　　　D. 细胞壁　　　　E. 核质

3. 杀灭细菌芽孢最有效的物理消毒灭菌法是(　　　)

    A. 紫外线照射　　B. 滤过除菌　　　C. 巴氏消毒法　　　D. 高压蒸汽灭菌法E. 煮沸法

4. 常见的引起婴幼儿出血性结肠炎的大肠杆菌致病菌株是(　　　)

    A. O-1　　　　　B. O-111：B4　　　　C. O-139　　　　　D. O157：H7　　　　E. O-114

5. 肥达反应的结果,用于乙型副伤寒的诊断指标是(　　　)

    A. TO-Ab≤1：80、TH-Ab≤1：160、PA(H)-Ab≤1：80、PB(H)-Ab≤1：80

    B. TO-Ab≥1：80、TH-Ab≤1：160、PA(H)-Ab≤1：80、PB(H)-Ab≤1：80

    C. TO-Ab≤1：80、TH-Ab≥1：160、PA(H)-Ab≤1：80、PB(H)-Ab≤1：80

    D. TO-Ab≥1：80、TH-Ab≥1：160、PA(H)-Ab≤1：80、PB(H)-Ab≤1：80

    E. TO-Ab≥1：80、TH-Ab≤1：160、PA(H)-Ab≤1：80、PB(H)-Ab≥1：80

6. 产气荚膜梭菌特有的生长现象是(　　　)

    A. 卫星现象　　　　　　　　B. 油煎蛋样菌落　　　　　　　C. 汹涌发酵现象

    D. 迁徙生长现象　　　　　　E. 钟乳石状下沉

7. 除 O1 群霍乱弧菌外,引起霍乱的病原体还有(　　　)

    A. O2 群霍乱弧菌　　　　　　B. O138 群霍乱弧菌　　　　　C. O139 群霍乱弧菌

    D. O149 群霍乱弧菌　　　　　E. O155 群霍乱弧菌

8. 多细胞真菌的菌落类型是(　　　)

    A. 酵母型　　　　　　　　　B. 类酵母型　　　　　　　　　C. 丝状型

    D. 光滑型　　　　　　　　　E. 粗糙型

9. 细胞壁中含脂量最多的细菌,正确的一项是 (　　　)

    A. 结核杆菌　　　　　　　　B. 白喉杆菌　　　　　　　　　C. 嗜肺军团菌

    D. 流感嗜血杆菌　　　　　　E. 百日咳杆菌

10. 流感嗜血杆菌的鉴别特征,正确的一项是(　　　)

    A. 异染颗粒　　　　　　　　B. 卫星现象　　　　　　　　　C. 抗酸染色呈红色

    D. 革兰染色阳性　　　　　　E. 分解乳糖产酸产气

11. 炭疽杆菌最易感染的动物是 (　　　)

    A. 草食动物　　　　　　　　B. 肉食动物　　　　　　　　　C. 啮齿类动物

    D. 原生动物　　　　　　　　E. 节肢动物

12. 波浪热的发病机制是(　　　)

    A. 反复发作的菌血症　　　　B. 反复发作的败血症　　　　　C. 反复发作的毒血症

    D. 反复发作的脓毒血症　　　E. 速发型超敏反应

13. 镜下形态呈两端钝圆,两极浓染的卵圆形小杆菌是(　　　)

    A. 布氏杆菌　　　　　　　　B．炭疽杆菌　　　　　　　　　C. 百日咳杆菌

    D. 鼠疫杆菌　　　　　　　　E. 流感嗜血杆菌

14. 在放线菌感染的病灶组织中出现的肉眼可见的黄色颗粒称为(　　　)

    A. 硫磺样颗粒　　　　　　　B. 异染颗粒　　　　　　　　　C. Much 颗粒

    D. Dane 颗粒　　　　　　　　E. 大球形颗粒

15. 获得性梅毒的传播途径是(　　　)

    A. 空气飞沫　　　　　　　　B. 性接触　　　　　　　　　　C. 粪口途径

    D. 动物咬伤　　　　　　　　E. 消化道

16. 流感病毒核酸特点是(　　　)

A. 完整的(-)ssRNA　　　　　　　B. 分节段的(-)ssRNA

C. 分节段的 dsRNA　　　　　　　D. 分节段的(+)ssRNA

17. 属于缺陷病毒的是(　　)

    A. HAV　　　　B. HBV　　　　C. HCV　　　　D. HDV　　　　E. HEV

18. 乙脑病毒的传播媒介是(　　)

    A. 蚊　　　　B. 蜱　　　　C. 螨　　　　D. 蚤　　　　E. 人虱

19. 能够在无生命培养基中生长繁殖的最小的原核细胞型微生物是(　　)

    A. 支原体　　　B. 衣原体　　　C. 立克次体　　　D. 真菌　　　E. 螺旋体

20. 结核杆菌的致病物质是(　　)

    A. 内毒素　　　B. 外毒素　　　C. 侵袭性酶　　　D. 菌体成分　　　E. 肠毒素

21. 破伤风特异性治疗可应用(　　)

    A. 青霉素　　　B. 抗毒素　　　C. 类毒素　　　D. 细菌素　　　E. 干扰素

22. 三型流感病毒中最易变异的是(　　)

    A. 甲型　　　B. 乙型　　　C. 丙型　　　D. 甲型+乙型　　　E. 均不易变异

23. 新型隐球菌特有的鉴别指标是(　　)

    A. 有隔菌丝　　　B. 肥厚荚膜　　　C. 叶状孢子　　　D. 丝状菌落　　　E. 分生孢子

24. 细菌的增殖方式是(　　)

    A. 二分裂　　　B. 孢子　　　C. 复制　　　D. 出芽　　　E. 有丝分裂

25. 具有传染性的乙肝病毒颗粒是(　　)

    A. 大球形颗粒　　　B. 小球形颗粒　　　C. 管形颗粒　　　D. 异染颗粒　　　E. 硫磺颗粒

【A₂型题】

26. 下列各种微生物,不属于原核细胞型微生物的是(　　)

    A. 肺炎支原体　　　B. 沙眼衣原体　　　C. 梅毒螺旋体　　　D. 噬菌体　　　E. 立克次体

27. 专性细胞内寄生的微生物,应除外(　　)

    A. 噬菌体　　　B. 螺旋体　　　C. 衣原体　　　D. 立克次体　　　E. 病毒

28. 关于质粒的描述错误的一项是(　　)

    A. 由 DNA 构成　　　　B. 非细菌生长所必需　　　　C. 可在细菌之间转移

    D. 控制细菌的某些性状　　　E. 不能自我复制

29. G⁻菌的细胞壁组成,应排除(　　)

    A. 肽聚糖　　　　　　B. 脂多糖　　　　　　C. 磷壁酸

    D. 脂质双层　　　　　E. 脂蛋白

30. 关于铜绿假单胞的描述,错误的一项是(　　)

    A. 为 G⁻杆菌　　　　　B. 有鞭毛　　　　　　C. 可产生脂溶性色素

    D. 为条件致病菌　　　　E. 易产生耐药性

31. 关于致病性葡萄球菌的描述,错误的一项是(　　)

    A. 血浆凝固酶试验阳性　　　B. 产生金黄色色素　　　C. 不分解甘露醇

    D. 可产生溶血现象　　　　E. 多数具有 SPA

32. 关于脑膜炎奈瑟菌的描述错误的一项是( )
    A. G⁻双球菌   B. 需用血液琼脂培养基培养   C. 经呼吸道传播
    D. 主要致病物质是内毒素   E. 用荚膜多糖疫苗可预防

33. 不能垂直传播的病毒是( )
    A. 风疹病毒   B. 乙肝病毒   C. 巨细胞病毒
    D. HIV   E. 脊髓灰质炎病毒

34. 下列细菌引起食物中毒,无明显胃肠道症状的是( )
    A. 金黄色葡萄球菌   B. 肉毒梭菌   C. 产气荚膜梭菌
    D. 变形杆菌   E. 沙门菌

35. 关于结核菌素试验,错误的一项是( )
    A. 用来选择卡介苗接种对象
    B. 检测机体体液免疫功能
    C. 作为婴幼儿结核病的辅助诊断
    D. 红肿硬结直径大于 0.5cm 为阳性
    E. 试验阳性说明感染过结核菌

36. 下列关于水平传播途径错误的一项是( )
    A. 呼吸道   B. 消化道   C. 胎盘
    D. 泌尿生殖道   E. 蚊虫叮咬

37. 结核杆菌的生物学特点,描述错误的一项是( )
    A. 抗酸染色呈红色   B. 专性需氧   C. 耐酸碱
    D. 易产生耐药性   E. 营养要求不高

38. 下列哪种方法不适用于 HBV 的消毒( )
    A. 高压蒸汽灭菌法   B. 70%酒精   C. 100℃ 10 min
    D. 0.5%过氧乙酸   E. 环氧乙烷

39. HIV 的传播途径不包括( )
    A. 性接触   B. 血液传播   C. 器官移植
    D. 母婴垂直传播   E. 日常生活接触

40. 仅有一个血清型的病毒应除外( )
    A. 甲肝病毒   B. 流感病毒   C. 麻疹病毒
    D. 狂犬病病毒   E. 腮腺炎病毒

【B 型题】

  A. 转化   B. 接合   C. 转导   D. 溶原性转换   E. 原生质体融合

41. 受体菌直接摄取供体菌游离的 DNA 片段而使自身获得新的遗传性状,称为( )

42. 通过性菌毛使供体菌与受体菌接触进而使供体菌的遗传物质导入受体菌体内称为( )

  A. 罗氏培养基   B. 沙保弱培养基   C. 碱性蛋白胨水
  D. 血液琼脂培养基   E. 巧克力培养基

43. 培养淋病奈瑟菌常用(　　)

44. 培养真菌常用(　　)

    A. gp120　　　　　B. p24　　　　　C. gp41　　　　　D. p17　　　　　E. p7

45. 与 HIV 吸附细胞有关的结构蛋白是(　　)

46. 与 HIV 穿入细胞有关的结构蛋白是(　　)

    A. 光滑型菌落　　　　　　　B. 粗糙型菌落　　　　　　　C. 黏液型菌落
    D. 油煎蛋样菌落　　　　　　E. 酵母型菌落

47. 支原体形成(　　)

48. 新分离的炭疽杆菌形成(　　)

    A. 毒血症　　　　　　　　　B. 病毒血症　　　　　　　　C. 菌血症
    D. 脓毒血症　　　　　　　　E. 败血症

49. 病原菌在局部生长繁殖,不进入血流,但其产生的毒素进入血流,引起特殊的中毒症状,
　　此全身感染称为(　　)

50. 化脓性细菌侵入血流后,在其中大量繁殖并通过血流扩散到其他组织或器官,引起新的
　　化脓性病灶,此全身感染称为(　　)

    A. 大叶性肺炎　　　　　　　B. 流行性斑疹伤寒　　　　　C. 慢性脑膜炎
    D. 猩红热　　　　　　　　　E. 肠热症

51. 肺炎链球菌引起(　　)

52. 沙门菌引起(　　)

    A. B 族链球菌　　　　　　　B. ETEC　　　　　　　　　C. 乳杆菌
    D. EHEC　　　　　　　　　E. HSV

53. 引起婴儿和旅游者腹泻的是(　　)

54. 引起出血性结肠炎的是(　　)

    A. 流感病毒　　　　　　　　B. 甲肝病毒　　　　　　　　C. 麻疹病毒
    D. 狂犬病病毒　　　　　　　E. 腮腺炎病毒

55. 经消化道传播的病毒是(　　)

56. 在细胞内增殖形成内基小体的病毒是(　　)

    A. 蚊　　　　　B. 人虱　　　　　C. 鼠蚤　　　　　D. 蜱　　　　　E. 螨

57. 莫氏立克次体的传播媒介是(　　)

58. 普氏立克次体的传播媒介是(　　)

    A. 气性坏疽   B. 巨细胞包涵体病   C. 尖锐湿疣

    D. 传染性单核细胞增多症   E. 生殖器疱疹

59. EB 病毒引起(   )

60. 人乳头瘤病毒引起(   )

二、判断题

1. 紫外线只用于空气和物品表面消毒。(   )

2. 抗原转变是流感病毒基因重组造成的,引起疾病的大范围流行。(   )

3. 大肠杆菌可分解乳糖。(   )

4. HPV 只感染人的皮肤和黏膜上皮细胞。(   )

5. 甲肝病毒可引起病毒血症,也可引起慢性肝炎。(   )

6. 乙肝病毒的 3 种颗粒均含有 HBsAg。(   )

7. 脊髓灰质炎病毒感染以显性感染为主。(   )

8. SARS 冠状病毒是普通冠状病毒的变异株。(   )

9. 白喉杆菌的典型形态特征具有异染颗粒。(   )

10. 1 期梅毒和 2 期梅毒的传染性强,破坏性也强,3 期梅毒的传染性小,破坏性也小。(   )

三、填空题

1. 根据结构和化学组成,微生物分为_____,_____和_____三种。

2. HIV 的传染源是_____和_____,引起的疾病是_____。

3. 破伤风梭菌的感染条件是_____,致病物质是_____。

4. 常见的人畜共患病原菌有_____、_____和_____。

5. 风疹病毒通过垂直传播所引起的先天性风疹综合征(CRS)主要表现为_____、_____、_____。

6. HSV-1 潜伏于_____和_____, IISV-2 潜伏于_____。

7. 乙型溶血性链球菌引起的疾病包括_____、_____、_____。

四、问答题

1. 简述金黄色葡萄球菌的致病物质。

2. 简述 AIDS 的临床分期及各期特点。

3. 比较说明内毒素与外毒素的重要区别。

五、论述题

    HBV 抗原抗体系统的血清学检测项目、临床意义及实际用途。

六、病例分析题

    患者,14 岁,男性。新疆和田地区某中学学生。家住和田市郊区农村;两周前开始发热,头痛,全身不适,食欲减退,于 2003 年 8 月 6 日入住和田市医院传染科诊治。入院后检查,患者呈急性重病容;T: 40℃,P 82 次/分钟,BP 115/80mmHg,外周血白细胞总数降低,胸部可见数个玫瑰色丘疹,右侧肋缘下 3cm 可触及肝脏,质软光滑,未扪及结节,左侧肋缘下 1cm 脾脏可触及,血培养未见细菌生长。

1. 仔细阅读病例简介,回答下列问题:

(1) 根据病例简介,该患者最可能患的疾病是什么?

(2) 如何取材进行病原学和血清学检查?

(3) 如何确定可行性治疗方案?

医学微生物学模拟试卷 A 卷答案

一、选择题

1. C　2. D　3. D　4. D　5. D　　6. C　7. C　8. C　9. A　10. B

11. A　12. A　13. D　14. A　15. B　　16. B　17. D　18. A　19. A　20. D

21. B　22. A　23. B　24. A　25. A　　26. D　27. B　28. E　29. C　30. C

31. C　32. B　33. E　34. B　35. B　　36. F　37. E　38. B　39. E　40. B

41. A　42. B　43. C　44. B　45. C　　46. A　47. C　48. B　49. C　50. B

51. A　52. E　53. A　54. C　55. B　　56. D　57. C　58. B　59. A　60. C

二、判断题

1. T　2. F　3. F　4. T　5. F　　6. F　7. T　8. F　9. T　10. F

三、填空题

1. 荚膜、芽孢、鞭毛

2. AIDS 病人、无症状 HIV 感染者、获得性免疫缺陷综合征

3. 伤口厌氧微环境、破伤风痉挛毒素

4. 鼠疫杆菌、布鲁菌、炭疽杆菌

5. 先天性心脏病、先天性白内障、先天性耳聋

6. 三叉神经节、颈上神经节、骶神经节

7. 动物咬伤、狂犬病、恐水症

四、问答题

1. 外毒素性疾病:破伤风、白喉、气性坏疽、肉毒中毒、烫伤样皮肤综合征,毒性休克综合征。

2. 乙肝的特异性防治措施:

(1) 人工主动免疫:乙肝 HBsAg 血源疫苗,新生儿在 0、1、6 月分别免疫 3 次,可获得90%以上的 Anti-HBs 阳性率。其他人群 HBV"两对半"检测 5 项全阴性者也应接种。

(2) 人工被动免疫:高效价 Anti-HBs 人血清免疫球蛋白(HBIG),用于紧急预防,0.08 mg/kg,8 天之内有预防效果,2 个月后需重复注射 1 次。

3. 染色步骤　甲紫,1分钟,水洗

卢戈碘液,1分钟,水洗

95％乙醇溶液,20~30s,水洗

稀释复红,1分钟,水洗

意义　鉴别细菌,辅助临床选择敏感抗生素,了解致病性。

五、论述题

答:结核菌素实验(tuberculin test)

(1) 原理:是用结核菌素测定机体是否具有特异性抗结核细胞免疫的皮肤迟发型超敏反应试验。

(2) 试剂:有两种

1) 旧结核菌素(old tuberculin,OT);

2) 纯蛋白衍生物(purified protein derivative,PPD):

PPD 有两种,即 PPD-C 和 PPD-BCG,均为 0.1ml/5U。

(3) 方法:取 OT 或 PPD0.1 ml 注入前臂内侧皮内,48~72 h 后观察结果。注射部位红肿硬结直径大于 0.5cm 时为阳性;红肿硬结直径大于 1.5cm 时为强阳性;红肿硬结直径小于 0.5cm 为阴性。

(4) 结果分析:

1) 阳性表明机体已感染过结核或 BCG 接种成功,对结核杆菌有特异性细胞免疫和迟发型超敏反应。

2) 强阳性表明机体可能有活动性结核病,应进一步检查。

3) 阴性表明机体未感染过结核或未接种过 BCG,对结核杆菌无免疫力。但应注意免疫功能低下者,如年老体弱者、AIDS 患者、肿瘤等用过免疫抑制剂者可能出现假阴性反应。

(5) 实际应用:

1) 选择卡介苗的接种对象及接种后效果的观察,阴性者接种。

2) 婴幼儿结核病的辅助诊断,年龄越小,强阳性的诊断意义越大。

3) 结核杆菌感染的流行病学调查。

4) 测定肿瘤患者的细胞免疫功能。

六、病例分析题

略。

医学微生物学模拟试卷 B 卷答案

一、选择题

1. A	2. D	3. D	4. D	5. E		6. C	7. C	8. C	9. A	10. B
11. A	12. A	13. D	14. A	15. B		16. B	17. D	18. A	19. A	20. D
21. B	22. A	23. D	24. A	25. A		26. ?	27. D	28. E	29. C	30. C
31. C	32. B	33. E	34. B	35. B		36. C	37. E	38. B	39. E	40. B
41. A	42. B	43. E	44. B	45. A		46. ?	47. D	48. B	49. A	50. D
51. A	52. E	53. B	54. D	55. B		56. D	57. C	58. B	59. D	60. C

二、判断题

1. T 2. T 3. T 4. T 5. F   6. T 7. F 8. F 9. T 10. F

三、填空题

1. 非细胞型微生物、原核细胞型微生物、真核细胞型微生物

2. AIDS 病人、无症状 HIV 感染者、获得性免疫缺陷综合征

3. 伤口厌氧微环境、破伤风痉挛毒素

4. 鼠疫杆菌、布鲁菌、炭疽杆菌

5. 先天性心脏病、先天性白内障、先天性耳聋

6. 三叉神经节、颈上神经节、骶神经节

7. 化脓性感染、猩红热、变态反应性疾病

四、问答题

1. 致病物质　血浆凝固酶,溶血素,肠毒素,表皮剥脱毒素,毒性休克综合征毒素 1。

2. 1) 人工自动免疫:婴幼儿注射 DPT 三联疫苗。

   2) 人工被动免疫:DAT。

3. (1)外毒素(Exotoxin)

   1) Production:主要由 G^+ 菌和少数 G^- 菌合成和分泌到细胞外发挥毒性作用的。

   2) Properties:蛋白质,不耐热,易被甲醛脱毒成为类毒素(Toxoid)。

   3) Toxicity:强,选择性组织损害作用。

   4) Antigenicity:强,可刺激机体产生特异性抗毒素(Antitoxin)性抗体。

   (2) 内毒素(Endotoxin)

   1) Production:G^- 菌细胞壁外膜的结构成分,即 LPS。

   2) Properties:LPS,耐热。

   3) Toxicity:毒性作用广泛,所有 G^- 菌感染释放的 Endotoxin 都有相似的毒性作用。

   4) Antigenicity:较弱,刺激机体产生的特异性抗体尚未证明有保护作用,不能经甲醛

脱毒成为类毒素。

五、论述题

答:1. 检测项目:HBV 抗原抗体 HBsAg,HBsAb,HBcAg,HBcAb,HBeAg,HBeAb。

2. 临床意义(见表)

HBsAg	HBeAg	HBsAb	HBeAb	HBcAb	结果分析
+	−	−	−	−	HBV 感染或无症状携带者
+	+	−	−	−	急性或慢性乙型肝炎,或无症状携带者
+	+	−	−	+	急性或慢性乙型肝炎
+	−	−	+	+	急性感染趋向恢复
−	−	+	+	+	既往感染恢复期
−	−	+	+	−	既往感染恢复菌
−	−	−	−	+	既往感染或"窗口期"
−	−	+	−	−	既往感染或接种过疫苗

3. 实际用途:(1)乙肝的诊断;(2)筛选供血员;(3)乙肝流行病学调查;(4)指导预防接种。

六、病例分析题

略。

（张炳华　王红英）